徐志瑛膏方经验

主　编　宣丽华
副主编　朱杭溢
主　审　徐志瑛

U0335458

中国中医药出版社
·北　京·

图书在版编目（CIP）数据

徐志瑛膏方经验/宣丽华主编 . —北京：中国中医药出版社，2012. 4（2012. 9 重印）

ISBN 978 - 7 - 5132 - 0789 - 8

I. ①徐… Ⅱ. ①宣… Ⅲ. ①膏剂 - 方书 - 中国 Ⅳ. ①R289. 6

中国版本图书馆 CIP 数据核字（2012）第 024183 号

中 国 中 医 药 出 版 社 出 版
北京市朝阳区北三环东路 28 号易亨大厦 16 层
邮政编码 100013
传真 010 64405750
北京泰锐印刷有限公司印刷
各地新华书店经销

*

开本 880×1230 1/32 印张 13. 125 字数 337 千字
2012 年 4 月第 1 版 2012 年 9 月第 2 次印刷
书 号 978 - 7 - 5132 - 0789 - 8

*

定价 29. 80 元
网址 www. cptcm. com

内 容 提 要

　　我国民间历来有冬令进补的习惯，一些春夏易发之病，如哮喘等，如果能在冬季将身体调养好，就不易发作。《黄帝内经》云："春生、夏长、秋收、冬藏，是气之常也，人亦应之。"冬季调补正是顺应"生机潜伏，阳气内藏"的养生之道。中医进补，四季皆可；但服用膏方，则以冬季为宜。现代研究表明，只要根据各个季节的特点，掌握气候的寒热温凉，按照人体在四季相应阴阳气血状态，适当调整润、养、滋、治等方法，选择相应的药物或配方，做到补而不腻、补而不滞，膏方也可以一年四季使用。

　　《徐志瑛膏方经验》全面总结了徐志瑛教授临床膏方经验，整理了徐志瑛教授历年来大量的成功膏方病案，理法方药俱全，充分体现了她在临诊时是如何掌握治疗规律，如何遣方用药，按语阐发也精辟、实用。本书对医务工作者提高临床业务水平具有很好的指导性和实用性。

《徐志瑛膏方经验》

编 委 会

主　编　宣丽华

副主编　朱杭溢

编　委　（按姓氏笔画为序）

毕　颖　杜　颖　吴　翔　何煜舟

汤　军　胡秋未　莫晓枫　虞彬艳

审　校　徐志瑛

大醫精誠

中国美院书法家刘江先生题词

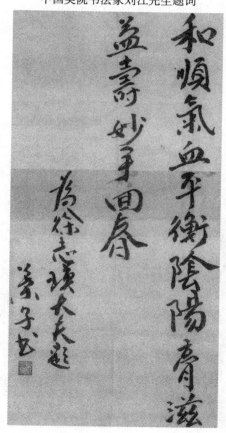

和顺气血平衡阴阳膏滋
益寿妙手回春

为徐志瑛大夫题

叶子书

杭州西泠印社叶子先生题词

中华医学充滿完
久賣才是別折

卢佩章

二〇〇年三日三于彩卅

中国科学院院士卢佩章先生题词

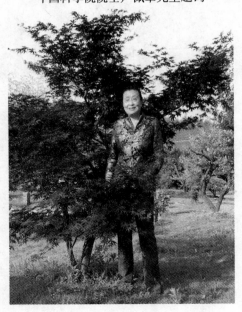

徐志瑛教授生活照

浙江省中医院 中医专家处方笺

No 0701657

姓名 沈育勤　性别 女　年龄 35　单位或地址 杭州耀江大酒店　联系电话

医师 [签名] 2003 年 11 月 27 日

徐志瑛教授膏方脉案（一）

浙江省中医院 中医专家处方笺

No 3003225

姓名 缪戚军　性别 男　年龄 55　单位或地址 平江省无方桌城镇

医师 **徐志瑛**

年 2008　月 4　日 5

徐志瑛教授膏方脉案（二）

何　序

　　中医学博大精深，几千年来对中华民族的繁衍昌盛作出了不可磨灭的贡献，形成了许多效果显著的防病治病、养生保健的理论技术和方法，膏方正是其中特色鲜明的一种。膏方是以中医学理论为基础，运用中医整体观、"治未病"的思想，既注重养生保健，又兼顾慢性病治疗，在保障与增进人民健康方面发挥着积极的作用。由于膏方组方复杂，熬制有一定难度，过去多在宫廷及官宦富裕家庭使用，现在，随着社会的发展，人民生活水平不断提高，中医专家的个体化处方，先进的熬制技术，大众保健意识的增强，使得膏方得以进入家庭，为广大群众养生健身、防病治病服务，服用膏方者日趋增多。

　　我国民间历来有冬令进补的习惯，一些春夏易发之病，如哮喘等，如果能在冬季将身体调养好，就不易发作。《黄帝内经》云："春生、夏长、秋收、冬藏，是气之常也，人亦应之。"冬季调补正是顺应"生机潜伏，阳气内藏"的养生之道。中医进补，四季皆可。但服用膏方，则以冬季为宜。现代研究表明，只要根据各个季节的特点，掌握气候的寒热温凉，按照人体在四季相应阴阳气血状态，适当调整润、养、滋、治等方法，选择相应的药物或配方，做到补而不腻、补而不滞，膏方也可以一年四季使用。

　　《徐志瑛膏方经验》全面总结了徐志瑛教授临床膏方经验，整理了徐志瑛教授历年来大量的成功膏方病案，理法方药俱全，充分体现了她在临诊时如何掌握治疗规律，如何遣方用药，按语阐发也精辟、实用。本书对青年医务工作者提高临床业务水平具有很好的指导性和实用性。本书的出版为弘扬中医、发展膏方，作出了贡献。

2011 年 4 月 16 日序于
杭州西子湖畔尊俭堂时年九十二岁

卢　序

中医学是世界医学中的瑰宝，其确切的疗效也逐渐为国际所公认。但中医诊断后常以汤药为主，所谓"良药苦口"，就形象地说明了其"良效"与"苦口"的矛盾，相信不少患者也是因此对中医望而却步。

随着生活水平的提高，大众对与疾病与健康的看法发生了巨大的变化——"有病防变，无病防病，带病延年，养生益寿"的观念，即"治未病"的概念，渐渐深入人心。

基于以上两点，近些年来膏方在我国很多地区所受到的追捧，就在情理之中。

传统的中医膏方，具有食用方便、口感良好的优点，不仅是滋补强壮的药品，更是治疗慢性疾病的最佳剂型。

徐志瑛教授，在临床、教学、科研已达42年，有很深的中医理论根底，临床经验极其丰富，她针对患者的疾病性质和体质类型，经辨证后配方制膏，一人一方，量体用药，用于治疗呼吸、心血管、消化系统等内科及妇、儿各科疾病。

本书上篇介绍膏方的基础知识与基本理论；下篇详细论述129个具体病例，充分体现了作者的临床思路。

我多年从事分析化学专业，也曾为中药分析事业做了一点工作，可算是半个"中医人"。多年的合作与交往中，曾亲身体验到徐教授膏方的神奇疗效，现又拜读这部膏方专著，欣喜之余，斗胆为序，表达多年来深藏心中的感谢与敬佩之情。

卢佩章

2011 年 4 月于杭州

自　序

中医学，是我国古代优秀传统文化的重要组成部分，随着社会的发展而不断发展、进步，为中华民族几千年的繁衍昌盛、防病治病、养生保健上作出了不可磨灭的贡献。

历代的医学伟人造就了中医学的博大精深。以它完整而独特的理论体系和实用可靠的防治手段、治养效果呈现在世人面前，支撑着中医学的壮大，影响到全世界。

中医学是以中国哲学为基础，它借用自然界的规律来说明人体的生理和病理，以整体观来分析人体中的气血盛衰和阴阳偏差，以审证求因的方法，制订理法方药的措施，最后治养结合、补偏救弊达到气血和顺，阴阳平衡。起到治病防病、延年益寿目的。

中医学历来重视养生和老年保健，历代医家积累了系统的理论与丰富的经验，确是伟大宝库中的一灿烂的奇珍。在历代医著中都可以看到膏方完整的理法方药的篇章，为了寻找衰老的普遍规律和特殊规律，整理膏方和了解膏滋对人体的康复作用，才能为全人类探索长寿，延长人的寿命，确保人们的健康与活力作出贡献。

本人由 1983 年在慢性呼吸系病人中采用了冬病夏治的方法，使部分患者病情得到缓解，但还有些患者虽然症状减轻，仍然肺脾肾三脏阳气虚弱，故在我的老师——国家级名中医杨继逊的指导下在冬季开展了"冬令调治"，得到了很满意的效果，起到了治病防病的作用，逐年的展开深得人们的喜爱。因为膏方是通过中医的辨证，带着个体的差异，制成调治的膏滋，在冬季收藏之时，助于补气助阳，祛邪扶正，调节气血，使来年有健康的体质工作、学习。在我收治的病人中服膏滋最长已达 15 年，他们最常说的话："年龄一年一年长，身体仍然能健旺。"欣慰之余，同时在此感谢我的前辈、老师对我的教导和指导。也希望同仁们更好发挥和发展祖国医学宝库，一定会为全人类的健康长寿作出贡献。

徐志瑛

2011 年 4 月于杭州

前　言

中医学是一个伟大的宝库，膏方是中医药的重要组成部分，运用膏方来防治疾病，增强体质，延缓衰老，历来深受医家和患者重视，膏方疗效显著、服用方便、适用性广、口感良好是冬令收藏之季的最大特色，它是历来深受群众欢迎的一种中药剂型。

徐志瑛老师为国家级名中医，曾任浙江省中医院院长、中内科主任、中内教研室主任，她勤奋好学，博览群书，中医理论基础扎实，临床经验丰富，勇于探索中医中药治疗临床常见病、多发病和疑难杂症，尤其对一些疑难病及"不治之症"的治疗取得可喜效果，获实质性进展，她主攻呼吸系统疾病，同时治疗代谢性疾病、心血管疾病、消化系统疾病、妇儿疾病等都有独到之处，她在疾病稳定后采用的膏方治疗和预防复发特色明显、得心应手，充分发挥了中医治未病的特色，深受广大患者的欢迎，也深得同行的敬佩。

本书以独特的角度揭秘徐志瑛老师在运用膏方治疗呼吸系统、心血管系统、消化系统、新陈代谢、妇科及小儿疾病的诊治要点，用药特点，并加入了大量的病案分析，总结了徐老师丰富的临床经验，内容翔实，语言生动，实用性强，剖析了徐老师治病取胜的秘诀，发掘徐老师膏方精华，这是徐老师40余年临床结晶，在本书筹写过程中，徐老师拿出了多年积累的所有完整的膏方病例，将自己的临床宝贵经验与精华毫无保留地奉献给大家，她积极努力为弘扬中医药事业作贡献。

在跟随徐志瑛老师临诊中更深切地体会到，她不仅是治病之名医，又是传道之良师，她临诊的辨病辨证思路，遣方用药的特点，循循善诱的分析，使我们得益颇深，编写本书为了推广和运用徐老师的宝贵临床经验，为继承和发扬名医专家的学术思想做一点工作。

出版本书有利于更多的医务工作者研究中医膏方，学习本书无论对工作多年的医师，或是刚工作的年轻医师、中医药大学的学生，甚至是业余中医爱好者都将受益匪浅，阅读本书，丰富视野，拓宽思路，治病防病，制胜法宝。无论是中医内科，还是中医外科、妇科、儿科、皮肤科、针灸科、美容等专业，运用书中理念和方法施治，皆可大显身手，也使广大患者获益。

在本书的编写过程中得到浙江省名中医馆、浙江省中医院的大力支持，也得到各位专家和同道的鼎力相助，以及各位研究生都做了很多工作，才使得最终完稿，在此一并表示诚挚感谢。

编 者

2011 年 4 月

目　录

上篇　基本理论与基础知识

下篇　常见病膏方调治

上篇 基本理论与
基础知识

第一章　膏、膏方的含义

《说文》曰："膏，肥也。"膏的本义是肥肉、脂油，可以滋润，故《正韵》《博雅》释为"润泽"。膏者，脂也，凝者曰脂，释者曰膏。膏的含义较广，如指物体，则以油脂为膏；如指形态，以凝而不固者称膏；如指口味，以口感滑腻者为膏，《山海经》曾中说"言味好皆滑为膏"；如指内容，物之精粹为膏；如指作用，以滋养润泽者为膏。膏的详细字义包含浓稠的糊状物，引申为药膏，在常温时为固体、半固体或半流体的制品。膏作为一种制剂主要有膏方、硬膏和软膏等，膏方是内服制剂，而硬膏和软膏则是外用制剂。

膏方是中药传统剂型之一，又称"煎膏"、"膏滋"，即将中药饮片反复煎煮，去渣取汁，经蒸发浓缩后，加糖或蜂蜜或阿胶等辅料收膏，制成比较稠厚的膏状物。它凝集了中药精粹，外形凝而不固，口感滑腻，可长期服用。这种膏方需要医生望闻问切，辨证处方，专人专方，药房加工而成。近代名医秦伯未谓"膏方者，盖煎熬药汁成脂溢而所以营养五脏六腑枯燥虚弱者，故俗亦称膏滋药"，但"膏方非单纯补剂，乃包含救偏却病之义"，诠释了膏方之作用。由于膏方作用包含"救偏却病"的双重作用，各种慢性、顽固性、消耗性的疾病，因病致虚或因虚致病，可用膏方调治，它具有"补中寓治，治中寓补，补治结合"的特点；现代人的保养、抗衰老，亦可选用膏方调养，膏方的养生，好比是"小灶菜"，针对性强，切合病员的病情和不同体质，所以效果比较好，非一般补品可比。膏方根据患者的体质特点和不同症状、体征而组方遣药，充分体现了辨证论治和因人、因时制宜的个体化治疗原则，以达到增强体质、防病治病、延年益寿的目的。生、老、病、死是不可避免的，防止早衰、早老和延缓衰老，从而延长生命、提高生活质量，是可以实现的，膏方就是有效而方便的剂型。

膏方口感较好，老少皆宜，服用方便，每天早晚一汤匙含服，或开水冲饮，不需要每天煎煮，深受欢迎。历史上，膏方是官宦富贵人家独享的高级补品，而现代已成为大众的治病防病及养生保健之品。

第二章　膏方发展简史

中医膏方历史悠久，它是中医学的宝贵遗产之一，在卫生保健、防治疾病等方面起到很大的作用，其发展历史又可以大致分为三个时期。

第一节　早期阶段

《黄帝内经》中有豕膏、马膏的记载，但当时只是外用，内服膏方是由汤药（煎剂）浓缩演变发展而来。东汉末年，张仲景《金匮要略》中的一些所谓"煎"，其制作方法与现代膏方非常相似，如《金匮要略·腹满寒疝宿食病脉证治》："寒疝绕脐痛，若发则白汗出，手足厥冷，其脉沉弦者，大乌头煎主之。"其中的大乌头煎，用"乌头大者五枚（熬去皮，不㕮咀），以水三升，煮取一升，去滓，内蜜二升，煎令水气尽"。这种制法与现代膏方的制作方法大体相同，可以看作最早的内服膏方。

　　晋代膏方的制作工艺有了进一步的提高，葛洪《肘后备急方》对膏方的制作，一般是用苦酒（即醋）与猪油作溶剂，药制成后既可外用以摩病处，又可内服。

　　南北朝时陈延之的《小品方》有单地黄煎，方用地黄一味取汁，于铜钵中重汤上煮，煎去半，再用新布滤去粗渣，又煎令如饧。此方可以说是最早的滋补膏方。

　　内服膏剂到了唐宋时期有了一定的发展，从膏剂的制法、服用方法、功效方面都有进展。晋以前用苦酒（醋）渍，后加猪膏煎煮，至唐代又增加了水煮之法，取浓汁熬膏，炼蜜收之，如孙思邈《千金要方》中"金水膏"的制法"水煎浓汁，聚一处，……出渣不用，以汁熬膏……然后炼蜜四五两收之，冷过一周时将贝母粉渐渐调入"，并出现了"用匙盛服"，改变了以前吞服、噙化的服法。在功效方面也扩大了，不单纯重于祛邪疗疾，还增加了扶正的药物，出现了补虚为主的方剂，如《千金方》卷十六的地黄煎，方由地黄汁、茯神、知母、栝楼根、竹沥、生姜汁、白蜜、生地骨皮、石膏、生麦冬汁组成，是一首滋养胃阴，并清虚热的膏方。

　　王焘的《外台秘要》载有以"煎"（即膏剂）命名的多张膏方，如卷二十一载"古今诸家煎方六首"，即《广剂方》的阿魏煎、蒜煎、鹿角胶煎、地黄煎，《小品方》的单地黄煎，《近效方》的地黄煎。这些煎方实质上与现代膏方的功效相似，具有滋补强壮作用，用以调治虚损劳伤。

　　膏方发展到宋金元时期，以补虚为主的膏剂更多了，其中宋·洪文安《洪氏集验方》所收载的琼玉膏，是一首著名的膏方，用生地黄、人参、茯苓和白蜜组成，以治疗虚劳干咳，时至今日，仍广为沿用。

第二节 成 熟 阶 段

至明清时期，膏方又有了长足的进步，进入成熟阶段，医生对患者辨证施治，然后开出膏方则是明代以后出现的。章次公先生云："膏方之剂，不见仲景、思邈之书，即金元四家亦未尝有焉，溯其所自，实始于明代注重血肉有情之物，为虚羸不足者辟一新途径。"这时期医生根据患者病情辨证施治，给出理法方药，然后制作膏方。这个时期的膏方多有名称，采用"某膏"的方式命名，以及用水多次煎煮，浓缩药液，最后加蜂蜜的制剂方法，已基本固定下来，且膏方数量大增，临床运用日益广泛。膏方已广为各类方书记载，例如《摄生秘剖》是一本养生方书，因膏方可补益延年，故书中较多采用膏方，但其方组成较为简单，如二冬膏、玄极膏、山蓟膏等，这也是该书的最大特色之一。又如《赤水玄珠》亦有记载膏方，其所载膏方组成则较为复杂，如该书卷十之补真膏，由黄精、山药、怀地黄等 29 味药组成，主治虚损劳怯，此方药味众多，配伍全面，首开膏方组成众多之端。

明代的两仪膏和秘传噎膈膏对后世膏方也都有着深远的影响。两仪膏为张景岳所创，是一首温补气血的良方，可治一切气血两虚之证，现代此方已作为成药被药厂投入生产。秘传噎膈膏是缪仲醇所制，该方对气阴两虚之噎膈有一定的治疗作用，现代常用于食道癌患者放疗或手术后。

清朝膏方的发展甚为繁荣，上至宫廷，下至民间，良方迭出，运用甚为广泛，制作也考究繁杂。如天池膏治疗三消证，是一首养阴益气清热的缓治效方；卫生膏气血阴阳兼补，药效平和，故用于慢性消耗性疾病可从根本上改善体质，达到治疗的目的；琥珀茯苓膏则是治疗精神疾患的良方。

从《慈禧光绪医方选议》中可见清代膏方在宫廷中的使用面

广，数量多，有用于保健抗衰老的菊花延龄膏，用于补益的扶元和中膏与扶元益阴膏，用于治眼病的明目延龄膏，其他如润肺和肝膏、理脾调中化湿膏、加减健脾阳和膏、清热养肝和络膏等等。组成甚为精要，药量不重，如菊花延龄膏只菊花一味，明目延龄膏仅桑叶与菊花两药，一般的膏方也只有十二三味药，总药量在 30g 左右；而且不局限于冬季才可使用，只要对疾病有利，一年四季皆可服用，拓展了膏方使用的时间范围。

第三节　发　展　阶　段

现代膏方在继承原有成就的同时，有了新的发展，膏方应用的数量有了极大的增长。许多著名老中医均有配制和辅用膏方防治疾病的经验体会，如秦伯未老中医、蒲辅周老中医在调理慢性病时，很喜欢用膏方缓图，临床治验甚丰。颜德馨教授根据自己的临床经验，一改膏方仅能滋补强身的局限性，将膏方作为一种剂型，治疗多种慢性病，取得良好疗效，并出版了《颜德馨膏方真迹》一书，在医界和患者中享有很高的声望。近年来，膏方专著的出版亦较多，如华浩明《冬令滋补进膏方》，颜乾麟、邢斌等《实用膏方》，胡国华、朱凌云《冬令调补择膏方》等。近年来每到冬令，各大医院以及药房都会举办膏方节，服膏方人群越来越多，不仅防治疾病，也用于延年益寿、美容保健。

历史悠久的中药店，如北京同仁堂、杭州胡庆余堂、上海雷允上等药店均有自制膏方，如首乌延寿膏、八仙长寿膏、葆春膏、参鹿补膏等，制作方法皆有其独特之长。新中国成立以来还有不少著名传统方剂被改为创新膏方，如改养阴清肺汤为养阴清肺膏，改十全大补汤为十全大补膏，改炙甘草汤为复脉膏等；创制不少新膏方，如双龙补膏、肝肾膏、十珍益母膏、首乌二仁膏等。除上述补益膏剂之外，还有诸种具备其他功效之夏枯草膏、蒲公英膏、忍冬膏等，可谓丰富多彩。再次，现代中西医结合的趋势对膏方产生重大影响，给膏方的发展注入了新的活力。这主要表现在结合西医的诊断与有关中药药理认识的基础上，来制订膏方，如治疗支气管扩张症的支扩膏，治疗慢性肝炎的益肝膏等。此外，还出现了中西药合用的膏方，如参维补膏等。以上膏方在临床被广泛应用，在国内外都享有一定的信誉。

综观古今，可见膏方源远流长、疗效确切，实为我国传统医学宝库中之一大宝藏，应当更好地继承、发展。

第三章　膏方的特点

膏方是中医药的重要组成部分，运用膏方来防治疾病、增强体质、延缓衰老，历来深受医家和患者重视。膏方疗效显著、服用方便、适用性广、口感良好，是冬令收藏之季的最佳选择，是历来深受群众欢迎的一种中药剂型。

第一节　扶正祛邪，防治结合

扶正祛邪是中医治病的根本法则和手段。《素问·刺法论》曰："正气存内，邪不可干。"《素问·评热病论》说："邪之所凑，其气必虚。"疾病的发生、发展及其转归过程，就是正气与邪气相互斗争的过程。根据中医学理论观点，正气是维持人体生命能量的各种物质与功能以及由这些物质和功能产生的抗病能力；邪气是指一切致病因素。疾病的发生是正气处于相对劣势，邪气处于相对优势。若正能胜邪，则邪退病愈；若正不胜邪，则病趋恶化。治病的原则就是辅助正气或祛除邪气，从而改变邪正双方的力量对比，促使疾病朝痊愈的方向转化。

膏方是由临床经验丰富的医师根据中医理、法、方、药的原则处方，它具有扶助正气、补虚扶弱、滋补脏腑、调和气血、平衡阴阳等作用，能增强抗病能力，从根本上加强人体对外邪的抵御能力，达到祛邪的目的，有利于疾病的康复和预防。凡患者病后、术后、产后等出现各种虚弱诸证，"精气夺则虚"，适应能力和抵抗能力都极为低下，正常气候变化都有可能成为发病因素，吃膏方能不同程度地促进患者的康复，还可以预防感受外邪。例如黄芪膏不仅能大补元气，延年益寿，还能益气固表，预防感冒、时疫，预防老年病；很多膏方不但能防病还能治病，如二冬膏及琼玉膏能治阴虚内热、咳嗽咯血，十全大补膏能治贫血等；有些膏方还可以适当加入祛邪药，加强治病作用，如枇杷膏治疗咳嗽等等，都可使机体尽快康复。

总之，膏方只要合理服用，就能使有病虚损者逐渐痊愈，使无病者正气旺盛，身体健康，减少疾病的发生。

第二节　辨证施方，功效独特

辨证论治是中医学认识疾病和处理疾病的基本原则，亦是中医学的核心特色。膏方作为中医方剂中的瑰宝，从出现的那一刻起就深具中医学辨证施治、防治结合的特色。又因为膏方不仅是滋补强壮的补品，更是治疗慢性疾病的最佳方药，所以膏方的制订必须因人、因时、因地，辨证施方，切不可胡乱服食。医者从患者错综复杂的症状中，分析其病因病位、正气之盛衰、病邪的深浅，探求疾病的根源，从而确定扶正祛邪、防治结合的方药。

膏方所治之人又常为久病体虚或年老体弱或禀赋不足之质，更兼服食长达一月以上，为了实现转变患者体质、调节其病理状态、治疗疾病、防其复发的目标，施方之时医者必须深思熟虑、兼顾虚实。膏方的制订由多个步骤精心组成。一剂补方，先根据患者的证候，从益气、养血、温阳、滋阴等诸多方剂中确定以何方为基础，再通过辨证论治，佐以解郁、祛痰、化湿、理气、清热、活血等，随证化裁，论治立方。同时膏方多滋腻，必须时时顾及脾胃，因脾胃乃后天之本，生化之源，有助运化之功，倘若忽视其功能，一味蛮补，脾胃既伤，津精内聚，气血必凝，非但无益，更伤他脏，适得其反。如此组方，是倾医者之心血，并是中医的理、法、方、药的特色，也是中国文化的体现。病人所服之膏方乃是针对不同的证候，辨证施治，有着独特功效的中医方剂，而非见虚蛮补之品，因此其功效远胜于市面上出售的补药或单味补药，真正做到了功专效宏。

第三节　精于制作，服用方便

膏方不仅是指一个中医方剂，还指的是一种剂型，一个完整的膏方必然离不开最后的制作。当医者根据患者的证候，依据扶正祛邪的原则，辨证施方后就进入膏方的制作阶段。一般的膏方，在选好药材后，需要将药材混合均匀并进行长时间的浸泡，完成浸泡后用大火将药液煮沸，再用小火煎煮，保持微沸，然后过滤取出药液，将煎出的药液再置于小火上煎煮蒸发浓缩，最后在清膏中加入胶剂和适量糖类，用小火煎熬收膏，如此才完成一副膏方。

一副制作精良的膏方，体积小巧，样式美观，便于患者随身携带。由于膏方系药材用水煎煮，取汁浓缩，加入蜂蜜或糖制成的稠厚半流体状制剂，剂量浓缩，体积缩小，它集中了药物中的精华，量少而质纯，不含纤维素及杂质，便于消化吸收，药效好而持久。对于平素肠胃功能欠佳者，体弱多病胃纳呆者，尤为适宜。其次与中药其他剂型诸如汤、散、丹等相比，膏方更适合长期久服。通常熬制一料膏方，可以服用 1～2 个月以上。食用起来简单、方便，或含化，或以沸水冲饮，无须每天熬药煎药。既往曾把膏方剂视为冬令常用的良好剂型，一是因为乘肾精封藏之际进补，二是因为冬令便于保存。随着冰箱等冷藏设备进入家庭，方便了膏方的贮存，一年四季均可制用。再次膏方中除含有药物成分外，尚含有大量的糖分，具有较好的矫味作用，服用起来甘甜悦口，无论年龄长幼、服用时间长短，都不会感到厌恶，这也是膏方受欢迎的缘故。

第四章 中医理论与膏方

膏方是在中医理论指导下辨证论治、处方选药、精良制作而成。中医理论认为，人的生命活动以阴阳脏腑气血为依据，阴阳平衡，脏腑健旺，气血调畅，精气神足，则能健康无恙，延年益寿。这是中医养生和治病的基本概念，也是制订膏方的主要原则。

第一节 阴平阳秘，精神乃治

阴阳学说认为，世界是物质性的整体，自然界的一切事物都包含阴阳。阴和阳是相互对立的两个方面，而对立的双方又是相互统一的。宇宙间一切事物的生长、发展和消亡，都是事物阴阳两个方面不断运动和相互作用的结果，阴阳是一切事物变化的总纲。《素问·阴阳应象大论》云："阴阳者，天地之道也，万物之纲纪，变化之父母，生杀之本始，神明之府也。"阴阳之间的变化是一切事物运动变化的根据，同时也是生命生长、发育、衰老、死亡的原因。

人体有阴阳，《素问·金匮真言论》云："夫言人之阴阳，则外为阳，内为阴；言人身之阴阳，则背为阳，腹为阴；言人身之脏腑中阴阳，则脏者为阴，腑者为阳。"《素问·阴阳应象大论》云："阴在内，阳之守也；阳在外，阴之使也"。人体阴阳之间的相互作用，它们之间的对立、平衡和转化，以及和外部环境之间的阴阳平衡，构成了人体内在的生命运动，这是人赖以生存的基础。

生命活动是以阴精和阳气为基础的，"生之本，本于阴阳"。阴精是生理功能的物质基础，阳气是生理功能的具体表现，任何生命活动都是阴精和阳气保持相对的动态平衡的结果，如果人体能够稳定在"阴平阳秘"的状态，人的精神面貌和生理现象就不会发生紊乱，而阴阳失去相对的动态平衡则会发生精神和一些病理的改变，"阴平阳秘，精神乃治"，平衡协调人体各组织器官功能活动，对于维持正常生命活动、保持身体健康有着非常重要意义。

中医学认为，疾病的发生，即是在某种致病因素的影响下，机体的"阴平阳秘"正常生理平衡被破坏，从而使"阴阳失调"，出现的阴阳偏胜或偏衰的状态。如《素问·阴阳应象大论》曰："阳胜则热，阴胜则寒。"即阳邪偏胜表现为实热证，阴邪偏胜表现为实寒证。《素问·调经论》曰："阳虚则外寒，阴虚则内热。"即阳气偏衰，表现为虚寒证，阴精、阴液偏衰表现为虚热证。如何纠正人体阴阳的不平衡，《素问·四气调神大论》曰："从阴阳则生，逆之则死，从之则治，逆之则乱。"故应"谨察阴阳所在而调之，以平为期"，即平衡阴阳，其中包括"阳病治阴，阴病治阳"，"阴中求阳，阳中求阴"等众多的治疗法则。

膏方的运用正是基于这种理论基础，运用多种治疗手段，使机体达到新的动态平衡。阴阳失衡多表现为虚实夹杂的病理状态，对此若一味投补，补其有余，实其所实，往往会适得其反。所以膏方用药，既要考虑"形不足者温之以气，精不足者补之以味"，还应根据患者的症状，针对邪实的病理状态，适当加以祛邪之品，或祛痰化浊，或理气解郁，或活血化瘀，补中寓泻，泻中寓补，以求固本清源，恢复阴阳的动态平衡，防治疾病，增年益寿。

第二节　脏腑健旺，五脏安和

人体五脏主化生和贮藏津液、营血、阴精，生发阳气；六腑主饮食之受纳腐熟，运化转输精微，排泄糟粕废液。五脏六腑及奇恒之府，虽各具特定的生理功能，但它们之间有经络相连，表里络属，血脉相通，营卫气血、津液阴精化生循环于其间，有形物质以濡养脏腑之体，生阳化气以行脏腑之功，从而维持人体内在之稳定与动态平衡；而且对外界自然环境的变化、四时气候的转移，脏与腑、脏与脏、腑与腑之间都是息息相关，互为影响。膏方的滋补作用，主要在于其有健旺脏腑的功效，使五脏安和，以保证机体脏腑功能的正常进行。

五脏之中，脾为后天之本，肾为先天之本，脾肾两脏在人体之中是推动生命活动的关键。脾与胃互为表里，乃气血生化之源，人体的生长发育，维持生命的一切物质，都靠脾胃供给。《素问·太阴阳明论》说："四肢皆禀气于胃，而不得至经，必因于脾乃得禀也。今脾病不能为胃行其津液，四肢不得禀水谷气，气日以衰，脉道不利，筋骨肌肉皆无气以生，故不用焉。"肾主藏精，为生命之根，肾精所化的肾气直接关系到人体的生长发育和健康衰老。五脏六腑之精，除输布全身外，其剩余者贮存于肾。肾中精气的不断贮藏和不断转泻，循环往复，维持着人体脏腑功能活动，促进人体生长发育。脾之健运，化生精微，须赖于肾的温煦，若肾阳不足，不能温煦脾阳，则可见腹部冷痛、下利清谷、水肿等脾虚证。肾藏精，肾之"先天之精"有赖于"后天之本"的不断培育和充养，才能充分发挥其生理效应。若脾阳久虚，进而损及肾阳，而成脾肾阳虚之证，肾之精气不足，则五脏皆衰。因此，在施治中，强健脾肾，不仅水谷精微得以化生，而且可确保先天之精得以充养，使达填精强身、固本扶元的目的。膏方中每每参入众多补肾药即意在益精强身。

　　人体是一个有机统一的整体，除了脾肾，心、肝、肺的功能正常与否也甚为重要。中医学认为，心为五脏六腑之大主，生之本，又为君主之官，是人体生命活动的主宰，心之生理功能主要是主血脉和神志，其华在面。所以心脏生理功能的盛衰，直接影响着人体的健康，人的心气强健，推动血液运行的生理功能正常，气血运行通畅，全身的生理机能正常。肝的主要的生理功能为主疏泄和主藏血，具有疏通气机、调畅情志、调节和贮藏血液的功能。肝对人体生命活动的重要性主要表现在它与人体气血的密切关系，肝是调畅全身气机、推动血和津液运行的一个重要环节。《素问·调经论》指出："血气不和，百病乃变化而生。"肺主人体一身之气和呼吸之气，肺的主气司呼吸功能，使人体完成与外界气体的交换。同时肺主宣发，由于肺中宗气的推动，使气血津液得以布散，气为血之帅，因此，我国传统养生理论历来十分重视气在养生保健中的作用。

　　另外，人的情志活动是隶属五脏的。心藏神，肝藏魂，肺藏魄，脾藏意，肾藏志。精神调养与五脏的关系十分密切，五脏病变可以导致神志的异常变化。《素问·阴阳应象大论》指出："人有五脏化五气，以生喜怒悲忧恐。"又《灵枢·本神》指出："肝气虚则恐，实则怒……心气虚则悲，实则笑不休。"现代社会人的工作紧张度高，生活压力大，身体健康，能胜任各项任务；身体状况欠佳或患病时，就会有困惑，会影响情志、影响健康；如果长期精神紧张，情志异常也会伤及五脏，他们之间可互为因果，加重疾病的发展。《灵枢·本神》曰："怵惕思虑者则伤神，神伤则恐惧流淫而不止。因悲哀动中者，竭绝而失生。"因此，膏方调养健旺脏腑，五脏安和，有利于舒畅情志，有利于保障身体健康，延缓五脏衰老。

脏腑病变时或虚或实，或生理功能活动低下，阴阳气血津液亏损，或生理功能失常，阴阳气血津液紊乱等。事实上虚实是脏腑的基本生理和病理，补虚泻实是治病防病、延缓衰老的纲领。膏方调治时抓住虚实二纲，"虚则补之"，"实则泻之"或扶正祛邪，就可以恢复和健旺脏腑的功能，保证身心健康，延年益寿。

第三节　气血充沛，和顺流畅

气血是构成人体和维持人体生命活动的基本物质之一，它是脏腑、经络、组织、器官进行正常生理活动的物质基础，《素问·调经论》曰："人之所有者，血与气耳。"气能生血、行血、摄血，血为气之母，血能载气，气血相辅相成，敷布于五脏，洒陈于六腑，《灵枢·本藏》云："人之血气精神者，所以奉生而周于性命者也。"气血充盛和调则机体安泰，经脉、脏腑、四肢百骸通畅清利，外应四时之变，内应升降出入之动，《素问·至真要大论》说："气血正平，长有天命。""气血未并，病不得生。"因此气血充沛与和顺流畅是机体健康的保证。

中医气血理论认为，气属于阳，血属于阴，气为血之帅，对人体具有推动、温煦、防御、固摄、气化和营养作用，气时刻推动和激发着人体的各种生理活动，《难经·八难》说："气者，人之根本也。"血为气之母，血行脉中，内流脏腑，外至肌肤，无处不到，血对全身各组织器官起营养、滋润的作用。《难经·二十二难》说："气主煦之，血主濡之。"气与血，阴阳相依，相互为用。气存在于血中，血能载气运行，血液的运行又依赖于气的鼓动。两者在生理上维持协调平衡，病理上又常常互相影响，或同时发病，或互为因果。

气血的任何方面出现问题，或气血之间的协调出现异常，均会导致脏腑功能失调，引起多种疾病的产生。如气血虚则百脉失养，脉道滞涩，血流衰少，使血行不畅而导致血瘀，若血液瘀阻，脉道不通，则血不能载气运行，气也随之不能往来而致气滞。血瘀不通，气失所养，则气也因之渐渐虚弱，气行无力而滞涩不通，血虚、血瘀又阻碍了气推动血液运行的功能。人体发病情况和衰老原因极为复杂，但在复杂的病变中多要涉及气血。清代名医王清任在《医林改错》中阐述："治病之要诀，在明白气血，无论外感内伤，要知初病伤人何物，不能伤脏腑，不能伤筋骨，不能伤皮肉，所伤者无非气血，气有虚实，实者邪气实，虚者正气虚……血有亏瘀，血亏必有亏血之因，或因吐血、衄血，或溺血、便血，或破伤流血过多，或崩漏、产后伤血过多。若血瘀，有血瘀之症可查。"王清任认为"元气既虚，必不能达于血管，血管无气，必停留而瘀"，"能使周身气血通而不滞，血活而不瘀，气通血活，何患疾病不除"。气行则血行，气滞则血瘀，脉络瘀阻会导致脏腑寒热虚实的病理状态，是脏腑病变和机体衰老的整体反应。而脏腑、经络、气血在病变过程中又相互影响，因此，临床应用时对血多活之、养之，对气多行之、补之。

自古以来，膏方的制订大多以补为主，如补气、补血、养阴、通阳、益气、健脾、温肾等等，收膏时还都要加上阿胶、龟甲胶、鳖甲胶、鹿角胶等，此乃补血益髓，血肉有情之品，是栽培身体之精血。膏方中不能缺少补气血，但由于求治者多为老年人及有宿疾者，脏器渐衰，气血运行不畅，故膏方中应将补药与活血调气药相配伍，动静结合，补而不滞，既能消除补药黏腻之弊，又可发挥其补益之功，有一举两得之妙。"气为百病之长，血为百病之胎"，"久病必有瘀，怪病必有瘀"，对此在膏方中除了补气补血外再加入调气活血之品，可使气机通畅，血脉和利，五脏六腑得以濡养，以求血脉流通，病不得生之效。

第五章　膏方的临床应用

　　膏方是在中医辨证论治原则指导下，发挥扶正祛邪、防治结合作用的方剂。临床应用面广，只要患者病证属虚或以虚证为主均可考虑应用。比较适合慢性病或急性病恢复期的调治、老年病的治疗，以及亚健康的调养等等。此外，在膏方的应用过程中要注意用膏禁忌和一些其他注意事项。

第一节　膏方的适应证

　　膏方的适应证主要有以下几个方面：

1. 各系统慢性疾病

　　原来患有慢性疾病，冬令季节，可以结合个体病情，一边施补，一边治病，有利于疾病的治疗和康复。凡脏腑气血阴阳津液虚弱的病人也都可以通过服用膏方来达到除病强身的目的。

　　（1）呼吸系统疾病　慢性咳嗽、过敏性鼻炎、反复呼吸道感染、急慢性支气管炎、支气管哮喘、慢性阻塞性肺疾病（慢阻肺）、间质性肺纤维化等疾病。此类患者应经治疗得到缓解后均可应用膏方调治。多属于肺卫不固，肺气虚（肺阴虚）日久及脾涉肾。

　　（2）消化系统疾病　浅表性胃炎、溃疡性胃炎、萎缩性胃炎及癌前病变、幽门螺杆菌相关性胃炎、各种炎性肠病、功能性消化不良、慢性肝病（无活动者）等。尤其病程迁延，反复难愈者。多属于脾虚胃强，或脾虚胃寒、脾胃气虚、肝气犯胃者。多数先以化湿健脾药引路后再服用。

（3）心脑血管系统疾病　病毒性心肌炎后、慢性心律失常、冠心病、中风后遗症、脑供血不足眩晕、高血压病等。多属于气血两虚、气虚血滞、气滞血瘀、心阳心阴虚、肝肾阴亏、肝阳上亢，甚则气阴两虚者。当病情达到稳定，再用膏滋巩固缓图之。

（4）代谢性或内分泌疾病　糖尿病、高脂血症、代谢综合征、肥胖、甲状腺功能亢进或减低等。此类患者都属痰湿较盛，与气互结，气滞血瘀。待治疗病情稳定，最好改成胶囊缓调治。

（5）泌尿系统疾病　慢性肾炎、肾病综合征、急慢性肾盂肾炎、急慢性膀胱炎、老年性尿道炎等。待治疗稳定后再用膏滋缓调治。

（6）血液病　血液病的膏方调治适用于虚劳血虚、失血、虚劳相关证的各类慢性虚衰疾患以及急性疾患已进入缓解期者：再生障碍性贫血、缺铁性贫血、慢性溶血性贫血、骨髓增生异常综合征等各种慢性和难治性贫血；特发性血小板减少性紫癜、过敏性紫癜、血小板减少症等慢性出血性疾病；慢性白细胞减少症；白血病、淋巴瘤等血液肿瘤已进入缓解期或已停用化疗后病情稳定者。

2. 亚健康状态

亚健康状态是指既不完全健康，又达不到疾病诊断标准，机体虽无明确的疾病诊断，但在生理上、心理上出现种种不适的感觉和症状，从而呈现体力和外界适应能力降低的介于健康与疾病之间的一类生理调节功能低下的状态，又称为病前状态、临床前期或潜伏期等。其特征是自感不适，检查无阳性体征，常觉体力不支，不能胜任工作，疲乏，精神不振，记忆衰退，反复感冒，胃纳不佳和失眠等机能低下症状。

现代社会人们工作生活压力大，精神紧张，应酬多，烟酒多，而睡眠及休息少，使人体的各项生理机能发生改变，抗病能力下降，对气候适应能力下降，从而使机体处于亚健康状态。此时进行全面整体的调理，可获事半功倍的效果，膏方疗法就是最佳的选择。

3. 病后、术后、产后的调理

此类患者，体质虚弱，全身机能减退，胃肠消化能力降低，需服调补药。选用膏方不仅营养丰富，而且容易吸收，又能补充能量，能使机体尽快康复。

4. 养生延年

人到中年，就开始出现衰老，肝肾精气津血日益衰弱，会出现思维能力下降，头发早白或脱发现象。出现早衰状态者，可膏方调补。如果无明显器质性或功能性疾病，为保持正常健康状态，减少疾病的发生，也可采用相应的膏方来调理，维持人体阴阳平衡，加强脏腑气血功能，从而起到延年益寿的作用。

5. 女性调理

对于女性来说，经、带、胎、产伤气耗血，阴血易亏。除了月经病、带下病、产后病、更年期综合征等等可以用膏方调治外，膏方还可以保养卵巢功能、抗衰老、养颜祛斑。当调理后脏腑健旺，全身的营养不断得到补充，人的抗衰老能力、生命力随之增强，脸部就会红润，皮肤就会充满光泽和弹性。

6. 儿童调理

小儿由于脏腑娇嫩，容易患呼吸道和消化道疾病，也易致虚，出现小儿反复呼吸道感染，久咳不愈，小儿支气管哮喘，小儿支气管炎，小儿消化不良等等，可膏方调治；另外，根据小儿生长需要可以适当进补，尤其是厌食、贫血等体虚的患儿，生长发育较差的患儿均适宜于膏方调补。

第二节　膏方的禁忌证

膏方虽好，但并非人人皆宜，有些患者不适宜服膏或暂时不能服膏，应明确辨证。同时在使用膏方时，为了注意安全，保证疗效，必须重视禁忌问题。

1. 身体健康、生长发育良好的小儿、青少年暂不宜进补。中医历来认为小儿为纯阳之体，不能过早服用补品，更不能乱服补药，否则会出现过早发育，甚至性早熟。年轻人过度服用滋补膏方容易肥胖，壅气助湿，影响健康。

2. 急性病和有感染者不宜服膏，因为此类患者应采取积极的治疗手段，过早服用有"闭门留寇"之患。

3. 慢性病发作期、活动期患者，不宜服用。如胃炎、腹泻、胆囊炎、胆石症发作者，慢性肝炎，转氨酶很高者，自身免疫病球蛋白和抗体很高者，急慢性肾炎、肾盂肾炎之急性发作期等。

4. 对于元气衰脱、阴血亡散等急症，则缓不济急，不宜使用。

5. 胃肠功能不佳者，不宜服用。因为肠胃功能不佳者，消化吸收力很差，特别是湿热之体，舌苔厚腻，脘腹胀满、便溏者，应先服用健脾化湿清胃消食之方，使其肠胃清而陈莝去，方能进行调理补虚的膏滋。

6. 妊娠期间，如本体胎火偏盛，易出现各种孕妊症状，不必要用药物调补。

第三节　服膏季节

1. 冬令服用

冬季是万物收藏之季。在"春夏养阳"之后，虽然体内的阳气已得到补充，但不一定能达到阴阳平衡。故在冬令收藏之时，采用"秋冬养阴"之法是极其必要的，这也是"春夏养阳"的继续。古人认为"气为血之帅，血为气之母"，所以，"气行则血行，气滞则血瘀"。冬季不能把阴血调整好，一到春天阴血随阳气外泄时，也随之走于脉外，就可加剧脉中的血虚、血瘀现象，使旧病加剧或再发。所以，在冬藏之时，调理阴阳、气血，可使人体阴阳平衡，五脏六腑协调，气血和顺，百病不生。

2. 适时服用

冬令进补虽好，但有的患者冬季发病，处于急性期阶段或病情不稳定，不适合服用膏方，还有的患者虽然已冬令膏方调治，但需要坚持巩固治疗，或大病后、手术后患者身体非常虚弱，这些人群都可以在冬令之外的季节采用膏方调治。根据病情，进行中医辨证，在滋补的同时，配合理气、和血、调中、化浊、通腑、安神、固涩、通络等药物一起使用，有利于身体尽快康复。

因此，根据患者病情需要，并严格掌握膏方的使用方法，即便不在冬令季节，同样可以服用膏方。

第四节　服膏注意事项

1. 服用方法

膏方的服法主要应该根据病情来决定，一般可分为冲服、调服、噙化三种。

（1）冲服　即取适量（约一匙）膏方，放在杯中，将白开水冲入，搅匀，使之融化，口服。这是最常用的服膏方法。

（2）噙化　亦称含化，将膏方含在口中，让药慢慢在口内融化，发挥药效。若有胃炎者最好不要采用。

（3）调服　根据医嘱，在膏方中加入贵重药物的粉散剂如冬虫夏草粉、人参粉、蛤蚧粉等，开水调入或隔水炖热，调好和匀服下。

2. 服用时间

（1）空腹服　一般在早晨服用，也可以在中饭、晚饭前服用。《备急千金要方》谓："病在四肢血脉者宜空腹而在旦。"体虚进补，一般空腹服，以利于消化吸收。空腹服的优点是可使药物迅速入肠，并保持较高浓度，迅速发挥药效。

（2）饭后服　一般在饭后 15～30 分钟时服用。一般适合胃肠有不适的患者，也可以改在半饥半饱时服用。

（3）睡前服　一般在睡前 15～30 分钟服用。具有补益心脾、镇静安眠作用的膏方，治疗睡眠障碍等疾病，宜睡前服。

3. 服用剂量

服药剂量的多少，应根据膏方的性质、疾病的轻重以及患者体质强弱等情况而决定。一般每次服用膏方取常用汤匙 1 匙为准（约合 15～20ml）。初服者宜半匙开始，逐渐增量至一匙，早晚各 1 次。

患者体质的强弱、性别的不同，在剂量上也应有差别。老年人的用药量应小于壮年；体质强的用量，可大于体质弱的患者；妇女用药量，一般应小于男子，而且妇女在经期、孕期及产后又应小于平时，但主要仍须从病情等各方面作全面考虑。

4. 忌口

服膏期间，无明显疾病的人可以不用忌口。但是原有特殊的疾病应按特殊的病种忌口，如哮喘、血液病、慢性肾病等。在服滋补性膏方时，忌服生萝卜，不宜饮茶；阴虚体质的患者忌食辛热的食品，如狗肉、牛肉等；阳虚体质的患者切忌滥用温补肾阳的食品，如鹿鞭、牛鞭等，忌用寒性食品；一般服药期间应忌食生冷、油腻、辛辣等不易消化及有特殊刺激性的食物等，不能暴饮暴食，不能酗酒，以免妨碍脾胃消化功能，影响膏方的吸收。

5. 不良反应防治

在辨证论治的原则指导下所开的膏方，一般不会出现不良反应。但是，也有少数人服用膏方后，会出现这样几种不适：滋腻碍胃，纳食减少；有的不思饮食，腹部胀满；或齿浮口苦、鼻衄、大便秘结；或第二年春夏时感到身体不适、厌食、困倦，入夏怕热，也有出现低热、皮疹等。这些不良反应，可以在刚开始服用几天时出现，也可能在第二年春夏才出现。

防治这些不良反应，首先辨证须准确、处方用药恰当，在服用开路方时要注意，尽可能祛除湿浊，调整好胃肠功能。

在服用几天后就出现不思饮食、腹胀时，应该暂停服用，改服1~2周理气和胃消导药后，再少量服用膏方，慢慢增加。如见齿浮口苦、鼻衄升火时，可以把清热泻火解毒通腑药煎好后放入膏方中，一起服用以纠偏差。如果服膏方后出现不适，应请开方医生调治后再服，因此医生在开膏方时都应该向患者交代清楚。

第六章　膏方炮制方法

第一节　古代膏方炮制

膏方制作可谓历史久远，《金匮要略》中的一些所谓"煎"，已与现代膏方的制作方法十分相像，如《金匮要略·腹满寒疝宿食病脉证治第十》中的大乌头煎水煎药物，去药渣，继续浓缩药液，最后入蜜，再煎煮蒸发水分的方法，就是现代的一般制膏滋方法。《肘后备急方》诸膏方制剂一般是用苦酒（即醋）与猪油作溶剂，如青龙五生膏制剂方法是"以苦酒浸半月，微火煎少时，乃内腊月猪脂三斤，煎三上三下，去滓，以敷疮上，并服如枣核大"。南北朝时的陈延之《小品方》有单地黄煎，"单用地黄一味取汁，于铜钵中重汤上煮，以蒸发水气，煎去半，再用新布滤去粗渣"。孙思邈的《备急千金要方》在论膏方时说："凡合膏，先以苦酒渍，令淹浃，不用多汁，密覆勿泄……煮膏当三上三下，以泄其热势，令药味得出……其中有薤白者，以两头微焦黄为候。有白芷、附子者，亦令小黄色为度。猪肪皆勿令经水，腊月者弥佳。绞膏亦以新布绞之……此盖欲兼尽其药力故也。"可以看出膏方制剂的制作工艺是何等的精细。另外，卷十六的地黄煎制法为"以水一斗二升，先煮诸药，取汁三升，去滓，下竹沥、地黄汁、麦门冬汁，微火煎四五沸，下蜜、姜汁，微火煎，取六升"。其制作方法、步骤已与现代膏方十分接近。此后各代医家大多沿袭以上诸法，少有革新。

第二节　现代膏方制作

1. 膏方分类

素膏和荤膏两类膏方制作大体相同，差异在于收膏时所加细料药品不同，而胶囊制作前期相同，最后有所不同。

（1）素膏　仅以糖和蜜糖熬炼成膏的称素膏，也可以在收膏时加入枣泥或莲子肉等，一般剂量为1kg，去皮弃核，特别适合于儿童患者，有滋润脏腑的功效。

（2）荤膏　含有动物类药物，以胶炼膏称为荤膏。虽滋而补虚，润而泽脏，但胶滞柔腻，故以必先少量、逐步增量为原则。荤膏中的胶类（阿胶、鹿角胶、龟甲胶、鳖甲胶等）不仅补益虚损，同样有助于膏滋固定成形。一剂膏滋胶的配伍量一般为300～500g左右，可以单用一胶，也可以按一定比例数胶合用，一些无糖或低糖的膏方可加大胶的用量至500g左右，以保证收膏成形。

（3）胶囊　处方用药原则同膏方，但不用胶类，浸膏及研粉灌制胶囊，不分季节，只要病情需要，即给予服用。特别适合病情缓解还不能服用膏方的患者，或膏方最佳季节尚未到，先用胶囊调治，待冬令之际再膏方调治，或者已服膏方但由于病情重，需继续调治巩固者。另外，胶囊便于携带，还特别适合国外患者。胶囊是徐老师的特别创举，扩大了膏方的应用范围和时间。

2. 制作方法

（1）**药品和器具的准备**首先按处方规定的药味、剂量配方。并按照一般饮片、细料（参茸类贵重药物的统称）、胶、糖、辅料的不同进行逐一分类备用。

饮片：处方中调治体质与病情的普通药物部分；细料药：人参、西红花、枫斗、冬虫夏草等；胶类：阿胶、龟甲胶、鳖甲胶、鹿角胶等；糖类：冰糖、白糖、红糖、饴糖、蜂蜜等；辅料：黄酒等。

熬膏的锅传统一般采用铜制的圆底敞口锅，因其铜质不易与熬炼的药味发生化学反应，而且铜锅传热快，故水分易于蒸发。现在也用不锈钢锅替代。过滤用具选用不同目数的不锈钢筛具。药液存放用具应选用不锈钢桶。另外还要准备搅拌用的平头竹棒（铲）等。

（2）**药料处理**　在药物煎煮前首先对该剂膏方的各药料的不同加工要求分类处理备用。

饮片应先浸泡，将饮片药材均匀装入有盖的不锈钢容器内，加冷水，量约药材的 8～10 倍量，以浸没全部药物并高出药面 10～20ml 左右为度。浸泡时间不得少于 4 小时，可以长至 12 小时（浸过夜），使水分能充分渗入到药材内部。

介类或矿物药（灵磁石、珍珠母、龙骨等）宜先煎者在浸泡后先煎 1 小时，然后加入饮片内共同煎煮；配方中的细料应根据药物的特性另煎、另炖，如人参、海马、鹿茸、冬虫夏草、西红花、枫斗、紫河车、坎炁等贵重药品应单独小锅另炖、另煎三次以上，最后压榨取汁，合并药汁、过滤、浓缩，待收膏时直接和入浓缩的药液中，如果量少可直接研粉和入收膏的药汁中；胡桃仁、黑芝麻可炒香碾碎；龙眼肉、红枣略洗去皮碾成泥状；亦可根据个人口味加入鲜果汁（临时用榨汁机榨取），如橘子汁、梨汁、蜜桃汁等。胶类则应事先用黄酒泡软（如用作止血剂，不可加酒），然后隔水蒸使其烊化，备用。

（3）煎煮　第一次煎煮先用武火煮沸，后改为文火，煎煮过程中要不时搅拌，使药材受热均匀、溶出均衡，水量蒸发减少时，可适当加水，煎煮时间不少于 2 小时，机煎不少于 1 小时，过滤取汁后，煎渣加水再煎取二汁；第二次加水量一般淹没药料即可，约为药材的 6 倍量，药煮时间不少于 1 小时，机煎不少于 0.5 小时，滤取煎液；第三煎加水量为药材的 5 倍，煎煮时间约为 0.5 小时，以煮至药料已透无硬心，药味淡薄为度，滤取煎液，最后将残渣压榨取汁。

在取头汁、二汁（或三汁）药液时通过粗滤，视药液过滤的难易度选择 24 ~ 40 目不锈钢筛过滤，或用毛巾或四层纱布过滤，然后合并于同一容器中，静置沉淀，静置时间不少于 4 小时，一般 6 ~ 12 小时，应放置在室温低于 10℃ 的房间或低温冷柜贮存静置。然后再将经过沉淀的药液的清液或混悬液滤过 100 ~ 120 目筛，底部沉淀弃去，备用。

药物煎煮次数、时间可以按药料性质不同而略有改变。处方中含糖或淀粉等较多的药物，则煎煮时间就要长一些，次数要多一些。

（4）浓缩　将已煎出备用的澄清液置铜锅或不锈钢锅内加热浓缩，起初可用武火，待药液煮沸后，可降低火力改用文火徐徐蒸发熬炼，保持微沸，并随时用小竹勺捞去上层浮沫，同时用竹棒（竹铲）不断地搅动以防焦化；药汁经浓缩除去大部分水分后，兑入细料药的煎液，继续加热浓缩至稠厚状，取少许滴于能吸水的纸上检视，以不溶纸为度，此谓清膏。在浓缩过程中要注意调整火力，因药汁越来越浓，越浓越容易溢出，造成药汁的浪费和损失，势必影响膏方的药效。

（5）收膏　收膏时需先将糖（以冰糖和蜂蜜为佳）单独加热炼制，这是收膏的关键一环，炼糖、炼蜜不但可以使糖适度转化，使膏滋避免出现"返砂"（膏滋药在存放一定时间后，析出糖的晶体）的现象，而且还能控制糖的水分含量，除去杂质，杀死微生物，增加黏合力，避免发酵。炼糖时容易焦化，故须细致。其中，冰糖因其本身含水分少，应在开始炼制时加适量水，且炼制时间要短；饴糖含水量较多，炼制时间可稍长。均炼制到糖液显金黄色，所泛糖泡发亮有光泽，伴微有青烟散出即止。炼蜜时，将过滤后的生蜜加热至出现浅黄色有光泽的均匀气泡状，用手捻蜜时有黏性，两手分开时无白丝出现，炼蜜即成。糖尿病人可用甜菊糖、木糖醇、甜蜜素代替，但用何类甜味剂、添加的比例大小，应当严格按照产品使用说明，由药师严格把关，不得随意滥用。

糖炼制后趁热加入清膏中，同时适当调节火力，边加边搅，以免粘底焦化。经再度浓缩，素膏需兑入细粉料（如莲子粉、枣泥、芝麻、核桃仁等），在收膏即将完成时，边加边搅，混合均匀，直至成膏。荤膏则要加已烊化备用的胶类（阿胶、龟甲胶、鹿角胶等），边加边搅，放在小火中慢慢熬炼，不断用铲搅拌，直至用竹板挑起煎膏，撬在竹板头上似形成旗面；或当搅拌棒上的膏汁下滴时成一条线（相似拔丝）；或取少许煎膏滴于能吸水的桑皮纸上，检视其周围，不现水迹；或把膏汁滴入冷水中成珠状时，此时可以将芝麻、核桃肉放入锅内，稍搅拌后，即可离火，收膏成功。

收膏时要求膏剂浓度标准的测定可用比重表：清膏比重一般为 1.118，膏滋为 1.365。制成的膏滋药应无焦臭等异常气味，无糖的结晶析出；可取成品 5ml 放入烧杯中，加入 200ml 热水，充分搅拌，静置 3 分钟后观察，不得有焦块、药渣等异物。

（6）包装、贮存 膏滋药应储存在瓷罐（锅、钵）中，可用搪瓷烧锅存放，但不宜用玻璃罐、铝罐、铁罐作为容器。盛膏容器要清洁、干燥、密闭，最好经消毒柜或微波炉加热消毒，以免日后膏滋生霉变质。熬成的膏放在容器内充分冷却后加盖，放在阴凉通风干燥处，最好能放入冰箱内贮存。取药的匙，要干净不能沾水和重复使用，以防霉变。

目前可以用数控包装机，从传统罐装膏剂分离出袋装膏方，一料膏方被包装成每小袋20g的40多袋。这种包装方便携带，特别适合上班族或经常要出差的人群。

（7）胶囊制作 前4个步骤同素膏和荤膏制作，但不用胶类及糖收膏，当煎熬成清膏后用特殊机器将其烘干，蒸去全部溶剂而成粉末状的浸膏，贵重药品磨粉，然后将浸膏和粉拌匀，灌制胶囊。

第七章　膏方处方要求

第一节　膏方的处方原则

膏方的组成必须充分体现中医辨证论治和理、法、方、药的传统特色，不仅养生，更能治病。要用中医的基本理论进行辨证分析和指导临床实践，而不是罗列一些症状，写一个处方。而且膏方一般由30～40味左右的中药组成，属大方、复方范畴，且服用时间较长，医者必须深思熟虑，立法力求平稳，不能稍有偏差。因此，制订膏方更应考虑周全，阴阳、虚实、气血、脏腑都应考虑周到，根据患者的疾病性质和体质的不同类型，经辨证后配方制膏，一人一方，量体用药，方能达到增强体质、祛病延年的目的。

1. 辨证立法

由于膏方不仅是滋补强壮的药品，更是治疗慢性疾病的最佳剂型，所以膏方的制订首当重视辨证论治。医家应从患者错综复杂的症状中，分析其病因病位、正气之盛衰、病邪的深浅，探求疾病的根源，从而确定固本清源的方药。

临床上诊疗疾病不仅要审察疾病的病机所在，而且要结合发病气候、地域以及患者的年龄、性别、体质特点等综合调治。因此，在制订膏方过程中，应注意把改善体质与治疗疾病相结合。通过辨别病人的体质，详察其阴阳虚实，同时兼顾其原有的旧疾，通过辨证，制订最适合每个个体的滋补膏方，以期阴阳平衡，从而达到防病祛病之目的。

2. 补益为主

由于膏方主要用于虚证或以虚为主的病人，所以膏方往往以扶正为主，功在平衡阴阳，调和五脏，补益气血，滋养津液，从而振奋人体正气，提高机体免疫功能，增强身体抗病能力，通过扶正来抗病祛邪，虽不治病而其病可愈，"五脏元真通畅，人自安和"。因此补益药自然成为膏方中的主药，药味最多，药量可偏大，一般占总药味的50%～70%，且每味中药用量一般为常用处方量的10倍上下。

虽然膏方在滋补的同时也可以配合祛邪治病，扶正兼以祛邪或扶正与祛邪并进，但膏方毕竟以滋补为主要目的，必须突出一个补字。处方时养阴常用六味地黄丸、左归丸、二至丸等；温阳常用金匮肾气丸、右归丸、二仙汤等；补气常用四君子汤、炙黄芪、山参、别直参等；补血常用四物汤、当归补血汤等；生津养液常用沙参麦门冬汤、参麦散、枫斗等；补肺肾用冬虫夏草等等。临证时还要根据患者的病情、体质特点，既往病史，症状体征，舌脉，及生活起居与饮食习惯等等，综合分析，辨证用药，阴阳气血同补或肺脾肾同治。可以数方合用，既抓住重点又适当照顾全面，故膏方的补益作用比单纯服用冬虫夏草、人参、枫斗、阿胶等更为明显。

3. 祛邪量少

膏方具有调治结合的作用，治疗慢性、顽固性且处于稳定期的疾病，因此处方中要加入适量祛病邪、治痼疾的药物，一般这类药物占处方药物总量的20%~30%。清热加丹皮、山栀子、炒黄柏、知母；清肺加野荞麦根、桑白皮、黄芩；化痰加蛤壳、皂角刺；利湿加薏苡仁、泽泻、茯苓；平肝加菊花、天麻、钩藤；解毒加紫花地丁、蒲公英；通络加忍冬藤、伸筋草、鸡血藤等等。以上药物均因病因证而进，剂量不宜过大。如患者还兼有瘀血、痰浊等病理产物，适当加以理气活血、祛痰化浊之品，如炒当归、川芎、丹参、炒苍术、制胆星等等，疏其血气，令其条达，达到祛病的目的。同时要指出，一般祛邪药宜选择作用相对缓和，药力不太峻烈的品种，处方中知母与川柏、肉桂与附子一般不同时应用，其他如龙胆草、山栀、川乌、草乌之类也很少应用。

4. 兼顾脾胃

脾胃为后天之本，口服膏方需要通过脾胃的运化吸收才能达到调治效果，因此在开膏方时要时时刻刻兼顾脾胃。慢性病患者、老年人、亚健康患者、儿童患者由于机体功能下降或经常服药，使多数脾胃功能受到影响；而膏方以滋补为主，内有胶类药品，也需要强健脾胃运化功能，才能更好地发挥膏方的作用。因此处方中往往要加10%左右的醒脾开胃助运药，如苍术一味，其气辛香，为运脾要药，加入众多滋腻补品中，则能消除补药黏腻之性，以资脾运之功，加神曲、山楂、佛手片、川朴花、砂仁、陈皮等理气调和脾胃、消除宿滞，或加入桔梗、枳壳，升降相因，处处照顾脾胃的运化功能，加强吸收，达到补而不滞的功效。

5. 调味矫味

膏方中由于加入调味品，所以口感好受欢迎。调味品主要是糖类，有冰糖、木糖醇、白蜜等，一般每料膏方中选一种糖，糖类主要为了改善口感，另外可补中缓急。如冰糖质纯，性甘温，具有补脾和中、缓肝润肺之功用，最多用，常用量为每料250～500g，按病者之口味喜恶与有无兼夹病邪及胃气和降之情况决定增减。糖尿病患者改为药用木糖醇，每料膏方用量250～500g。

6. 胶的选择

胶类药有：阿胶、龟甲胶、鹿角胶、鳖甲胶、黄明胶等。阿胶味甘性平，入肺、肝、肾经，滋阴润肺、补血止血，为膏方首选之品。但阿胶阴柔滋腻，守而不走，痰湿饮邪未化尽者慎用。龟甲胶咸、甘、微寒，滋阴潜阳、益肾健骨，能益肝肾、强筋骨、滋阴精、充骨髓，对阴虚火旺者效佳，但咸寒沉降，凡阳虚者不宜应用。鹿角胶甘咸而温，入肝、肾经，能壮元阳、益精血、补督脉、强筋骨，尤其适用于阳虚气喘者。选膏时根据体质而行，阳气不足用鹿角胶，阴血亏虚选阿胶、龟甲胶，也可根据体质及用药需要二胶或三胶并用，以求气血和顺，五脏六腑达到阴阳平衡，完成他们的主宰功能。但因胶质滋补性腻，脾胃虚弱须兼顾，感受表证或泄泻者应停用。

7. 收膏赋形

由于中药品种多，在辨证中不是所有的药品都能收膏。所以，在辨证配伍中要注意选用可增汁收膏的药物，达到2/3或1/2能收膏的药物，由病情、体质与医者习惯决定。如：

（1）果实类　枸杞子、五味子、桑椹子、金樱子、柏子仁、红枣等。

（2）滋腻厚味类　生熟地、首乌、巴戟、参类药物等。

（3）滋汁多类　黄精、玉竹、萸肉、天麦冬、百合、百部、枣仁等。

（4）淀粉类　米仁、莲子、扁豆、山药、芡实、泽泻、茯苓等。

徐老师在临证时对于素膏收膏多加入枣泥、莲子泥；而对于荤膏在收膏时要加入非常重要的药物，即胶类，主要有阿胶、鹿角胶、龟甲胶、鳖甲胶等。可单独用，也可以混合用，一般总量掌握在每料500g左右，经浓煎后掺入糖和这些胶类即可制成一种稠厚状半流质或冻状剂型的膏方。

第二节　处方时应注意的问题

1. 脉案

膏方的脉案，习用毛笔或钢笔在处方笺上书写，它既是中华文化的艺术结晶，又能体现中医辨证论治的内涵，因此中医的理、法、方、药特色必须全面体现在膏方的脉案中。历来先辈医家对膏滋药的处方十分讲究，一般要求包括述症、病因病机分析、论治、治则，不但要反映出医者学术与临床上的深厚功力，而且还要体现出在文学上的良好修养。

2. 主方

膏方脉案中一般不指出所采用的主方名称，这不等于没有主方，乃因治疗中要针对的证多，要照顾的面广，要尽量做到面面俱到，万不漏一，因此一张膏方中往往同时选用几个主方，但其中也有主次之分，做到主辅结合，并随证变化。从补益来说，常用的主方有：六味地黄丸、参麦地黄汤、归芍地黄汤、杞菊地黄汤、参芪地黄汤与大补元煎、无比山药丸、地黄饮子以及景岳左右归丸、左右归饮、八珍汤、归脾汤、十全大补汤、圣愈丸、人参养营汤、天王补心丹、四君子汤、加味四君子汤、补中益气汤、香砂六君丸、参苓白术散、保元丸、小建中汤、归芪建中汤、苓桂术甘汤等。

第八章　膏方常用方剂简介

　　膏方以补为主或攻补兼施，徐老师临证常灵活运用玉屏风散、桂枝汤、四君子汤、六味地黄丸、归脾汤、四物汤等方剂，膏方中加减运用或合并运用，颇具特色。

第一节　玉 屏 风 散

　　出自《世医得效方》，由黄芪（六两）180g，白术（四两）120g，防风（二两）60g组成。功用益气固表止汗，主治表虚自汗，以及虚人易感风邪者，症见自汗恶风，面色㿠白，舌淡，脉浮缓。

　　在各书所载中，本方用量有所差异：如《医方类聚》防风30g，黄芪、白术各60g；在《医宗金鉴》中则三药等分；《丹溪心法》为黄芪30g，防风30g，炒白术60g。且黄芪有炙与不炙之别。概括而言，黄芪生用偏于固表，而炙用则偏于补中。本方为治疗卫表不固，自汗不止，易感风寒的常用方剂。其中黄芪益气固表，为主药；白术健脾补气，协助黄芪以固表止汗，为辅药；防风为风药，善走全身皮表及诸窍，祛风邪，为使。《名医方论》谓之："夫以防风之善祛风，得黄芪以固表，则外有所卫，得白术以固里，则内有所据，风邪去而不复来。"使人如得屏风守护，风邪不得入侵，故有"玉屏风"之名。

　　现代有报道玉屏风散加减可用于治疗呼吸系统疾病，如体虚感冒、支气管哮喘缓解期、慢性咽炎、小儿反复上呼吸道感染、慢性阻塞性肺病；循环系统疾病，如病毒性心肌等；泌尿系统疾病，如预防慢性肾炎的复发、慢性肾脏疾病（CKD）；变态反应性疾病，如变态反应性鼻炎、过敏性哮喘、慢性荨麻疹、过敏性紫癜等；消化系统疾病，如胃下垂、溃疡性结肠炎、小儿迁延性肠炎等。

徐老师常用此方加减治疗各种疾病引起的肺卫不固之证，对黄芪、白术、防风三味药的运用不拘泥：当患者病情稳定，而湿仍偏重之时，暂不用黄芪，且以苍术替代白术；气阴虚时，以黄精替代黄芪；偏阴虚夹有内热时，以南沙参替代黄芪；当小儿需要应用玉屏风散时往往先以太子参替代黄芪。而当患者汗出恶风，脉缓者加桂枝以解肌；阳气虚弱，脾阳不振加党参、茯苓、怀山药、葛根；虚甚者加人参、肉桂、附子之类；自汗不止者可合用牡蛎散，加白芍、五味子等；心肾阴虚加熟地、山萸肉、枣仁；血虚加四物汤；虚热内蒸、肺受热灼加苇茎、苡仁等；阴虚火旺、虚及肝肾者合用当归六黄汤。

第二节　桂　枝　汤

出自《伤寒论》，由桂枝（三两）9g，芍药（三两）9g，甘草（炙，二两）6g，生姜（切，三两）9g，大枣（十二枚）3g组成。功用解肌发表，调和营卫，主治外感风寒，头痛发热，汗出恶风，鼻鸣干呕，苔白不渴，脉浮缓或浮弱者。

本方以桂枝配白芍以和营，桂枝配甘草以通阳，生姜辛散可助桂枝达邪外出；大枣、甘草味甘有助于白芍和营养阴；姜枣和胃，甘草调和。诸药合用，共达解肌发表，调和营卫之功。其中桂枝与芍药一散一收，可调节发汗解表之力，如发汗太过，有阴虚化热之势，则可倍芍药而减少桂枝用量；如风寒较重又可倍桂枝而芍药减量。现代研究认为，桂枝含挥发油，其中桂皮醛可刺激汗腺分泌，并有中枢性及末梢性扩张血管作用，能调整血液循环，使血液流向体表，桂皮油则有镇静、镇痛作用，而白芍亦有扩张血管及解痉作用，两者通过对血液循环的控制调节发汗。甘草本身就有温中补气的作用，同时可调和桂枝、芍药，既有助于发汗解肌，辛甘化阳，又有助于补阴血，酸甘化阴，使酸收而不影响解表。另外，生姜对大脑皮层、延髓的呼吸中枢及血管运动中枢均有兴奋作用，能增进血液循环，促进发汗。姜枣相配则可振奋胃气，使气血生化有源，从而使汗出不易伤正。

当以本方为主治疗外感时，风寒偏重可加荆芥、防风，桂枝加量；夹湿加白术、茯苓、薏苡仁；如有化热之势，倍芍药，桂枝减量，加用瓜蒌、桑叶、杏仁；伴咳嗽加桔梗、桑白皮、浙贝；发汗太过，卫阳不固，自汗不止，可加淡附子；关节红肿疼痛，可加四妙散或化裁为桂枝芍药知母汤；津液不足，不能升津加葛根、鲜芦根等。桂枝汤是加减运用最丰富的方剂之一，在《伤寒论》范围内就有十几种加减衍化，如：原方加龙骨、牡蛎，为桂枝加龙骨牡蛎汤，《金匮要略》用治男子遗精、女子梦交；原方加厚朴、杏仁，名桂枝加厚朴杏子汤，治虚寒兼见喘咳；原方加葛根，名桂枝加葛根汤，用于表虚寒证兼有项背强痛者。

桂枝汤目前已广泛地运用于临床的各个领域：内科常用于治疗神经官能症、阵发性室性心动过速、心肌炎、顽固性过敏性紫癜、荨麻疹、白细胞减少症。桂枝汤在儿科也有很好的应用，如小儿夜游症、小儿厌食症、婴幼儿喘息性支气管炎。此外还可以治疗妇科的经期风疹、瘙痒等，以桂枝汤加味治疗经行诸症如经行头痛、身痛、发热、浮肿自汗等症，颇有效验，对于一些妇科杂病如崩漏、产褥热、妊娠恶阻、妊娠癃闭、产后自汗等，以桂枝汤加味治疗也取得满意的效果。除了内科，现在桂枝汤也在外科中有了较好的运用，如软组织损伤、肩周炎等。

徐老师临床应用不仅限于此，她常用此方治疗病后、产后时有寒热，气短多汗，食少眠差等症，多有获效。并常加减运用于过敏性鼻炎、溃疡病、神经衰弱、消化不良、月经病及各种皮肤病属营卫不和者，均获一定疗效。

第三节　四君子汤

出自《太平惠民和剂局方》，由人参（去芦）、白术、茯苓（去皮）、甘草（炙）组成。各等分研为细末，每服二至三钱，水煎服。功效益气健脾，主治脾胃气虚，症见面色㿠白，言语轻微，食少便溏，四肢无力，脉细缓。

本方为治疗脾胃气虚的常用方剂，亦是治疗气虚证的基本方。以人参（现多为党参）之甘温扶脾养胃，补益中气，使脾胃气足，中运健旺，生化功能加强，为主药；白术甘苦微温，燥脾补气，培益中焦，为辅药；茯苓甘淡，合白术能健脾渗湿，又可泄热，可防参术补气壅而化热，为佐；炙甘草甘温，调和补中为使。诸药合用，有甘温健脾益气的作用，由于药性柔和，温而不燥，补而不壅，犹如待人谦恭宽厚的君子，故以"四君子"名之。

本方加陈皮，名异功散，治气虚不行之胸闷、食少、便溏者；加陈皮、制半夏，名六君子汤，用于脾胃气虚而有痰湿者；加香附、砂仁，亦可名六君子汤，用于肝郁脾虚之腹痛腹泻；加陈皮、制半夏、木香、砂仁，名香砂六君汤，可治脾胃气虚，寒湿滞于中焦；加木香、藿香、葛根，名七味白术散，治疗脾虚肌热、泄泻；加川乌、全蝎，名乌蝎四君子汤，治小儿久病或吐泻脾困而作慢脾风者；加陈皮、制半夏、姜黄连，名黄连六君子汤，治疗饥不能食，胃中虚者；加陈皮、制半夏、柴胡、白芍、钩藤称柴芍六君子汤，主治慢惊，脾虚肝旺，风痰盛者，亦可将钩藤改为当归，治疗脾虚腹痛或妇女经行腹痛属脾虚者；加山药、扁豆、薏苡仁、莲子肉、砂仁、桔梗，名参苓白术散，健脾渗湿之力增强，兼能行气祛痰，主治脾胃气虚夹湿之证。

现代报道本方的运用分布于内、外、妇、儿、肿瘤、口腔等94 种疾病。在神经系统疾病，可治疗如中风后遗症、重症肌无力、痿证等疾病；研究运用最多的消化系统疾病，可用于如胆汁反流性胃炎、消化性溃疡、过敏性结肠炎、泄泻、肠易激综合征、肝硬化合并消化性溃疡等疾病；四君子汤还可很有效地治疗心脑血管疾病，如冠心病、低血压性头痛；在妇科，如经前期紧张综合征，以四君子汤加黄芪、附子为基本方加减运用，妊娠呕吐、子宫肌瘤亦可治疗；在儿科，如小儿感染后脾虚综合征、低热、厌食均可对证治疗；此外还有报道治疗肿瘤化疗不良反应、糖尿病腹泻、慢性呼吸衰竭等，四君也有较好的疗效。

徐老师常用此方治疗各种原因引起的胃肠功能减退，消化不良，以及以脾气虚弱为表现的各种慢性疾病，如慢性胃肠炎、溃疡病、慢性肝病、贫血、慢性支气管炎等等。胃寒者加高良姜、香附；肝郁气滞可加五花汤、八月札、川楝子等；胃脘嘈杂加吴茱萸、黄连；血虚加当归、熟地黄；眩晕可加蔓荆子、天麻、川芎、僵蚕、葛根；纳差可加炒二芽、焦神曲、山楂、鸡内金等；夜寐不安可加夜交藤、合欢花、远志、酸枣仁、五味子、柏子仁等。本方人参一般可用党参代之，但如遇虚弱重症则仍须用人参；如气虚兼手足畏冷，喜着厚衣者可用红参；阴虚者改用南沙参、北沙参；津液不足则改为玄参，并加养阴药。

第四节　六味地黄丸

出自《小儿药证直诀》，由熟地黄（八钱）24g，山萸肉（四钱）12g，干山药（四钱）12g，泽泻（三钱）9g，茯苓（去皮，三钱）9g，丹皮（三钱）9g 组成。功用滋补肝肾，主治肝肾阴虚，症见腰膝酸软、头目眩晕、耳聋耳鸣、盗汗遗精，以及小儿囟门迟闭或虚火上炎而致骨蒸潮热，手足心热，或消渴，或虚火牙痛，口燥咽干，舌红少苔，脉细数。

六味地黄丸为补阴的主要方剂，其主治证虽多，但辨证不外乎肾阴亏虚，虚火上炎。本方配伍以三补三泻为特点，即熟地黄对泽泻，山药对茯苓，山萸肉对丹皮。以熟地补肾阴，山药平补脾肺之气阴，并能固精，山萸肉温肝敛阴、涩精，为三补；泽泻泄肾经浊邪，以防熟地之腻，茯苓淡渗，助脾运化以防中满之症，丹皮泻肝热，以防山萸肉温肝而致相火妄动，为三泻。其中熟地量最大为主药，山药、萸肉次之，为辅药，其余三药为佐使。诸药合用，补中有泻，相辅相成，通过补阴达到"壮水之主，以制阳光"的目的。

本方是补肾阴的基本方，后世在此方基础上加减衍化了很多滋补方剂，在临床中广泛应用。加五味子名都气丸，治肾虚气喘、面赤、呃逆等症；加肉桂，名七味地黄丸，治肝肾不足，筋骨失养；加肉桂、五味子名加减八味丸，治虚火上炎之口舌生疮、齿龈疼痛；加麦冬、五味子，名麦味地黄丸，治肾虚劳咳、咳嗽吐血，潮热盗汗；加知母、黄柏，名知柏地黄丸，治阴虚火旺，骨蒸潮热；加枸杞子、菊花，名杞菊地黄丸，治肝肾不足所致视物不清及眼睛涩痛等症；加柴胡、白芍，名疏肝益肾汤，治肝阴不足所致肝气犯胃；加当归、白芍、柴胡、酸枣仁、栀子，名滋水清肝饮，治肝阴不足，虚火上炎，胃脘热痛等症；加煅磁石、石菖蒲、五味子，名耳聋左慈丸，治热病伤及肾阴所致耳聋耳鸣。

现代报道六味地黄丸能治疗包括临床各科 166 种疾病。内科，如慢性食管炎、癫痫、精神分裂症、老年性便秘、抽动 - 秽语综合征、晚期肺癌、糖尿病；在骨科，有报道曾用该方治疗腰椎肥大性关节炎、颈椎综合征，可促进骨折愈合；在妇科可运用于如围绝经期综合征、功能性子宫出血、经行鼻衄、带下、多囊卵巢综合征等；六味地黄丸在五官科也有很好的运用，如慢性咽炎、复发性口疮、口干症、舌裂等；此外，其还可以用于治疗扁平疣、痤疮、皮肤瘙痒症等皮肤病。

徐老师在临床中常根据患者主要症状的不同调节本方诸药的用量。如虚火较甚则改熟地为生地，并加少许肉桂以引火归原；肝火偏重则丹皮加量，并加用栀子、白芍、当归、川楝子等以养血清肝；脾虚气滞加香附、砂仁、白术、陈皮等以健脾运脾；心神不安加夜交藤、酸枣仁等；阴虚阳亢，则可加夏枯草、二至丸、天麻、钩藤、生龙牡等；四肢畏冷，腰膝乏力，气衰神疲加桂枝、附子。

第五节　归　脾　汤

出自《严氏济生方》，由白术、茯神、黄芪、龙眼肉、酸枣仁（炒）各一两（30g），人参、木香各半两（15g），炙甘草二钱半（5g），当归、远志各一钱（3g）组成。功用益气补血，健脾养心，主治心脾两虚、气血不足所致心悸、健忘、失眠、食少体倦、面色萎黄、舌淡、脉弱，脾虚不摄所致的月经不调、崩漏带下，以及皮下出血等症。

本方为四君子汤合当归补血汤加龙眼肉、酸枣仁、木香、生姜、大枣而成。主治证为心脾之气不足所致的气血生化不足，统摄无力。四君子汤加黄芪，益气健脾，脾气复则能统血摄血，气血生化有源；以龙眼肉、酸枣仁、远志、茯神补心而助脾（虚者补其母）；辅以木香行气而疏肝脾，可防补药之滞；以姜枣为引，振奋胃气，以助药物吸收。

本方加熟地，名黑归脾丸，其补血作用较强，亦为徐老师所常用。若气虚甚，则黄芪、党参加量，但也有虚不受补者，宜从小量渐增；血虚可加鸡血藤、熟地、阿胶；出血则去辛燥行气之木香；崩漏出血偏寒，可加阿胶珠、艾叶炭、炮姜炭，偏热可加生地炭、白芍炭、仙鹤草、丹皮炭、五味子等；消化道出血可加继木、白及、伏龙肝等；心神不安加柏子仁、龙骨、牡蛎；纳差加茯苓、鸡内金、炒二芽；五心烦热者加地骨皮、青蒿、丹皮。

　　本方由于近年来的临床与实验研究，其应用及适用范围不断扩大，尤其是一些现代医学不能很好解决的疾病，如顽固性失眠、原发性血小板减少性紫癜、白细胞减少症、心脏神经官能症、低血压、心律不齐、胸闷痛、缺铁性贫血、特发性水肿、恶性淋巴瘤、肛裂、情志异常等等。此外其还应用于如妇科、眼科、皮肤科等领域。

　　徐老师临床常应用本方加减治疗心脾两虚、气血不足的各种疾病，并常应用该方治疗妇女经后气血不足者，每获良效。

第六节　四　物　汤

　　出自《太平惠民和剂局方》，由当归（去芦，酒浸，炒）、川芎、白芍、熟干地黄（酒洒，蒸）组成。功用补血调血，主治冲任虚损，月事不调，脐腹疼痛，崩中漏下，血瘕块硬，时发疼痛，妊娠胎动不安，血下不止，及产后恶露不下，瘕聚积生，少腹坚痛，时作寒热。

　　四物汤是补血最常用的方剂，也是妇科最常用的方剂之一。四味药物二静（熟地黄、白芍），二动（当归、川芎），动静结合，能补血、和血、活血、行血。二静中，熟地补而不行，入肝肾而滋阴血；白芍较之则略有活血调血之用，入肝脾敛阴养血。二动中，当归能补血行血，入心脾而和血；川芎则只是行血，有"上至巅顶，下行血海"之功。四药合用，补而不滞，营血调和，可用于血虚，营血不畅之证。由于四药功能特点各不相同，临床上可加减配伍，灵活变化。

　　本方加桃仁、红花，名桃红四物汤，可治血瘀、血滞者；加肉桂、附子，治月经后期而至，血色淡者；加艾叶、阿胶、甘草，名艾胶汤，治妇女冲任虚损，崩中漏下，月水过多，淋漓不止；加香附、乌药、甘草，名四乌汤，治月经不调，经行腹痛；加黄芩、黄连，名芩连四味汤，治月经先期，血色紫暗而量多者；加大黄、芒硝、甘草，名玉烛散，治血滞经闭，属热属实者；加黄连、胡黄连，名二连四物汤，治气旺血虚，五心烦热，夜间发热；加阿胶、艾叶、附子，名妇宝丹，治子宫虚冷，月水不调；加生地黄、黄芩、丹皮、升麻、柴胡，名三黄补血汤，治亡血血虚，六脉俱大，按之空虚。

以四物汤为基本方，在现代临床得到较广的运用，常用于治疗妇产科疾病，如月经不调、痛经、黄体功能不全、乳腺增生、更年期综合征、黄褐斑、产后便秘、产后发热、不孕症等；慢性皮肤病如荨麻疹、扁平疣、老年性皮肤瘙痒等；骨伤科疾病如颈项麻木、腰腿痛、肋软骨炎等；且可治疗眼病、咽炎、舌痛等五官科疾病；糖尿病周围神经病变、顽固性头痛、带状疱疹后遗神经痛、过敏性紫癜、深静脉血栓、慢性前列腺炎、类风湿性关节炎等辨证属营血虚滞者。

四物汤是补血和调经的基础方，为徐老师临床所常用。其补血则重用熟地为主药，如阴虚有热则改用生地，以当归、白芍为辅，佐以川芎；调经则重用当归为主药，辅熟地以滋阴养血，川芎、白芍调经止痛；如出血或经血不止，则去川芎或减少用量，熟地、白芍加量；气虚不摄者加黄芪、人参；偏热者可加黄芩、黄连、知母、丹皮等，芍药药性微寒，加量应用；偏寒者可加艾叶、阿胶、吴萸、香附、肉桂等，宫中虚寒甚者可加附子；血瘀者加桃仁、红花、莪术等，并可加温药以助活血散结；湿浊盛，加陈皮、半夏、茯苓、红藤等。

第九章　膏方常用中药的
现代作用机理

　　膏方从整体作用来讲，它是通过什么机制达到治疗与保健等目的的呢？根据 20 世纪 50 年代以来中西医结合对补法及其方药的研究，膏方常用中药的作用机理可以概括为以下几个方面。

第一节　调节免疫功能

　　人体免疫功能低下，易导致病原微生物的侵袭与肿瘤的发生，但若免疫反应过分激烈，就可成为变态反应，导致各种过敏性疾病、风湿病、肾炎与慢性肝病等。补益药物可双向调节免疫功能，膏方中常用的党参、黄芪、白术、茯苓等能增强机体网状内皮系统的吞噬功能、提高机体细胞和体液免疫功能并抑制变态反应，肉桂、仙茅、菟丝子等有促进抗体提前形成的作用，鳖甲、玄参、天冬、麦冬、沙参等有延长抗体存在时间的作用。

第二节　清除自由基

　　中药中人参、五味子、首乌、灵芝等具有抗氧化作用，表现在其可以提高超氧化物歧化酶（SOD）水平，降低血清过氧化物脂质（LPO）水平和脂褐质在细胞内的堆积，减少自由基对机体的损害；女贞子、菟丝子、枸杞子等补肾类中药具有清除有害自由基的作用，减少癌变的诱发因素。

第三节　增强神经内分泌调节

在调节体内激素代谢中，下丘脑－垂体系统起主导作用。下丘脑本身具有神经内分泌作用，具体通过调节下丘脑－垂体－肾上腺素、下丘脑－垂体－甲状腺轴、下丘脑－垂体－性腺轴这三方面发挥作用。实验表明，补肾药是由性腺轴、肾上腺等多水平、多靶器官的调节而产生效应的。现代发现肉桂、巴戟天、仙茅、仙灵脾等温肾药能促进肾上腺皮质的分泌；巴戟天、肉苁蓉、锁阳、杜仲、蛇床子等可以促进性腺机能，类似于性激素样作用；鹿茸、仙灵脾还能促进精液的生长和分泌；滋肾阴药如生地、女贞子、菟丝子、补骨脂等能纠正神经内分泌代谢失调而产生减肥及促排卵的作用。

第四节　促进机体代谢

许多补虚的中药均有促进机体代谢的作用，如人参、淫羊藿、肉苁蓉、灵芝、黄芪、锁阳、菟丝子、生地、麦冬等能不同程度提高蛋白质、核糖代谢的作用；生地、黄精、山药、天花粉、人参、知母、苍术等有调节糖代谢的功能；人参、女贞子、蒲黄、郁金、决明子等可用来防治脂肪代谢紊乱，预防肥胖和动脉硬化。补气药如党参、黄芪、白术、茯苓等可通过调节自主神经系统，拮抗乙酰胆碱和组织胺等作用，促使处于紊乱状态的胃肠分泌、消化、运动及营养功能恢复正常，并减少胃液分泌，降低 pH 值，有利于胃肠溃疡的愈合。

第五节　调整中枢神经功能

首乌、人参、黄芪、当归、知母等中药对大脑中枢神经的兴奋与抑制有良好的调节作用，能提高智力，加强思维能力，延缓听力下降，提高皮肤感受的识别力。

第六节　改善机体血液循环

高黏血症可导致微循环障碍，促使人体患病和衰老。丹参、川芎、赤芍、蒲黄、当归等活血药可以降低血液黏稠度、减少血小板凝聚，改善微循环，改变高黏度状态，降低人体的高黏血症。补益药还可增强心肌收缩力，扩张血管和降压，如人参、五味子、麦冬能提高心肌对缺氧的耐受性，使缺血心肌以最经济的方式做功，延长心肌的存活时间，改善微循环，阻断弥散性血管内凝血的发生。首乌则可抑制血清胆固醇的增高，减少肠道对胆固醇的吸收，缓解动脉粥样硬化的形成，阻止类脂质在血管壁滞留或渗透到动脉内膜。仙灵脾、黄芪的降压作用其原理可能就是扩张周围血管。

第七节　预防基因突变

老年人适应能力和免疫力下降，应激反应降低，易引起基因突变，最终导致肿瘤的发生或机体的衰退。而中药中人参、刺五加、白术、党参、玉竹、淫羊藿等均有抗基因突变的作用，从而延缓衰老的发生。

第八节　调节机体抗应激能力

温补肾阳药对下丘脑－垂体及其靶腺轴的功能有调节作用，尤以对肾上腺轴的影响较大，而肾上腺皮质具有强大的抗应激能力。人体在恶劣的自然环境或超负荷工作的情况下，必须依靠机体的应激机能，但应激过分又会引起疾病。温肾药如附子、肉桂、地黄、山萸肉、鹿角胶、仙灵脾等，一方面可以激发低下的应激反应，以帮助机体度过自然或社会环境恶劣的难关；另一方面又能抑制过度的应激反应，避免疾病的发生。

此外，人参还能提高机体的脑力劳动能力，有减轻疲劳的作用，提高思维活动与体力劳动的效率。鹿茸能提高机体的工作能力，改善睡眠和食欲，减轻肌肉疲劳。大枣、白术、肉苁蓉等都能增加实验动物的体重并增强肌力。六味地黄丸也能增强正常动物的体重和体力。总的来讲，膏方对人体的作用是多方面的。可见，膏方在防治疾病和延缓机体衰老方面有着重大的潜力和优势。

下篇　常见病膏方调治

第一章　呼吸系统疾病

　　呼吸系统包括鼻、咽、喉、气管、支气管和肺，在人体的各种器官中它与外环境接触最频繁，接触面积大，人在呼吸过程中，外环境中的有机或无机粉尘，包括各种微生物、异性蛋白过敏原、尘粒及有害气体等皆可吸入，容易引起呼吸道和肺部各类疾病，这与中医理论"风者，百病之长也"，"风邪上受，首先犯肺"是完全一致的。而当人体的内环境改变时，呼吸道的免疫防御清除能力受到影响，或处于高敏反应状态时，也将导致呼吸系统疾病的发生，即"邪之所凑，其气必虚"。《景岳全书》概括说："咳嗽之要，止唯二证，何为二证？一曰外感，二曰内伤，而尽之矣。"

　　呼吸系统疾病（不包括肺癌）在城市的死亡率占第 3 位，而在农村则占首位。更应重视的是由于大气污染、吸烟、人口老龄化及其他因素，使国内外的支气管哮喘、慢性阻塞性肺病、肺部弥散性间质纤维化，以及肺部感染等疾病的发病率、死亡率有增无减，日益危害着人类健康。

　　徐老师运用膏方治疗呼吸系统疾病很有特色，她认为呼吸系统疾病病位虽在肺，但与脾、肾、肝、心都有密切关系。每当急性上呼吸道感染时，如果治疗不彻底，或当正气虚时，会迁延不愈，或反复发作，逐渐转变成慢性支气管炎，如再不积极调治，就会形成慢性阻塞性肺病。而在疾病演变的过程中，只要调治得当，都有逆转的机会。疾病的发生、发展与转归是邪正相争的结果，而人体的正气在邪正相争中起决定性作用。《素问·刺法论》

所说"正气存内，邪不可干"，与唯物辩证法"外因是变化条件，内因是变化依据，外因通过内因而起作用"是一致的。膏方能在缓解期的治疗中起到极大的作用，可以避免和减少本病的发生和发展。

由于呼吸系统疾病长期不解可影响其他脏腑功能而致气血失调、阴阳失衡、气滞血瘀等，所以在整个病程中会始终存在着"痰"、"瘀"和"虚"的病理现象。因此，运用调摄法要恰到好处，不可猛补，否则，失于权衡，乱及规矩。

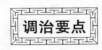

调治要点

1. 扶正复其生机

呼吸系统疾病"其标在肺，其本在肾，其末在脾"。肺之呼吸功能正常与否，与脾肾先后天关系密切。人体气的生成依赖肺主司呼吸功能和脾对津液的输布、运化功能。确切地说肺的清气和脾的水谷精微，是组成"气"的主要物质基础，所以，肺与脾二脏的功能正常直接影响气的盛衰。而肺的宣发肃降和通调水道，有赖于肾阳的蒸腾气化；反之肾的主水，赖于肺的宣发、肃降和通调水道。所以，《素问·水热穴论》说："其本在肾，其末在肺，皆积水也。"且肺主呼吸，肾主纳气，说明了肺在完成呼吸功能时，要肾的纳气作用来协调。只能在肾气盛时，吸入之气才能经肺的肃降下纳于肾。所以"肺为气之主，肾为气之根"。又肾之阴为一身阴液之根本，与肺的阴液是相互同根，又相互影响。所以，肺与脾、肾是相互为用，相互依存，又是相互资生的的关系。

呼吸系统疾病的患者由于长期咳喘，导致呼吸系统生理功能损伤，抗病能力削弱，于是一遇风寒或风热之邪，即可导致旧病复发，失去"天人相应"的能力，正是"邪之所凑，其气必虚"，此"虚"就是机体的内因。咳喘日久，肺气先伤，肺气因病而虚,因虚易病,然后累及脾肾,乃至心脏,正是由于体内"正气"虚弱,使疾病反复发作,逐步加重。缓解期咳喘虽平,但病根仍在,因此重点要调治肺、脾、肾三脏,促进脏器功能的恢复,才能达到"正气存内,邪不可干",可予玉屏风散、六君子汤、肾气丸或六味地黄丸为主加减。

2. 补中不忘祛痰

"痰"是肺系疾病的第一病理产物,"脾为生痰之源,肺为贮痰之器",当肺病及脾或素体脾气虚弱,使肺气不足,脾失健运,津液代谢障碍,水液停滞,聚湿成痰,外邪引动,上渍于肺,以致肺失肃降,痰阻气道,司呼吸功能受阻,上逆而成咳、喘之症。然而,脾的健运,必靠自身的阳气升举和借助肾阳的温煦才能完成。若脾气不足,则不能运化水液而停滞,日久可损及肾阳,而造成脾病及肾,水泛成饮,进一步加重肺系疾病。

内饮为邪的病理产物痰涎、湿浊、水液等始终留于体内,常易热化和寒化,反映在体表的症状,如舌苔厚腻、黄厚、白腻等,或面浮、跗肿、咳痰不畅,脉细滑数或弦等。而病体上又有气虚、阴亏和瘀滞的临床表现,如动则气喘、上梯更甚、张口抬肩、面暗唇绀指青、舌紫绛,更多的患者舌苔上边白厚或腻,中光剥少津等。故在治疗和膏方中必采用攻补兼施之法,痰涎甚者,用二陈汤、温胆汤之类加用祛痰之品桑白皮、浙贝、紫菀、冬花等;属湿浊者,伍平胃汤,加芳香化燥之药;属水饮者,配五苓散、苓桂术甘汤之方。总之,在益气、健脾、养阴、温肾中应始终加用祛痰、化湿之药才能使邪去病愈。

3. 益气必参活血

肺主气,朝百脉。肺病久可致脾、肾、心、肝各脏的气血失衡,机能低下,造成气血凝滞。古人认为"气为血帅,血赖气行,气少血滞,气滞血瘀",而肺系疾病首先就是"少气"的持续状态,血的运行必受到极大的影响,气虚则推动、温煦血液的功能减弱,血必固之而凝滞,又加剧了气机的阻滞,形成气滞导致血瘀、血瘀导致气滞的恶性循环。最后，产生气机逆乱或上逆、下陷、窜走内外，而发生各种变证。

根据《素问·痹论》"病久入深，营卫之行涩，经络时疏，故不通"，及叶天士"久病必瘀"的理论，呼吸系疾病由于气虚及阴、阳损及阴而致瘀的现象更为多见。《素问·至真要大论》说："疏其血气，令其调达。"张景岳说："补之活之。"所以，在呼吸系疾病治疗中可以采用补气化瘀法，重用人参或党参、黄芪，合用川芎、丹参，或温肾活血法，在桂附六味中合莪术、血竭之品；对实热证，可用活血攻下法，如用桃红承气汤。这样可使瘀散、血行、气复，肺、脾、肾三脏气血调和，阴阳平衡。

4. 养阴需加清热

呼吸系疾病的"痰"，常贮于肺脏，伏于脾内，由于贮、伏，痰湿可郁而化热，并损及肺肾之阴，甚则可引起心阴、胃阴不足。所以说痰热始终缠留不清，故应在养阴之中重加清肺热之药。《医约·咳嗽》："咳嗽毋论内外寒热，凡形气病气俱实者，宜散宜清，宜降痰，宜顺气。若形气病气俱虚者，宜补宜调，或补中稍佐发散清火。"故在养阴中需加清热之药。属肺阴不足者，沙参麦门冬汤配用银花、黄芩、野荞麦根等之类；属胃阴不足者，竹叶石膏汤合鹿衔草、川连之类；属心阴不足者，用生脉散伍增液汤，配胡黄连、连翘心、鳖甲、龟板；肾阴不足者，用知柏地黄汤加减。在上方中还可以加用鲜石斛、鲜芦根之类，此二药养阴而不滋腻，生津而不碍湿。

5. 治肺须顾鼻咽

中医认为"鼻为肺之窍，咽为肺之门"，鼻与喉通接于肺，故是呼吸道的门户。鼻的嗅觉、喉的发音均与肺气的强弱有关。《灵枢·脉度》说："肺通气于鼻，肺和则鼻能知臭香矣。"故临床上发现肺脏有病，鼻和喉的病变往往首当其冲，且风热易缠于鼻咽之间，可以说鼻塞、咽痒或痛，是呼吸系疾病的主要兼症，甚则久留不解，成为再发肺系疾病的祸根。因此，呼吸系统疾病发作缓解期必须注意鼻咽部炎症的治疗，方选辛夷散加减，药物选用苍耳子、辛夷、香白芷、蝉衣等通鼻窍，射干、马勃、木蝴蝶、海浮石、橄榄、人中白、桔梗、玄参等利咽喉，止咽痒。目的有利于加强鼻咽部的清热消炎作用，增强祛痰镇咳的效力，减少咳嗽的复发率。

　　总之，呼吸系疾病的调摄之时，要严格观察病情变化，随症加减，组方需讲法度，应遵循辨证审因、补中有泻、有升有降、有通有塞、有开有固、有宣有敛的原则，使之补而不滞，滋而不腻，守而不呆，以气血流畅、肺气宣肃、脾胃健运、肾气收纳、阴阳平衡为度。

第一节　支气管哮喘

　　支气管哮喘（以下简称哮喘）是常见的慢性呼吸道疾病之一，具有反复发作、迁延难愈的特点，近年来其患病率在全球范围内有逐年上升的趋势。

　　根据临床表现，哮喘可分为急性发作期、慢性持续期和临床缓解期。哮喘急性发作期出现发作性的喘息、气急、胸闷或咳嗽等症状，哮喘缓解期可无任何症状或仅有轻微的症状；慢性持续期是指每周均不同频度和（或）不同程度地出现症状（喘息、气急、胸闷、咳嗽等）；临床缓解期指经过治疗或未经治疗，症状、体征消失，肺功能恢复到急性发作前水平，并维持3个月以上，但这种慢性炎症导致气道高反应性在缓解期依然存在，当内外环境发生改变时，导致哮喘复发。目前包括吸入糖皮质激素在内的抗感染治疗仍是现代医学治疗哮喘的研究热点，但其远期疗效的预计还不容乐观，降低哮喘的发病率、死亡率和改善哮喘预后仍然缺乏有效手段。

　　中医认为哮喘的发生，为宿痰内伏于肺，复加外感、饮食、体虚病后等因素，以致痰阻气道、肺气上逆。病理因素以痰为主，痰的产生责之于肺不能布散津液，脾不能运输精微，肾不能蒸化水液，以致津液凝聚成痰，伏藏于肺，成为发病的"夙根"。以后如遇气候突变、饮食不当、情志失调、劳累等多种诱因，均可引起发作。发作期的基本病理变化为"伏痰"遇感引触、痰随气升、气因痰阻、相互搏结、壅塞气道、通畅不利，肺气宣降失常，引动停积之痰，而致痰鸣如吼、气息喘促。清代李用粹在《证治汇补》中指出："哮即痰喘之久而常发者，因内有壅塞之气，外有非时之感，膈有胶固之痰，三者相合，闭拒气道，搏击有声，发为哮病。"缓解期表现为肺虚、脾虚、肾虚，甚则病及于心等。哮喘患者往往非单一的虚实寒热，而大多表现为本虚标实，虚实夹杂，因此邪正虚实的辨别、标本先后的不同是治疗哮喘的关键。

元代的朱丹溪《丹溪心法》提出"凡久喘之症，未发宜扶正气为主，已发以攻邪气为主"的治疗原则。中医药治疗哮喘除了可以直接控制哮喘发作期症状外，更重要的是通过缓解期的治疗，提高患者的免疫功能，达到减少哮喘发作次数、减轻症状、改善生活质量之目的。

哮喘缓解期的膏方治疗，以补肺、健脾、益肾、扶正为主，适当加以祛风、活血、化痰之品，扶正固本，提高机体抵抗外邪的能力，从而有效预防哮喘复发，减少发作次数，减轻症状，巩固疗效。

病例 1

祝某，女，47 岁，浙江杭州人。初诊日期：2007 年 11 月 11 日。

宿有哮证，肺、脾、肾三脏阳气俱虚。肺气虚不能卫邪，肺气失常无法肃降，痰贮气道，痰气互搏，反复发生哮证。脾气虚运化失职，聚津成湿，灼炼成痰，常伏于膈下，外邪引动即发。肾气虚无力温煦，气化不利，难以纳气，气虚血瘀，阻碍气血畅行，导致五脏六腑失调，阴阳失衡。虽经近年治疗，症状减轻，仍然外邪触发，鼻塞咽痒，胸闷气急，纳便正常。舌质红紫，苔白，脉弦滑。予益气固表，清肺祛痰，宽胸宁心，健脾化湿，温肾纳气，活血通络之法。制成膏滋缓调治。

生黄芪200g，生白术120g，防风90g，野荞麦根300g，炒黄芩200g，炙麻黄120g，肺形草200g，鹅不食草40g，八月札120g，香白芷120g，白桔梗120g，桑白皮120g，浙贝母200g，苍耳子100g，川芎150g，苏子120g，皂角刺90g，地肤子120g，紫草150g，苏梗木各120g，紫背浮萍120g，人中白150g，仙灵脾300g，桑椹子300g，枫斗12g，炒杜仲120g，川续断120g，菟丝子120g，紫石英150g，降香90g，白芥子120g，莪术120g，乌贼骨200g，淡竹叶90g，佛手片120g，绿梅花120g，砂蔻仁各90g，制香附120g，女贞子100g，炒赤白芍各150g，化橘红120g，潼白蒺藜各120g。

一料。

水煎浓缩，加入龟甲胶400g，鹿角胶100g，紫河车粉50g，冰糖500g，黄酒250g收膏，冷藏备用。早晚各一勺开水冲服，外感或腹泻时停用。

二诊：2008年11月26日。

经一年调治，症状缓解。今年外感1次，小有发作，时有气急，头昏，颈板手麻，血压升高，纳可便烂。舌质红紫，苔白，脉细滑。肺、脾、肾三脏阳气仍虚，宿痰内伏，阻碍气血畅行。再给予：益气固表，清肺祛痰，健脾化湿，温肾纳气，活血化瘀之法。制成膏滋缓调之。

生黄芪200g，生白术120g，防风90g，野荞麦根300g，炒黄芩200g，炙麻黄100g，肺形草200g，鹅不食草40g，冬凌草150g，香白芷120g，白桔梗120g，桑白皮120g，浙贝母200g，川芎150g，佛手片120g，双钩藤300g，皂角刺90g，黄荆子120g，紫草150g，苏梗木各120g，煨葛根300g，仙灵脾300g，桑椹子300g，枫斗120g，紫背浮萍120g，炒杜仲120g，川续断120g，菟丝子120g，徐长卿300g，降香90g，白芥子120g，莪术120g，乌贼骨200g，淡竹叶90g，炒赤白芍各150g，绿梅花120g，砂蔻仁各90g，制香附120g，八月札120g，潼白蒺藜各120g，女贞子100g，夏枯草120g，化橘红120g。

一料。

水煎浓缩，加入龟甲胶400g，鹿角胶100g，百令孢子粉50g，冰糖500g，黄酒250g收膏，冷藏备用。早晚各一匙，开水冲服，外感或腹泻时停服。

病例2

殷某，女，51岁，浙江宁波人。初诊日期：2002年11月28日。

哮证，宿痰伏于肺，复加外感，或劳累而诱发，以致气道被痰阻，肺气上逆，日久伤及脾、肾，更使脾不运输精微，肾不能蒸化水液，故成夙根。虽经治疗，得以缓解，仍风热之邪缠于鼻咽之中，阳气时有不振。故症见：鼻塞时作，痰量不多，胸闷时作，纳便正常，舌质红，苔根厚，脉细缓。法当：益气固表，祛风清热，利咽通鼻，健脾助运，益肾养血。煎膏调治。

防风90g，西党参200g，野荞麦根300g，辛夷120g，炒白芍150g，生黄芪200g，寸麦冬120g，炒黄芩150g，香白芷100g，皂角刺80g，生白术100g，五味子90g，苍耳子90g，川芎150g，紫背浮萍120g，甘杞子200g，生熟地各120g，白茯苓100g，山萸肉120g，粉丹皮100g，参三七80g，炒杜仲120g，桑椹子200g，菟丝子120g，地肤子120g，仙灵脾200g，补骨脂120g，绞股蓝150g，女贞子100g，怀山药200g，化橘红120g，生炒米仁各120g，潼白蒺藜各100g。

一料。

水煎浓缩，加入龟甲胶 400g，阿胶 100g，紫河车粉 50g，冰糖 500g，黄酒 250g 收膏，冷藏备用。早晚各一匙开水冲服，遇感冒、腹泻停服。

二诊：2003 年 11 月 13 日。

哮证已成夙根，经去年益气固表，清肺化痰，健脾补肾调治后，咳嗽已解，气逆喘息未发，痰量减少，体质增强。目前仍动则胸闷，时有气急，纳便正常，夜寐安，舌质红，苔薄白，脉细缓。此乃证明肺气渐复，卫气日固，宿痰仍然留驻气道，胸阳不能如常伸展，肾气尚未充盈摄纳。今又正值冬令，再给予益气固表，健脾助运，宽胸理气，温肾纳气。制成膏滋缓调治。

生黄芪 200g，炒白术 120g，防风 90g，野荞麦根 300g，炒黄芩 150g，云雾草 150g，白桔梗 100g，桑白皮 120g，浙贝母 150g，苍耳子 120g，地肤子 120g，皂角刺 90g，菟丝子 120g，补骨脂 120g，紫背浮萍 120g，仙灵脾 200g，灵芝草 100g，制黄精 200g，怀山药 200g，山萸肉 120g，西党参 200g，白茯苓 100g，炒白芍 150g，川芎 150g，苏子梗各 120g，苏木 120g，化橘红 100g，佛手片 120g，钟乳石 120g，生炒米仁各 150g。

一料。

水煎浓缩，加入龟甲胶 300g，阿胶 100g，鹿角胶 50g，紫河车粉 50g，冰糖 500g，黄酒 250g 收膏，冷藏备用。早晚各一匙，开水冲服，遇感冒、腹泻停服。

三诊：2004 年 11 月 20 日。

哮证夙根，经两年调治后，哮喘未发，体质明显增强。目前仍动则胸闷，时有气急，纳便正常，夜寐安，舌质红，苔薄白，脉细缓。今又正值冬令，再给予益气固表，健脾助运，宽胸理气，温肾纳气。守方调治。

收膏加入龟甲胶 400g，鹿角胶 50g，紫河车粉 50g，冰糖 500g，黄酒 250g，冷藏备用。早晚各一匙，开水冲服，遇感冒、腹泻停服。

四诊：2004 年 5 月 3 日。

素有哮证，反复外感和腹泻而诱发。已经三年调治，虽得以缓解，但痰湿未清，肺气未固，脾阳不足，肾气尚虚，所以仍症见：鼻塞咽痒，痰白量少不畅，因腹泻而诱发，动则气急，纳食正常，寐安，舌质淡紫红，苔时薄时厚，脉弦滑。为继续巩固疗效，改成胶囊缓图之。给予：益气固表，清肺祛痰，通窍利咽，健脾化湿，温肾纳气，活血通络之法。

生黄芪 300g，生白术 120g，防风 90g，炙麻黄 100g，野荞麦根 300g，炒黄芩 200g，鹅不食草 40g，苍耳子 120g，香白芷 120g，苏梗木各 120g，苏子 120g，炒白芍 150g，川芎 150g，紫背浮萍 150g，地肤子 120g，仙灵脾 300g，决明子 300g，生米仁 300g，白茯苓 150g，紫丹参 300g，山慈菇 120g，白桔梗 120g，桑白皮 120g，浙贝母 200g，浮海石 120g，海蛤壳 120g，炒杜仲 120g，川续断 120g，潼白蒺藜各 120g，化橘红 120g。

一剂，浸膏。

移山参 10g，西洋参 120g，冬虫夏草 30g，蛤蚧 2 对，川贝粉 100g，枫斗 120g，桑椹子 200g。

一剂，研粉。

以上浸膏和研粉共打粉，制成胶囊。每日 3 次，每次 5 粒，凡遇外感停服，即改煎剂稳定后再服。

五诊：2005 年 10 月 25 日。

哮证经膏方和胶囊调治，得以缓解，表明肺气开始得固，脾运渐渐恢复，肾阳亦有得充。虽目前无特殊症状，但气血尚欠调和，阴阳平衡还需调整。舌质淡紫红，苔薄白，脉弦缓。再给予：益气固卫，祛风通窍，宽胸理气，健脾化湿，温肾活血之法。制成胶囊巩固缓调治。

生黄芪 300g，生白术 120g，防风 90g，炙麻黄 100g，野荞麦根 300g，炒黄芩 200g，鹅不食草 40g，苍耳子 120g，香白芷

120g，苏梗木各 120g，煨葛根 300g，炒白芍 150g，川芎 150g，紫背浮萍 150g，地肤子 120g，仙灵脾 300g，决明子 300g，化橘红 120g，白茯苓 150g，紫丹参 300g，山慈菇 120g，白桔梗 120g，桑白皮 120g，浙贝母 200g，海浮石 120g，嫩荷叶 150g，炒杜仲 120g，川续断 120g，蔓荆子 120g，潼白蒺藜各 120g，制首乌 300g，灵芝草 150g，生炒米仁各 150g。

一剂，浸膏。

移山参 10g，西洋参 120g，冬虫夏草 30g，蛤蚧 2 对，川贝粉 100g，枫斗 120g，桑椹子 200g，参三七粉 90g。

一剂，研粉。

以上浸膏和研粉共打粉，制成胶囊。每日 3 次，每次 5 粒，凡遇外感停服，即改煎剂稳定后再服。

六诊：2006 年 6 月 15 日。

素有哮证，反复外感后诱发，已经五年调治，得以缓解。但随年龄增长，已过半百，肝叶已薄，肝气亦衰，藏血不足，肝阴自半矣，与肾不能相互制约、相互资生，肝失疏泄条达，肾失储精泻下。去年已用胶囊调治，目前症状大减，哮喘缓解，但仍易感，咽痒咳嗽，鼻涕量多，上梯气急，舌质紫红苔白，脉细滑。为达巩固治疗，再制成胶囊巩固缓调治。

生黄芪 300g，生白术 120g，防风 90g，炙麻黄 100g，野荞麦根 300g，炒黄芩 150g，鹅不食草 40g，苍耳子 120g，香白芷 120g，白桔梗 120g，桑白皮 120g，浙贝母 200g，生炒米仁各 150g，枸杞子 300g，生熟地各 120g，白茯苓 120g，怀山药 300g，粉丹皮 150g，泽泻 100g，草果仁 120g，炒杜仲 120g，川续断 120g，仙灵脾 300g，苏梗木各 120g，地肤子 120g，制首乌 300g，皂角刺 90g，天竺黄 120g，灵芝草 120g，紫背浮萍 150g，决明子 300g，嫩荷叶 150g，菟丝子 120g，潼白蒺藜各 120g，女贞子 100g，绿梅花 90g，煨葛根 300g，制玉竹 150g。

一剂，浸膏。

参三七 120g，枫斗 120g，桑椹子 200g，川贝母 100g，苦丁茶 100g，西洋参 120g，蛤蚧 2 对，冬虫夏草 30g，山参 10g。

一剂，研粉。

以上浸膏和研粉共打粉，制成胶囊。每日 3 次，每次 5 粒，凡遇外感停服，即改煎剂稳定后再服。

七诊：2007 年 2 月 2 日。

素有哮证，反复外感后诱发，已经六年调治，哮喘缓解，但容易感冒，上梯仍气急，舌质紫红，苔少，脉细滑。为达巩固治疗，守方再调治，制成胶囊巩固缓图之。

八诊：2007 年 10 月 27 日。

素有哮证，已经七年调治，得以缓解。自改成胶囊调治，症状大减，哮喘缓解，感冒明显减少，体质增强，咽痒咳嗽解除，胸闷除，气急明显好转。近有耳鸣思睡，舌质紫红，苔白前光少，脉细滑弦。为达巩固治疗，再制成胶囊巩固缓调治。

南沙参 300g，制黄精 300g，生白术 120g，防风 90g，野荞麦根 300g，炒黄芩 150g，鹅不食草 40g，山海螺 300g，香白芷 120g，白桔梗 120g，桑白皮 120g，浙贝母 200g，生炒米仁各 150g，枸杞子 300g，生熟地各 120g，白茯苓 120g，怀山药 300g，山萸肉 200g，粉丹皮 150g，泽泻 100g，天麦冬各 150g，炒杜仲 120g，川续断 120g，仙灵脾 300g，苏梗木各 120g，地肤子 120g，制首乌 300g，皂角刺 90g，天竺黄 120g，紫背浮萍 150g，灵芝草 120g，决明子 300g，嫩荷叶 150g，菟丝子 120g，潼白蒺藜各 120g，女贞子 100g，绿梅花 90g，煨葛根 300g，制玉竹 150g，炒赤白芍各 150g，仙灵脾 200g。

一剂，浸膏。

参三七 120g，枫斗 150g，桑椹子 200g，川贝母 120g，苦丁茶 100g，西洋参 120g，蛤蚧 2 对，冬虫夏草 30g，山参 30g。

一剂，研粉。

以上浸膏和研粉共打粉，制成胶囊。每日 3 次，每次 5 粒，凡遇外感、腹泻停服。

九诊：2008 年 11 月 5 日。

哮证经三年膏方，五年胶囊调治，得以缓解，由于病本肺、脾、肾三脏阳气虚弱，虽肺卫得固，体质增强，但脾、肾阳虚未复，与阴平衡欠稳，故症见：胃脘发胀，稍有嘈杂，大便正常，舌质红，苔薄光少，脉细滑。再给予：健脾和胃，养阴生津，柔肝益肾，活血通阳之法。制成胶囊巩固缓调治。

南北沙参各200g，制黄精300g，生白术120g，防风90g，川黄连60g，吴茱萸20g，浙贝母200g，生米仁300g，枸杞子300g，生熟地各120g，白茯苓120g，怀山药300g，山萸肉200g，粉丹皮150g，天麦冬各150g，炒杜仲120g，川续断120g，仙灵脾300g，泽泻100g，野荞麦根300g，炒黄芩150g，苏梗木各120g，地肤子120g，香白芷120g，白桔梗120g，桑白皮120g，制首乌300g，皂角刺90g，天竺黄120g，紫背浮萍150g，灵芝草120g，决明子300g，嫩荷叶150g，菟丝子120g，潼白蒺藜各120g，女贞子200g，绿梅花90g，煨葛根300g，制玉竹150g，仙灵脾300g，乌梅90g，乌贼骨200g，炒赤白芍各150g。

一剂，浸膏。

参三七120g，枫斗150g，桑椹子200g，川贝母120g，苦丁茶100g，西洋参120g，蛤蚧2 对，冬虫夏草50g，山参40g。

一剂，研粉。

以上浸膏和研粉共打粉，制成胶囊。每日 3 次，每次 5 粒，凡遇外感停服。

病例 3

孔某，男，31 岁，浙江杭州市人。初诊日期：2002 年 11 月20 日。

自幼哮喘已成凤根，肺、脾、肾三脏阳气俱虚，风热常缠于咽喉、鼻之间，日久涉及脾气，运化失司，聚湿生痰，伏于膈下或肺中，遇外邪而诱发，使肺失肃降，痰阻于气道，气道挛急，发作时喉中哮鸣。现已经过治疗标证得以缓解，仍症见：体质虚弱，容易感冒，咽喉干痒，时时有痰，腰酸便烂，足底疼痛，舌质红苔白，脉细缓。今正值冬令，按秋冬养阴的原则给予益气固表，健脾助运，益肾柔肝，祛风利咽之法。膏滋缓图之。

生黄芪200g，生白术100g，防风90g，西党参200g，茯苓100g，桔梗120g，砂蔻仁各60g，炒杜仲120g，枳壳100g，野荞麦根200g，炒扁豆120g，生熟地各120g，怀山药200g，泽泻100g，丹皮100g，黄肉100g，炒当归120g，炒白芍120g，川芎150g，菟丝子120g，桑椹子200g，苍耳子120g，辛夷120g，浮萍100g，地肤子120g，川贝80g，灵芝草100g，绞股蓝150g，川断120g，生炒米仁各150g，仙灵脾200g，制首乌200g，化橘红100g，潼白蒺藜各100g。

一料。

水煎浓缩，加入龟甲胶400g，鹿角胶100g，冰糖500g，黄酒250g收膏，冷藏备用。早晚各一匙开水冲服，遇感冒、腹泻时停服。

二诊：2003年11月15日。

去冬经益气固表，健脾助运，益肾柔肝，祛风利咽后，哮证症状得以缓解，但肺、脾、肾三脏阳气仍然不足，肺卫不固，容易感冒，风热仍然常缠于鼻咽，故鼻涕反复出现，咽痒而咳。脾气不振，运化无力，气阻中焦，不达四肢，故常见胃脘胀满，四肢乏力。日久涉肾，肾气难复，常伴腰酸。舌质淡红，苔薄，脉细缓。今冬再拟：益气固表，健脾助运，温肾壮腰，佐以祛风利咽，制成膏滋缓图之。

生黄芪200g，生白术100g，防风90g，野荞麦根200g，炒黄芩120g，佛手片120g，白薇120g，砂蔻仁各60g，川厚朴100g，生炒米仁各120g，白茯苓100g，浙贝母150g，白桔梗100g，炒扁豆120g，制香附100g，灵芝草100g，生枳壳120g，西党参200g，寸麦冬120g，五味子90g，炒杜仲120g，川续断120g，桑椹子 200g，巴戟肉 120g，补骨脂 120g，金狗脊 120g，甘杞子 300g，女贞子 100g，仙灵脾 200g，炒赤白芍各 120g，苍耳子 100g，白芷 120g，化橘红 100g，潼白蒺藜各 120g。

一料。

水煎浓缩，加入龟甲胶 400g，鹿角胶 100g，冰糖 500g，黄酒 250g 收膏，冷藏备用。早晚各一匙开水冲服，遇感冒、腹泻时停服。

三诊：2004 年 11 月 15 日。

已经两年冬令调治，哮喘得已缓解，但肺气仍然不能振奋，肺脾二脏虚弱，常失其主宰功能，肺卫不固，脾失健运，影响肾气。故常见反复感冒，咳嗽咽痒，平时多痰，或鼻塞流涕，脾胃因食不慎，则脘胀纳差，腹胀而鸣，便烂不畅，口时溃烂，舌质淡红，苔白，脉细缓。今又冬令正值，再拟益气固表，健脾和胃，温肾壮腰，制成膏滋缓图之。

生黄芪 200g，生白术 120g，防风 90g，炒黄芩 120g，西党参 300g，炒米仁 300g，炒扁豆 120g，佛手片 120g，川厚朴 100g，白茯苓 100g，怀山药 300g，制香附 120g，砂蔻仁各 90g，炒白芍 120g，生枳壳 200g，野荞麦根 300g，土牛膝 100g，淡竹叶 90g，肥知母 120g，苍耳子 100g，香白芷 120g，白蔹 120g，仙灵脾 300g，补骨脂 120g，炒杜仲 120g，川续断 120g，菟丝子 120g，桑椹子 300g，巴戟肉 120g，桑白皮 120g，浙贝母 150g，灵芝草 100g，化橘红 120g，女贞子 100g，潼白蒺藜各 120g，川桂枝 90g，陈皮 90g。

一料。

水煎浓缩，加入龟甲胶 300g，鹿角胶 200g，冰糖 500g，黄酒 250g 收膏，冷藏备用。早晚各一匙，开水冲服。遇感冒、腹泻时停服。

四诊：2005 年 11 月 19 日。

脾肺肾三脏虚弱，经三年调治，体质较前已有增强，咳嗽明显减少，哮证未发。由于饮食不顺，常引起腹泻，又易口唇生疮，此乃脾虚胃强所致。症见：容易感冒，时有胸闷，大便溏薄，带有黏液，颈项板滞，腰酸怕冷，尿检常有蛋白。舌质红，苔薄腻，脉弦细。今又入冬，再拟：益气固表，健脾化湿，理气和胃，补肾壮腰之法。制成膏滋缓调治。

生黄芪200g，生白术120g，防风90g，西党参200g，白茯苓120g，生米仁200g，川厚朴100g，怀山药300g，野荞麦根200g，炒黄芩120g，苏梗木各120g，香白芷120g，地肤子120g，苍耳子90g，白桔梗120g，浙贝母200g，桑白皮120g，广木香120g，炒白芍120g，嫩桂枝90g，桑椹子300g，川续断120g，煨葛根300g，川芎120g，炒天虫120g，炒杜仲120g，炒枳壳120g，炒扁豆120g，地锦草300g，砂蔻仁各90g，仙灵脾300g，灵芝草120g，女贞子120g，巴戟肉120g，潼白蒺藜各120g，陈皮90g。

一料。

水煎浓缩，加入龟甲胶300g，鹿角胶200g，冰糖500g，黄酒250g收膏，冷藏备用。早晚各一匙开水冲服，遇感冒、腹泻时停服。

病例4

李某，女，34岁，浙江省临平镇人。初诊日期：2006年2月16日。

自幼哮证，反复发作，肺气受损，及脾涉肾，三脏阳气俱虚。虽曾一度缓解，因产气血大伤，阳气随之不足，肺气无力抗邪，引动内饮，上渍于肺，哮证又发，持续不解。夜间不能平卧，皮肤干痒，胸闷气急，痰量不多，时而咽痒，大便稀烂，常用喷雾剂控制，经二月按急则治标原则，采用清热宣肺，祛风利咽，健脾化痰，益肾平喘，益气固表等法，得以缓解。目前无明显症状，舌质红苔薄，脉细缓。为了巩固其效，长期达到缓解，改为胶囊治疗。给予：益气固表，清肺祛风，健脾化痰，温肾纳气，活血通络之法。

生黄芪 200g，生白术 120g，防风 90g，炙麻黄 90g，野荞麦根 300g，炒黄芩 150g，白桔梗 120g，桑白皮 120g，鹅不食草 40g，苍耳子 100g，香白芷 120g，生米仁 300g，苏梗木各 120g，炒白芍 150g，川芎 150g，枸杞子 300g，地肤子 120g，紫背浮萍 120g，天竺黄 120g，海浮石 120g，生熟地各 120g，制黄精 300g，土牛膝 90g，玫瑰花 100g，绿梅花 100g，佛手片 120g，代代花 100g，菟丝子 120g，灵芝草 120g，仙灵脾 300g，女贞子 100g，化橘红 120g，决明子 300g，潼白蒺藜各 120g。

一剂，浸膏。

西洋参 120g，冬虫夏草 40g，川贝 100g，桑椹子 200g，枫斗 120g，蛤蚧 2 对，绞股蓝 100g，苦丁茶 100g。

一料，研粉。

以上药研粉与上浸膏打粉，制成胶囊。每日 3 次，每次 5 粒。凡遇外感停服，即改煎剂，哮喘稳定后再服。

二诊：2007 年 3 月 28 日。

自幼哮证，反复发作，肺脾肾三脏阳气俱虚，又因产后气血大伤，阳气不足，肺气无力抗邪，诱发哮证。已调治一年，今年外感一次稍有发作，目前症见：鼻塞流涕，咽部有痰，大便秘结，舌质红，苔根白，脉细弦。为了巩固其效，继续用胶囊治疗。给予：益气固表，清肺祛风，健脾化痰，温肾纳气，活血通络之法。

生黄芪 200g，生白术 120g，防风 90g，炙麻黄 90g，野荞麦根 300g，炒黄芩 150g，白桔梗 120g，桑白皮 120g，鹅不食草 40g，苍耳子 100g，香白芷 120g，生米仁 300g，皂角刺 90g，苏梗木各 120g，炒白芍 150g，川芎 150g，枸杞子 300g，地肤子 120g，紫背浮萍 120g，天竺黄 120g，海浮石 120g，生枳壳 200g，粉丹皮 120g，苏子 120g，嫩荷叶 150g，生熟地各 120g，制黄精 300g，土牛膝 90g，玫瑰花 100g，绿梅花 100g，佛手片 120g，代代花 100g，菟丝子 120g，灵芝草 120g，仙灵脾 300g，女贞子 100g，化橘红 120g，决明子 300g，潼白蒺藜各 120g。

一剂，浸膏。

西洋参 120g，冬虫夏草 40g，生晒参 50g，川贝 100g，桑椹子 200g，枫斗 120g，蛤蚧 2 对，绞股蓝 100g，苦丁茶 100g，芦荟 60g。

一剂，研粉。

以上药研粉与上浸膏打粉，制成胶囊。每日 3 次，每次 5 粒。凡遇外感停服，即改煎剂，哮喘稳定后再服。

三诊：2007 年 9 月 3 日。

自幼哮证，经两年来采用清热宣肺，祛风利咽，健脾化痰，益肾平喘，益气固表等法，得以缓解。今年外感一次，喉间稍有痰鸣，自能缓解，未用喷雾剂控制，因伴有胆囊炎，饮食不慎而诱发。舌质红苔白，脉细弦。为了巩固其效，仍用胶囊治疗。给予：益气固表，清肺祛风，健脾化痰，疏肝利胆，温肾纳气，活血通络之法。

生黄芪 200g，生白术 120g，防风 90g，黄荆子 120g，野荞麦根 300g，炒黄芩 150g，白桔梗 120g，桑白皮 120g，冬凌草 150g，鹅不食草 40g，香白芷 120g，生米仁 300g，皂角刺 90g，炒白芍 150g，苏梗木各 120g，川芎 150g，枸杞子 300g，地肤子 120g，天竺黄 120g，紫背浮萍 120g，海浮石 120g，生枳壳 200g，粉丹皮 120g，金钱草 300g，嫩荷叶 150g，制黄精 300g，制香附 120g，玫瑰花 100g，绿梅花 100g，生熟地各 120g，佛手片 120g，代代花 100g，菟丝子 120g，灵芝草 120g，仙灵脾 300g，女贞子 100g，化橘红 120g，决明子 300g，徐长卿 300g，潼白蒺藜各 120g。

一剂，浸膏。

西洋参 120g，生晒参 50g，川贝 120g，桑椹子 200g，百令孢子粉 200g，枫斗 120g，蛤蚧 2 对，参三七 120g，绞股蓝 100g，苦丁茶 100g，芦荟 60g。

一剂，研粉。

以上药研粉与上浸膏打粉，制成胶囊。每日 3 次，每次 5 粒。

凡遇外感停服，即改煎剂，哮喘稳定后再服。

　　四诊：2007 年 11 月 21 日。

　　自幼哮证，经调治哮证未明显发作，但风寒仍缠于咽鼻。目前症见：鼻流清涕，咽部有痰，大便不畅，身体怕冷。舌质红，苔白，脉细弦。为了巩固其效，今冬给予：益气固表，清肺祛风，健脾化痰，温肾纳气，活血通络之法。制成膏滋缓调之。

　　生黄芪 300g，生白术 120g，防风 90g，生晒参 80g，炙麻黄 90g，野荞麦根 300g，炒黄芩 150g，白桔梗 120g，桑白皮 120g，鹅不食草 40g，苍耳子 100g，香白芷 120g，生米仁 300g，皂角刺 90g，苏梗木各 120g，炒白芍 150g，川芎 150g，枸杞子 300g，地肤子 120g，紫背浮萍 120g，天竺黄 120g，桑椹子 300g，生枳壳 200g，粉丹皮 120g，苏子 120g，嫩荷叶 150g，嫩桂枝 90g，制黄精 300g，覆盆子 120g，生熟地各 120g，玫瑰花 100g，绿梅花 100g，佛手片 120g，代代花 100g，菟丝子 120g，灵芝草 120g，仙灵脾 300g，女贞子 100g，化橘红 120g，潼白蒺藜各 120g，决明子 300g，枫斗 120g，浙贝母 200g，草果仁 90g。

　　一料。

　　水煎浓缩，加入龟甲胶 400g，阿胶 100g，冰糖 500g，百令孢子粉 100g，黄酒 250g 收膏，冷藏备用。早晚各一匙开水冲服，遇外感或腹泻时停服。

　　五诊：2008 年 11 月 30 日。

　　自幼哮证，肺脾肾三脏阳气俱虚，按"急则治标，缓则治本"原则，采用清热宣肺、祛风利咽、健脾化痰、益肾平喘、益气固表等法，得以缓解。但风邪时犯咽鼻，冬季加剧，身体怕冷，纳便正常，舌质红苔薄，脉细缓。今冬再给予：益气固表，祛风利咽，健脾化痰，温肾纳气，活血通络之法。制成膏滋缓调之。

　　生黄芪 300g，生白术 120g，防风 90g，生晒参 100g，炙麻黄 60g，野荞麦根 300g，炒黄芩 150g，白桔梗 120g，桑白皮 120g，鹅不食草40g，辛夷120g，香白芷120g，生米仁300g，皂角刺90g，苏梗木各120g，炒白芍150g，川芎150g，枸杞子300g，地肤子120g，紫背浮萍120g，天竺黄120g，桑椹子300g，生枳壳200g，粉丹皮120g，黄荆子120g，嫩荷叶150g，嫩桂枝90g，制黄精300g，覆盆子120g，生熟地各120g，玫瑰花100g，绿梅花100g，佛手片120g，代代花100g，菟丝子120g，灵芝草120g，仙灵脾300g，女贞子200g，化橘红120g，潼白蒺藜各120g，决明子300g，枫斗120g，浙贝母200g，草果仁90g，鹿角片90g。

一料。

水煎浓缩，加入龟甲胶400g，阿胶100g，冰糖500g，百令孢子粉100g，黄酒250g收膏，冷藏备用。早晚各一匙开水冲服，遇外感或腹泻时停服。

病例5

胡某，女，42岁，浙江安吉人。处方日期：2005年11月12日。

哮喘反复发作，伏痰已成夙根，使脏腑阴阳失调，肺、脾、肾三脏阳气俱虚。虽经三年治疗得已缓解，时仍症见：鼻痒、眼痒，或因遇邪而诱发咳嗽，其无他症，舌质红苔薄白，脉细缓。此乃风热之邪缠于鼻眼之窍不解造成，时值冬令，按急则治标、缓则治本、秋冬养阴的原则，给予益气固表，清肺祛风，健脾化痰，平补肝肾，活血化瘀之法，制成膏滋药缓缓调治，达到巩固疗效。

生黄芪200g，生白术100g，防风90g，野荞麦根200g，炒黄芩150g，浙贝母150g，苍耳子100g，香白芷120g，辛夷120g，紫背浮萍120g，泽泻100g，山萸肉100g，甘杞子300g，白茯苓100g，生熟地各150g，佛手片120g，地肤子120g，炒当归120g，川芎150g，生炒米仁各150g，桑椹子200g，川续断120g，补骨脂120g，绞股蓝150g，炒赤白芍各120g，徐长卿300g，女贞子100g，菟丝子120g，炒杜仲120g，潼白蒺藜各100g，白桔梗

100g，化橘红 100g。

一料。

水煎浓缩，加入龟甲胶 400g，阿胶 100g，紫河车粉 50g，冰糖 500g，黄酒 250g 收膏，冷藏备用。早晚各一匙开水冲服，遇感冒、腹泻停服。

二诊：2006 年 11 月 20 日。

哮喘经调治后已得缓解，去年无发作，鼻痒、眼痒不明显，舌质淡红，苔薄白，脉细缓。

为继续巩固治疗，冬季又至之时，按秋冬养阴的原则。再拟：益气固表，健脾助运，益肾填髓，活血养肝之法，制成膏滋缓图之。

生黄芪 200g，生白术 100g，防风 90g，南沙参 150g，野荞麦根 200g，炒黄芩 150g，浙贝母 150g，苍耳子 100g，香白芷 120g，紫背浮萍 120g，白茯苓 100g，西党参 200g，怀山药 200g，泽泻 100g，山萸肉 100g，甘杞子 300g，粉丹皮 100g，生熟地各 150g，仙灵脾 200g，地肤子 120g，炒当归 120g，川芎 150g，生炒米仁各 150g，化橘红 100g，枫斗 120g，桑椹子 200g，川续断 120g，炒赤白芍各 120g，绞股蓝 150g，徐长卿 300g，女贞子 100g，菟丝子 120g，苏梗木各 120g，川桂枝 90g，灵芝草 100g，炒杜仲 120g，白桔梗 100g，潼白蒺藜各 100g。

一料。

水煎浓缩，加入龟甲胶 400g，阿胶 100g，紫河车粉 50g，冰糖 500g，黄酒 250g 收膏，冷藏备用。早晚各一匙开水冲服，遇感冒、腹泻停服。

三诊：2007 年 12 月 5 日。

哮喘肺、脾、肾三脏阳气俱虚。虽经两年调治得以缓解，有时仍风热缠于眼鼻，易感眼痒，颈背板滞，月经对月而下，量多兼块，大便干燥。舌质红苔白，脉细滑。为继续巩固治疗，按缓则治本、秋冬养阴的原则。冬令再拟：益气固表，清肺祛风，健脾助运，益肾填髓，活血养肝之法，制成膏滋缓图之。

西党参200g，生黄芪200g，生白术100g，防风90g，野荞麦根300g，炒黄芩150g，苍耳子100g，香白芷120g，辛夷120g，紫背浮萍120g，白桔梗120g，桑白皮120g，浙贝母200g，地肤子120g，生炒米仁各150g，砂仁40g，煨葛根150g，炒当归150g，川芎120g，明天麻120g，桑椹子300g，紫丹参200g，白茯苓150g，女贞子100g，潼白蒺藜各100g，怀山药300g，炒白芍120g，寸麦冬120g，五味子90g，生熟地各120g，灵芝草120g，佛手片120g，菟丝子120g，陈皮90g。

一料。

水煎浓缩，加入龟甲胶400g，阿胶100g，冰糖500g，黄酒250g收膏，冷藏备用，早晚各一匙开水冲服。遇感冒、腹泻停服。

四诊：2008年11月24日。

经三年治疗和调治得以缓解，去年外感二次未发哮证。但有时仍风热缠于眼鼻，眼、鼻发痒，颈背板滞，纳便正常，舌质红苔白，脉细缓。肺、脾、肾三脏阳气渐复，为巩固疗效，在冬令又值之季，再给予：益气固表，祛风利窍，养血柔肝，补肾活血之法。制成膏滋缓图之。

生黄芪200g，生白术100g，防风90g，西党参200g，野荞麦根200g，炒黄芩150g，浙贝母150g，苍耳子100g，香白芷120g，青葙子120g，紫背浮萍120g，白茯苓100g，菟丝子120g，怀山药200g，泽泻100g，山萸肉100g，甘杞子300g，白茯苓100g，生熟地各150g，粉丹皮100g，仙灵脾200g，地肤子120g，炒当归120g，川芎150g，生炒米仁各150g，甘杞子300g，枫斗120g，桑椹子200g，川续断120g，炒赤白芍各120g，绞股蓝150g，苏梗木各120g，徐长卿300g，女贞子100g，参三七120g，川桂枝90g，灵芝草100g，炒杜仲120g，白桔梗100g，潼白蒺藜各100g，化橘红100g。

一料。

水煎浓缩，加入龟甲胶 400g，阿胶 100g，紫河车粉 50g，冰糖 500g，黄酒 250g 收膏，冷藏备用。早晚各一匙开水冲服，遇感冒、腹泻停服。

【按语】

《症因脉治·哮病》中指出："哮病之因，痰饮留伏，结成窠臼，潜伏于内，偶有七情之犯，饮食之伤，或外有时令风寒，束其肌表，则哮喘之症作矣。"本病反复发作，病程较长，缓解期常常表现肺、脾、肾三脏俱虚，或虚实夹杂现象。因此哮喘之证即使得以控制，如在缓解期不加强治疗，每遇气候突变、饮食之伤、七情之犯等均可引起哮喘的发作；而哮喘缓解期治疗得当，不但可减少复发，多数病人可以达到长期临床痊愈。由于哮喘缓解期临床症状仍错综复杂，应肺脾肾三脏同治，常用玉屏风散、四君子汤、六味地黄丸等以补肺、健脾、益肾为根本，而气滞血凝、痰瘀内伏是哮喘反复发作的关键所在，在缓解期患者小气道的炎症和痉挛仍存在，故加川芎、当归、炒黄芩、白桔梗等以活血散瘀，豁痰通络为辅。同时，哮证患者大多禀质特异，易感受外邪，或花粉、灰尘及不洁之邪，同时兼有鼻衄和风团等皮肤过敏疾患，故祛风通窍必不可少，药多选用地肤子、白鲜皮、紫草、浮萍、僵蚕、白芷等。此病治疗一定要持之以恒，才能达到临床痊愈。但治疗时应审因论治，兼顾他证。以上 5 例哮喘患者中病例 1 哮喘日久，适值更年期，肺脾肾三脏俱虚，肝阴也亏，治疗同时要兼顾益肝，加强补肾，平衡阴阳，故加仙灵脾、女贞子、潼白蒺藜等等。病例 2 也是正值更年期，哮证已成夙根，阳气虚损明显，用药加菟丝子、补骨脂、制黄精、移山参、冬虫夏草、蛤蚧等加强补脾肺肾；三诊时去阿胶，加大龟甲胶的剂量为加强养阴填髓之作用，更用胶囊巩固疗效，经 3 年膏方 4 年胶囊调治，使得哮喘缓解。病例 3 哮喘肺脾肾三脏俱虚，加饮食不慎，脾胃受损，治疗应加强健脾和胃，加广木香、厚朴、怀山药、炒枳壳、炒扁豆等等；病例4年幼患哮喘，产后又复发，体虚病重，病情缠绵难愈，当按急则治标原则治疗，得以缓解后立即给予胶囊治疗，连续不断，达到稳定，再给予膏滋，扶正祛邪，如生晒参与炙麻黄同用，总之使肺气得肃降，脾气能输运，肾气充足，哮喘自平。病例5经治哮喘得到缓解，但风热常缠于眼鼻，如有不慎即会引起哮喘复发，因此在扶正同时加入苍耳子、香白芷、青葙子、紫背浮萍等祛风利窍之品，使诸症除，哮喘未发。

第二节　慢性阻塞性肺病

　　慢性阻塞性肺病（以下简称COPD）是一种具有不完全可逆性气流受限特征的疾病状态，通常呈进行性发展，并与肺脏对有害颗粒和气体的异常炎症反应相关。慢性气流受阻是气道疾病（阻塞性细支气管炎）和肺实质破坏（肺气肿）共同作用所致。

　　COPD患病率高，病程长，病情进展缓慢，最终导致呼吸衰竭，病死率高，严重影响患者的劳动能力和生活质量。近年来，COPD的发病率与死亡率在世界上仍然呈上升趋势。世界卫生组织预测，到2020年COPD将成为全球第五大疾病负担和第三大死亡原因。因此，如何降低COPD的患病率、提高COPD的治疗水平及如何改善COPD患者的生活质量，成为当前研究热点之一。中医药介入COPD防治已成近年研究热点，其治疗的有效性和安全性初步得到临床认可。

　　COPD多属于中医"肺胀"、"痰饮"等范畴。中医学认为，肺主气，司呼吸，外合皮毛，主表卫外，故外邪每多首犯肺卫，导致肺气宣降不利，上逆为咳，升降失常则喘，久则肺虚，卫外失职，六淫之邪反复袭肺，诱发本病的发生。若肺病及脾，子盗母气，则脾失健运。肺虚及肾，肺不主气，肾不纳气，则气喘、呼吸困难加重，动则更甚。肺与心脉相通，肺气辅佐心脏运行血脉，肺虚治节失职，久则病及心脏。肺、脾、肾虚则导致津液的化生、转输及蒸化异常，则痰浊潴留。痰浊蕴肺，肺气郁滞，不能治理调节心血的循行，心脉失畅则血郁为瘀。慢性阻塞性肺病的病理性质为"本虚标实"，本虚是指肺、脾、肾及心虚，标实是指痰浊与血瘀相互影响。

中医药治疗 COPD，急性期治以祛邪，稳定期治以固本。在冬令膏滋调治 COPD，以益气固表、健脾补肾为根本，辅以清肺祛痰、活血化瘀之品，不但能补益五脏虚损，调整气血阴阳，增加机体抗病防御功能，同时对疾病有很好的治疗作用，可以减轻或缓解自觉症状，同时可延缓病情发展，提高患者生活质量。

病例 1

王某，男，67 岁，浙江杭州市人。初诊日期：2002 年 12 月 21 日。

宿有痰饮，肺气不足，易受外邪侵袭，今又将步入古稀之年，肝、心、脾三脏之气衰减及其功能失调，必涉及肾气，故造成五脏气血失调，阴阳失衡。故症见：平时咳嗽痰少，外感时加剧，胸闷心慌，潮热汗出，腰酸肢冷，寐易醒又难入睡，时而心烦，夜尿频繁，左侧头痛而麻且晕，颈部板滞，右手颤抖，左手发麻，舌质红边瘀，苔白，脉细缓。法当：益气固表，健脾化痰，平补肝肾，养血安神。今冬按秋冬养阴的原则制成膏滋药调治五脏，达气血阴阳平衡之目的。

生黄芪 200g，炒白术 100g，防风 90g，桔梗 100g，浙贝母 150g，西党参 200g，怀山药 300g，炒扁豆 120g，桑白皮 120g，生炒米仁各 120g，砂蔻仁各 60g，皂刺 90g，炒当归 120g，川芎 150g，炒赤白芍各 120g，生熟地各 120g，葛根 200g，炒天虫 120g，天麻 120g，羌独活各 100g，麦冬 120g，五味子 90g，炙白薇 120g，柴胡 90g，佛手片 120g，柏子仁 120g，炒枣仁 200g，夜交藤 300g，炒杜仲 120g，桑桂枝各 90g，川断 120g，仙灵脾

200g，甜苁蓉120g，参三七80g，潼白蒺藜各100g，陈皮90g。

一料。

水煎浓缩，加入龟甲胶300g，鹿角胶100g，阿胶100g，冰糖500g，黄酒250g收膏，冷藏备用。早晚各一匙开水冲服，若遇感冒、腹泻时停服。

二诊：2003年12月8日。

去冬调治后，外感明显减少，咳嗽不多。但毕竟将步入古稀之年之人，五脏六腑易失平衡，影响气血运行，肝肾脾三脏失调，精血不充，筋脉失养，故症见：头晕且痛，左侧刺痛，颈背板滞，手抖发麻，肩腰酸胀，目糊眼花，胸闷心悸，肢冷麻差，大便干燥，尿时胀痛，或淋漓，舌质红苔薄，脉细缓。再拟：益肾柔肝，养血宁心，通阳活血，补肺固表。制成膏滋缓调治。

生熟地各120g，白茯苓120g，怀山药300g，粉丹皮150g，山萸肉90g，泽泻100g，煨葛根300g，炒天虫120g，明天麻120g，女贞子120g，蔓荆子120g，甘杞子300g，制首乌300g，青葙子120g，芦荟30g，川芎150g，参三七100g，川桂枝100g，鸡血藤200g，豨莶草200g，桑椹子300g，白芡实200g，仙灵脾300g，巴戟肉120g，覆盆子120g，决明子200g，陈皮90g，潼白蒺藜各100g。

一料。

水煎浓缩，加入龟甲胶300g，鹿角胶100g，阿胶100g，冰糖500g，黄酒250g收膏，冷藏备用。早晚各一匙开水冲服，若遇感冒、腹泻时停服。

三诊：2004年12月11日。

步入古稀之年，五脏六腑失调，气血生成不足，阴阳失于平衡。各脏失其功能，肺卫外不力，肝失濡筋，肾难生髓，脾运失职，心失所养。致水不涵木，肝横犯脾，聚液生湿，灼炼成脂，沉积于肝，窜走脉络。症见：头晕颈板，手麻指木，胸闷心悸，气短目糊，涕多咽痒，痰量不多，皮肤瘙痒，血脂高。胆固醇高，血压升高，脑萎缩，足跟痛（骨折史），夜寐易醒，多梦，舌质红苔薄，脉细滑弦。法当：滋水涵木，疏肝和胃，健脾助运，益肾填髓，壮筋活络，调气血，和阴阳，达延年益寿之目的。冬令再制膏滋缓调治。

枸杞子 300g，生熟地各 120g，白茯苓 100g，怀山药 300g，粉丹皮 150g，山萸肉 100g，佛手片 120g，泽泻 100g，决明子 300g，双钩藤 200g，夏枯草 120g，绞股蓝 150g，苦丁茶 150g，枫斗 120g，川芎 150g，紫丹参 300g，千年健 200g，制黄精 300g，制首乌 300g，煨葛根 300g，明天麻 120g，淡附子 90g，嫩桂枝 90g，西党参 200g，寸麦冬 120g，五味子 90g，柏子仁 120g，仙灵脾 300g，仙茅 150g，苏梗木各 120g，女贞子 100g，炒杜仲 120g，川续断 120g，菟丝子 120g，巴戟肉 120g，化橘红 120g，潼白蒺藜各 120g。

一料。

水煎浓缩，加入龟甲胶 300g，鹿角胶 100g，阿胶 100g，冰糖 500g，黄酒 250g 收膏，冷藏备用。早晚各一匙开水冲服，若遇感冒、腹泻时停服。

病例 2

王某，男，75 岁，浙江杭州市人。初诊日期：2002 年 12 月 2 日。

宿有痰饮之证，五脏六腑、气血、气机时时失调，外邪极易侵犯。按急则治标、缓则治本的原则，经三年的治疗和调理，慢性咳嗽已有明显好转，感冒减少，咳嗽痰少，但胸阳仍有不展现象，胸闷心悸，血压升高，夜尿频多，腰酸，寐欠安易醒，舌质淡红，苔白中裂花剥，脉弦滑。再以益肺气，养心血，健脾运，柔肝脏，补肾阳，膏滋冬令缓图之。

生黄芪 200g，生白术 100g，防风 90g，西党参 200g，麦冬 120g，五味子 90g，佛手片 120g，苏梗木各 120g，炒当归 120g，川芎 150g，砂蔻仁各 60g，生熟地各 120g，炒赤白芍各 120g，制香附 120g，炙枳壳 120g，怀山药 200g，云茯苓 120g，山萸肉 90g，泽泻 120g，粉丹皮 120g，炒杜仲 120g，川续断 120g，桑椹子 300g，桑螵蛸 120g，芡实 120g，巴戟天 120g，紫丹参 300g，灵芝草 100g，夜交藤 200g，野荞麦根 200g，炒黄芩 120g，白桔梗 120g，桑白皮 120g，浙贝母 150g，皂角刺 90g，生炒米仁各 150g，炒枣仁 200g，川桂枝 90g，潼白蒺藜各 120g，双钩藤 200g，夏枯草 120g，女贞子 100g，陈皮 90g。

一料。

水煎浓缩，加入龟甲胶 500g，鹿角胶 100g，冰糖 500g，黄酒 250g 收膏，冷藏备用。早晚各一匙开水冲服，外感或腹泻时停服。

二诊：2003 年 11 月 15 日。

经调治慢性咳嗽已基本好转，1 年来未见外感，咳嗽少。但毕竟五脏六腑功能均有衰减，气血时而失和，加上膏粱厚味，脾运失司，湿浊常困脾阳，水液内蕴，灼炼成脂，窜走脉络之中，使气血运行不畅，难以充养脏腑、筋脉、关节等。症见：仍有胸闷心悸，时时头昏，高血脂，高胆固醇，关节酸胀，夜寐欠安，舌质淡红，苔白中厚裂，脉细缓。再拟：益气固表，健脾助运，平补肝肾，化湿消脂，达阴阳平衡、气血和顺、延年益寿的目的。

生黄芪 200g，生白术 100g，防风 90g，西党参 200g，白茯苓 100g，佛手片 120g，砂蔻仁各 90g，寸麦冬 120g，五味子 90g，苏梗木各 120g，川芎 150g，甘杞子 300g，粉丹皮 120g，川桂枝 100g，炒赤白芍各 120g，决明子 300g，苦丁茶 150g，绞股蓝 150g，桑椹子 300g，炒当归 120g，枫斗 120g，皂角刺 90g，金樱子 200g，制首乌 200g，潼白蒺藜各 100g，女贞子 100g，豨莶草 150g，陈皮 90g。

一料。

水煎浓缩，加入龟甲胶 500g，鹿角胶 100g，冰糖 500g，黄酒 250g 收膏，冷藏备用。早晚各一匙开水冲服，外感或腹泻时停服。

三诊：2005 年 11 月 23 日。

经五年的治疗和调理，慢性咳嗽已基本未作，也未见外感，仍症见：高血脂，高胆固醇，血压升高，时有头昏，关节酸胀，夜寐欠安，舌质淡红，苔白中厚裂，脉细缓。再拟：益气固表，健脾助运，平补肝肾，化湿消脂，达阴阳平衡，气血和顺，延年益寿的目的。

生黄芪 200g，生白术 100g，防风 90g，西党参 200g，白茯苓 100g，怀山药 300g，蔻仁 90g，广木香 120g，生枳壳 200g，枸杞子 300g，粉丹皮 120g，泽泻 100g，山萸肉 100g，炒杜仲 120g，生熟地各 120g，川续断 120g，桑椹子 300g，仙灵脾 300g，菟丝子 120g，巴戟天 120g，制黄精 300g，决明子 300g，绞股蓝 150g，苦丁茶 150g，皂角刺 90g，嫩荷叶 150g，生米仁 300g，枫斗 120g，灵芝草 120g，天麦冬各 120g，草果仁 90g，金樱子 200g，淡竹叶 90g，蔓荆子 120g，煨葛根 300g，女贞子 100g，陈皮 90g，潼白蒺藜各 120g。

一料。

水煎浓缩，加入龟甲胶 500g，鹿角胶 100g，冰糖 500g，黄酒 250g 收膏，冷藏备用。早晚各一匙开水冲服，外感或腹泻时停服。

四诊：2006 年 12 月 11 日。

原肺气虚弱，难以卫外，引起反复咳嗽，已成夙根，经六年调治基本缓解。但毕竟将步入耄耋之年，五脏六腑逐步衰退，气血懒惰，容易失和，阴阳失衡，正气虚弱，邪之所凑，又加饮食伤及脾胃，聚液成痰灼炼成脂，沉积于肝，窜走脉络，伏于膈下，肝肾失于制约，肝阳上扰，充养髓海不足，神不守舍。症见：咳嗽不多，痰白量少，上梯气急，胸闷心悸，颈板背胀，腰酸肢麻，舌质淡红，苔薄白中裂，脉弦滑。又值冬令，再给予：健脾化痰，消脂化湿，补肾益气，活血化瘀之剂。

制黄精300g，生黄芪200g，生白术120g，防风90g，西党参200g，寸麦冬120g，五味子90g，双钩藤300g，生熟地各120g，野荞麦根300g，炒黄芩150g，白桔梗120g，桑白皮120g，浙贝母200g，生炒米仁各150g，夏枯草120g，苦丁茶150g，嫩荷叶150g，绞股蓝200g，决明子300g，枫斗120g，煨葛根300g，夜交藤300g，巴戟天120g，炒杜仲120g，川续断120g，桑椹子300g，菟丝子120g，参三七120g，草果仁90g，砂蔻仁各90g，佛手片120g，生枳壳120g，女贞子120g，潼白蒺藜各120g，陈皮90g。

一料。

水煎浓缩，加入龟甲胶400g，鹿角胶100g，冰糖500g，黄酒250g收膏，冷藏备用。早晚各一匙开水冲服，外感或腹泻时停服。

五诊：2007年11月9日。

素体肺、脾、肾三脏阳气俱虚，曾反复外邪引动伏饮，上溃于肺，经多年调治，肺气得固，抗邪力强。但毕竟耄耋之年，五脏六腑功能逐年衰减，气血易失和顺，阴阳失于平衡，脾运失司，水液聚蕴，灼炼成痰成脂，窜走脉络之中，阻碍气血畅行，上不荣脑，髓海不足，神不守舍，阳气难达四会，湿困肌腠。症见：体重增加，血黏度增高，夜寐欠安，脚软，纳佳便调，舌质红淡紫，苔前光，中碎裂，根厚，脉细滑。又值冬令，再给予：健脾助运，养血柔肝，化湿消脂，温肾填精之法。制成膏滋缓调治。

制黄精300g，生白术120g，防风90g，生熟地各120g，怀山药300g，白茯苓120g，山萸肉120g，粉丹皮150g，泽泻120g，西党参300g，寸麦冬120g，五味子90g，制首乌300g，炒当归150g，川芎150g，炒杜仲120g，川续断120g，枸杞子300g，枫斗120g，制玉竹150g，决明子300g，绞股蓝150g，苦丁茶150g，嫩荷叶150g，佛手片120g，绿梅花120g，砂蔻仁各90g，夜交藤

300g，炒枣仁 300g，广郁金 120g，合欢花 300g，桑椹子 300g，仙灵脾 300g，仙茅 150g，炒赤白芍各 120g，覆盆子 120g，蔓荆子 120g，女贞子 100g，陈皮 90g，潼白蒺藜各 120g，参三七 150g，灵芝草 120g。

一料。

水煎浓缩，加入龟甲胶 400g，鹿角胶 100g，冰糖 500g，黄酒 250g 收膏，冷藏备用。早晚各一匙开水冲服，外感或腹泻时停服。

六诊：2008 年 11 月 16 日。

耄耋之年，素体肺、脾、肾三脏阳气俱虚，经多年调治，肺气得固，抗邪力强。仍症见：体重增加，上梯气急，血黏度、血脂增高，夜寐欠安，腰酸背痛，纳佳便干，舌质红，苔边少，中碎裂薄腻，脉细滑。又值冬令，再给予：健脾助运，养血柔肝，化湿消脂，温肾填精之法。制成膏滋缓调治，以达延年益寿之目的。

制黄精 300g，生白术 120g，防风 90g，生熟地各 120g，怀山药 300g，白茯苓 120g，山萸肉 200g，粉丹皮 150g，泽泻 120g，西党参 300g，寸麦冬 120g，五味子 90g，制首乌 300g，炒当归 150g，川芎 150g，炒杜仲 120g，川续断 120g，枸杞子 300g，枫斗 120g，制玉竹 150g，决明子 300g，绞股蓝 150g，苦丁茶 150g，嫩荷叶 150g，佛手片 120g，绿梅花 120g，夜交藤 300g，炒枣仁 300g，广郁金 120g，砂蔻仁各 90g，合欢花 300g，桑椹子 300g，仙灵脾 300g，红景天 150g，炒赤白芍各 120g，覆盆子 120g，蔓荆子 120g，女贞子 100g，陈皮 90g，潼白蒺藜各 120g，参三七 150g，灵芝草 120g，双钩藤 300g，夏枯草 150g。

一料。

水煎浓缩，加入龟甲胶 400g，鹿角胶 100g，冰糖 500g，黄酒 250g 收膏，冷藏备用。早晚各一匙开水冲服，外感或腹泻时停服。

病例 3

陈某，男，63 岁，浙江杭州市人。初诊日期：2002 年 12 月 30 日。

花甲之年，宿有痰饮，致肺、肝、肾三脏失调，肺气虚卫表不固，久而损及脾气，水停成湿，炼成痰浊，伏于膈下，外感引动，上渍于肺，缠绵不解，反复发作致成肺胀证。肝叶已薄，肝血不藏，营阴暗耗，与肾不能相互制约，相互资生，精血亏虚，气血失和，筋失濡养，肝阳上亢。症见：咳嗽咽痒，痰多色白，胸闷气急，便干痔血，血压升高，颈背板滞，手指发麻。舌质红紫苔白，脉细缓。法当：益气固表，清热祛风，利咽化痰，滋水涵木，平肝潜阳。秋冬膏滋调治。

生黄芪 200g，生白术 100g，防风 90g，野荞麦根 200g，炒黄芩 150g，桑白皮 120g，浙贝母 150g，白桔梗 120g，皂角刺 80g，生炒米仁各 120g，炒当归 120g，川芎 120g，山慈菇 120g，制首乌 300g，夏枯草 120g，炒白芍 120g，煨葛根 200g，决明子 300g，绞股蓝 150g，紫丹参 300g，白茯苓 100g，泽泻 100g，粉丹皮 120g，山萸肉 100g，生熟地各 120g，怀山药 200g，双钩藤 200g，夏枯草 120g，制首乌 200g，炒杜仲 120g，川续断 120g，桑椹子 200g，佛手片 120g，女贞子 100g，菟丝子 120g，旱莲草 120g，陈皮 90g，潼白蒺藜各 100g。

一料。

水煎浓缩，加入龟甲胶 500g，鹿角胶 100g，冰糖 500g，黄酒 250g 收膏，冷藏备用。早晚各一匙开水冲服，遇感冒、腹泻停服。

二诊：2003 年 11 月 14 日。

花甲之年，宿有痰饮，肺、肝、肾三脏失调，经去冬调理，症状减轻。仍见：容易感冒，咽痒咳嗽，胸闷手麻，头昏颈板，血压升高，大便干燥。舌质红，苔中厚，边少，脉弦滑。法当：益气固表，清肺化痰，健脾助运，益肾平肝，舒筋活络，煎膏缓调治。

生黄芪 200g，生白术 120g，防风 90g，野荞麦根 200g，炒黄芩 120g，白桔梗 90g，浙贝母 120g，皂角刺 90g，紫背浮萍 120g，补骨脂 120g，菟丝子 120g，桑椹子 200g，女贞子 100g，双钩藤 200g，明天麻 120g，煨葛根 200g，宣木瓜 120g，川牛膝 90g，紫丹参 200g，潼白蒺藜各 120g，炒当归 120g，山萸肉 120g，制首乌 300g，白茯苓 100g，生地黄 120g，川石斛 200g，参三七 60g，灵芝草 120g，佛手片 120g，生炒米仁各 150g，陈皮 90g。

一料。

水煎浓缩，加入龟甲胶 400g，鹿角胶 100g，冰糖 500g，黄酒 250g 收膏，冷藏备用。早晚各一匙开水冲服，遇感冒、腹泻停服。

三诊：2004 年 11 月 19 日。

经两年膏滋调理，病情得以稳定，体质增强，但宿痰仍伏于膈下，肺失清肃，脾失健运，肺脾失和，土难生金，金不生水，肾精不能得以充养，肾阴不足，不能涵木，肝阴暗耗，肝阳上亢，目失肝肾之阴滋养。症见：咳嗽痰白，喉间有痰，目糊，血压升高，常见痔血。舌质红中裂，苔薄，脉细缓。又值冬季，按秋冬养阴之原则，再拟益气固卫，清肺利咽，健脾助运，平肝补肾，使肺脾肾三脏协调，阴阳平衡。膏滋缓图之。

清炙黄芪 200g，炒冬术 120g，防风 90g，野荞麦根 200g，炒黄芩 150g，蚤休 120g，射干 90g，怀山药 300g，白茯苓 100g，生炒米仁各 150g，佛手片 120g，川朴花 90g，女贞子 120g，枸杞子 300g，生熟地各 120g，山萸肉 90g，粉丹皮 150g，皂角刺 90g，双钩藤 150g，夏枯草 150g，明天麻 120g，怀牛膝 120g，槐米 200g，南沙参 150g，川芎 150g，制玉竹 150g，枫斗 120g，桑椹子 300g，仙灵脾 150g，天麦冬各 120g，川续断 120g，桑白皮 120g，款冬花 120g，制首乌 300g，煨葛根 200g，炒杜仲 120g，蔻仁 90g，紫丹参 200g，陈皮 90g。

一料。

水煎浓缩，加入龟甲胶400g，鹿角胶100g，冰糖500g，黄酒250g收膏，冷藏备用。早晚各一匙开水冲服，遇感冒、腹泻停服。

四诊：2005年11月15日。

花甲之余，宿有痰饮之体，经三年调治，体质逐渐增强。容易感冒、咽痒咳嗽、胸闷手麻、头昏颈板、血压升高、大便干燥均已缓解。目前纳便正常，舌质淡紫，苔薄白，边少，脉细滑。乃法当：益气固表，清肺化痰，健脾助运，益肾平肝，舒筋活络。制煎成膏滋缓调治。

黄芪200g，生白术120g，防风90g，野荞麦根200g，炒黄芩120g，白桔梗90g，浙贝母120g，皂角刺90g，枸杞子300g，补骨脂120g，菟丝子120g，桑椹子200g，女贞子100g，双钩藤200g，明天麻120g，煨葛根200g，宣木瓜120g，川牛膝90g，紫丹参200g，潼白蒺藜各120g，炒当归120g，山萸肉120g，制首乌300g，白茯苓100g，生熟地各120g，枫斗120g，参三七60g，灵芝草120g，佛手片120g，生炒米仁各150g，制玉竹150g，仙灵脾300g，炒杜仲120g，川续断120g，陈皮90g。

一料。

水煎浓缩，加入龟甲胶400g，鹿角胶100g，冰糖500g，黄酒250g收膏，冷藏备用。早晚各一匙开水冲服，遇感冒、腹泻停服。

五诊：2006年11月12日。

经四年冬令调治，容易感冒、咽痒咳嗽、胸闷手麻、头昏颈板、血压升高、大便干燥均已缓解。目前无特殊症状，纳便正常。舌质淡紫，苔薄白边少，脉细缓。仍当：益气固表，清肺化痰，健脾助运，益肾平肝，舒筋活络。煎膏缓调治，以达气血和顺，阴阳平衡。

生黄芪200g，生白术120g，防风90g，炒黄芩120g，野荞麦根200g，白桔梗90g，浙贝母120g，皂角刺90g，枸杞子300g，补骨脂120g，菟丝子120g，桑椹子200g，女贞子100g，双钩藤200g，明天麻120g，煨葛根200g，宣木瓜120g，川牛膝90g，紫丹参200g，潼白蒺藜各120g，炒当归120g，山萸肉120g，制首乌300g，白茯苓100g，生熟地各120g，枫斗120g，参三七60g，灵芝草120g，佛手片120g，生炒米仁各150g，陈皮90g，制玉竹150g，仙灵脾300g，炒杜仲120g，川续断120g。

一料。

水煎浓缩，加入龟甲胶400g，鹿角胶100g，冰糖500g，黄酒250g收膏，冷藏备用。早晚各一匙开水冲服，遇感冒、腹泻停服。

病例4

赵某，男，50岁，浙江杭州市人。初诊日期：2006年7月11日。

步入半百，素有咳嗽，肺失清肃，日久及脾，脾气受损，聚液成痰伏于膈下，郁而化热，聚湿成脂，伏于肝脏，窜走脉络，影响气血行走。症见：反复咳嗽，血脂上升，手麻，纳便正常，寐安。舌质红，苔薄白，脉弦滑。经一年治疗，症状好转，正值夏季，按"春夏养阳"原则，给予：益气固表，清肺祛痰，健脾助运，化湿消脂，补肾养血之法，先服胶囊调治。

生黄芪300g，生白术100g，防风90g，炒当归120g，野荞麦根300g，炒黄芩120g，桑白皮120g，浙贝母200g，粉丹皮150g，垂盆草300g，决明子400g，白芥子120g，藤梨根300g，皂角刺100g，生炒米仁各150g，荷叶150g，佛手片120g，炒杜仲120g，川续断120g，佛手片120g，绿梅花100g，山慈菇120g，橘络120g，枸杞子300g，金钱草200g，紫丹参300g，灵芝草120g，女贞子200g，制首乌300g，潼白蒺藜各120g，化橘红120g，仙灵脾300g，制玉竹120g，粉丹皮150g，鸡血藤200g，煨葛根300g，金狗脊120g，夏枯草150g。

一剂，浸膏。

山参20g，西洋参150g，枫斗120g，苦丁茶100g，绞股蓝100g，桑椹子200g，川贝母100g，参三七90g，冬虫夏草40g，芦荟80g。

一剂，研粉。

以上药研粉与上浸膏、打粉，制成胶囊。每日3次，每次5粒。凡遇外感腹泻停服，即改煎剂稳定后再服。

二诊：2007年12月18日。

已入半百，素有咳嗽，肺脾气虚，痰湿内生，影响气血运行。经调治肺气得固，但毕竟肝叶已薄，肝气衰减，目窍失聪，肾阳衰减。症见：今年仅感冒一次，咳嗽减少，目糊，手麻消失，纳便正常，思睡怕冷。舌质红胖，苔薄白，脉弦缓。正值冬季，按"秋冬养阴"治疗原则，给予：益气固表，健脾助运，化湿消脂，养血通络，温肾填髓之法，制成膏滋缓缓调治。

生黄芪300g，生白术100g，防风90g，炒当归120g，野荞麦根200g，炒黄芩120g，桑白皮120g，浙贝母200g，粉丹皮150g，垂盆草300g，决明子400g，白芥子120g，藤梨根300g，皂角刺100g，生炒米仁各150g，嫩荷叶150g，佛手片120g，炒杜仲120g，川续断120g，绿梅花100g，山慈菇120g，橘络120g，枸杞子300g，金钱草200g，紫丹参300g，灵芝草120g，女贞子200g，制首乌300g，化橘红120g，潼白蒺藜各120g，仙灵脾300g，制玉竹120g，鸡血藤200g，煨葛根300g，金狗脊120g，夏枯草150g，枫斗120g，苦丁茶100g，淡附子100g，桑椹子200g，菟丝子120g，参三七120g，甜苁蓉120g。

一料。

水煎浓缩，加入龟甲胶300g，鹿角胶200g，百令孢子粉50g，冰糖500g，黄酒250g收膏，冷藏备用。早晚各一匙开水冲服，外感或腹泻时停服。

三诊：2008 年 4 月 23 日。

已入半百，素有咳嗽，肺失清肃，日久及脾，脾气受损，聚液成痰伏于膈下，郁而化热，聚湿成脂，伏于肝脏，窜走脉络，影响气血行走。经近两年来调治，肺卫得固，恢复洁净肃降功能；脾运渐复，伏痰亦清；气血和顺，阴阳平衡。目前无殊症见；纳便正常，寐安，舌质红苔白，脉细缓。再给予：益气固表，健脾助运，养血柔肝，补肾活血之法，制成胶囊长期缓调治，以达养生保健目的。

生黄芪 300g，生白术 100g，防风 90g，生熟地各 150g，炒当归 120g，怀山药 300g，桑白皮 120g，浙贝母 200g，粉丹皮 150g，垂盆草 300g，决明子 400g，白芥子 120g，藤梨根 300g，皂角刺 100g，生炒米仁各 150g，嫩荷叶 150g，佛手片 120g，炒杜仲 120g，川续断 120g，绿梅花 100g，山慈菇 120g，橘络 120g，枸杞子 300g，金钱草 200g，紫丹参 300g，女贞子 200g，制首乌 300g，化橘红 120g，仙灵脾 300g，潼白蒺藜各 120g，制玉竹 120g，仙茅 150g，鸡血藤 200g，煨葛根 300g，金狗脊 120g，夏枯草 150g。

一剂，浸膏。

山参 100g，西洋参 150g，枫斗 120g，苦丁茶 100g，绞股蓝 100g，桑椹子 200g，川贝母 100g，参三七 120g，蛤蚧 2 对，灵芝孢子粉 6g，冬虫夏草 40g，芦荟 60g。

一剂，研粉。

以上药研粉与上浸膏、打粉，制成胶囊。每日 3 次，每次 6 粒，可先从 3 粒开始，逐渐加量达 6 粒即可。凡遇外感腹泻停服，即改煎剂稳定后再服。

四诊：2008 年 11 月 26 日。

肝叶已薄，肝气衰减，肾阳衰减，素有咳嗽，肺失清肃，日久及脾，脾气受损，聚液成痰伏于膈下，郁而化热，聚湿成脂，伏于肝脏，窜走脉络，影响气血行走。经三年调治肺气得固。今年仅感冒一次，咳嗽已解，体质增强，颈板手麻，纳便正常，寐安多梦。舌质红胖，苔薄白，脉弦缓。又正值冬季，以"秋冬养阴"为治疗原则。给予：益气固表，健脾助运，养血柔肝，活血通络，温肾填髓之法，制成膏滋缓缓调治。

生黄芪 300g，生白术 100g，防风 90g，生晒参 100g，炒当归 120g，白茯苓 120g，桑白皮 120g，浙贝母 200g，粉丹皮 150g，垂盆草 300g，决明子 400g，红景天 150g，藤梨根 300g，生米仁 300g，皂角刺 100g，嫩荷叶 150g，佛手片 120g，炒杜仲 120g，川续断 120g，绿梅花 100g，山慈菇 120g，橘络 120g，枸杞子 300g，金钱草 200g，紫丹参 300g，灵芝草 120g，女贞子 200g，制首乌 300g，化橘红 120g，潼白蒺藜各 120g，仙灵脾 300g，制玉竹 120g，鸡血藤 300g，煨葛根 300g，金狗脊 120g，夏枯草 150g，枫斗 120g，苦丁茶 100g，淡附子 100g，桑椹子 200g，菟丝子 120g，参三七 120g，甜苁蓉 120g。

一料。

水煎浓缩，加入龟甲胶 300g，鹿角胶 200g，百令孢子粉 50g，冰糖 500g，黄酒 250g 收膏，冷藏备用，早晚各一匙开水冲服。外感或腹泻时停服。

【按语】

慢性阻塞性肺病以肺、脾、肾、心俱虚为本，痰、瘀、热为标；肺虚气失所主，肾虚气不归元，痰、瘀、热壅阻，肺气肃降无权是其主要病机。清代李用粹《证治汇补》指出肺胀有"气散而胀者，宜补肺；气逆而胀者，宜降气。当参虚实而施治。"《丹溪心法》云："痰夹瘀血碍气而病，宜养血以流动乎气。"膏滋调治常选玉屏风散、四君子汤、六味地黄丸为基本方，补肺脾肾之气，使肺脾肾三气得充，正气内存，邪不可干。并随症施治，辅以清肺化痰、活血化瘀之品，标本兼顾。如病例 1 患者步入古稀之年，肝、心、脾、肾之气衰减，五脏气血失调，阴阳失衡，以致百病丛生，经 3 年调治后病情比较稳定，感冒咳嗽减少，毕竟年龄增加体质必然下降，调治可达延年益寿之目的。病例2耄耋老人，宿有痰饮之证，五脏六腑、气血、气机失调。经玉屏风散、生脉散、六味地黄丸等调治，慢性咳嗽缓解，但脾虚湿困，气血运行不畅，胸闷心悸，时时头昏，高血脂，高胆固醇，关节酸胀，夜寐欠安等症状出现。对于这样的患者需要每年巩固治疗才能使感冒咳嗽、胸闷心悸等症状缓解，疗效巩固。病例3患者花甲之年，宿有痰饮，通过4年的冬令调治，容易感冒、咽痒咳嗽、胸闷手麻、头昏颈板、血压升高、大便干燥均已缓解。病例4患者步入半百，素有咳嗽，肺脾气虚，肝肾亦衰，痰热内伏，先予胶囊，冬令则膏方调治，全年不断，使气血和顺，阴阳平衡，症状消除。以上患者的治疗体现了"春夏养阳，秋冬养阴"的成效。

第三节　支气管扩张

支气管扩张症（以下简称支扩）是指支气管及其周围组织慢性炎症损害，引起支气管管腔扩张和变形。青年时期常伴有呼吸道感染反复发作，后出现慢性咳嗽伴脓性痰，晨起或入夜卧床、体位改变时，痰量增多，部分病人咳嗽、咳痰不明显，主要为反复咯血。典型患者可于病变局部闻及持续存在的湿啰音，长期反复感染者可出现杵状指（趾）及肺气肿征。

自抗生素应用以来，支扩的发病率明显降低，但其预后难以估计。因支扩是许多不同病原的最后病理结果，各不同疾病预后不一，如结核引起的预后较好，而遗传的囊性纤维化，至今死亡率仍高。病变广的预后差，病变恶化则可伴胸膜炎、脓胸、心包炎及肺源性心脏病，终致死亡。虽然支气管扩张本身为不可逆性病理变化，然而积极控制感染，排除痰液，控制和减轻支气管扩张的发展，对本病预后有一定改善。

中医认为本病属"咳嗽"、"咯血"、"肺痈"等范畴。本病肺虚为本，痰热瘀为标。若先天禀赋不足，劳倦过度或病久体虚，耗气伤血，均易致肺脏受损，日久肺气阴两虚，肺虚又易招邪侵，尤以风热、风寒、风燥犯肺为主，而使疾病反复。同时也不乏气虚失司或脉络瘀滞之证。本病肺虚为本，可累及他脏，疾病进一步发展，子病及母则肺脾同病，母病及子则肺肾同病。立法与其他肺系疾病相同，是以益气固表、健脾补肾为根本，更强调清肺祛痰、养阴柔络。调理得当，往往使病情得以控制，在疾病初、中期调治更有优势。

病例 1

柴某，男，65 岁，浙江省诸暨人。初诊日期：2008 年 12 月 18 日。

宿有痰饮，脾肺肾三脏阳气早虚，肺失卫外，脾失健运，聚液成湿，灼炼成痰，伏于膈下，上渍于肺，痰蕴化火伤及肺络，迫血妄行，最后造成痰瘀热阴虚互结，久病不解，互为因果。症见：反复咳嗽不解，痰黄白相兼，胸闷气急，痰中带血，面萎唇绀，形体消瘦，指紫杵状，纳可便烂。舌质紫红，苔光，脉弦滑。经 4 月治疗，病情得到改善，在冬令之季给予：益气固表，滋阴润肺，清热祛风，健脾化痰，温肾纳气，活血化瘀之法。制成膏滋缓调治。

制黄精 300g，生白术 120g，防风 90g，肺形草 300g，炒黄芩 300g，云雾草 150g，藤梨根 300g，生米仁 300g，冬瓜仁 300g，桃仁 150g，鲜芦根 500g，桑白皮 120g，浙贝母 200g，天竺黄 120g，浮海石 120，寒水石 120g，地骨皮 120g，百合 200g，枫斗 120g，粉丹皮 150g，怀山药 300g，生熟地各 120g，白茯苓 120g，泽泻 120g，炒杜仲 120g，川续断 120g，紫丹参 300g，莪术 120g，草果仁 120g，仙灵脾 300g，菟丝子 120g，黄荆子 150g，紫石英 150g，桑椹子 300g，炙紫菀 150g，制玉竹 150g，淡竹叶 90g，白茅根 300g，淡附子 60g，苏梗木各 120g，女贞子 200g，化橘红

120g，潼白蒺藜各 120g。

一料。

水煎浓缩，加入龟甲胶 200g，鳖甲胶 200g，鹿角胶 100g，冰糖 500g，黄酒 250g 收膏，冷藏备用。早晚各一匙开水冲服，遇感冒、腹泻停服。

二诊：2009 年 4 月 14 日。

经去冬调治后体质明显好转，咳嗽不多，痰量减少，胸闷气急已除，痰血未见，指淡紫呈杵状，纳可便调。舌质淡红，苔光中裂，脉细滑。在病情比较稳定之时，再给予：益气固表，滋阴润肺，清热祛风，健脾化痰，温肾软坚，活血化瘀之法。

制黄精 300g，生白术 120g，防风 90g，肺形草 300g，炒黄芩 300g，云雾草 150g，藤梨根 300g，生米仁 300g，冬瓜仁 300g，桃仁 150g，干芦根 400g，桑白皮 120g，浙贝母 200g，天竺黄 120g，浮海石 120g，寒水石 150g，地骨皮 120g，百合 200g，枫斗 120g，粉丹皮 150g，怀山药 300g，白茯苓 120g，泽泻 120g，炒杜仲 120g，生熟地各 120g，川续断 120g，紫丹参 300g，莪术 120g，草果仁 120g，仙灵脾 300g，菟丝子 120g，黄荆子 150g，淡附子 100g，桑椹子 300g，炙紫菀 150g，制玉竹 150g，淡竹叶 90g，白茅根 300g，生晒参 90g，苏梗木各 120g，女贞子 200g，化橘红 120g，潼白蒺藜各 120g。

一料。

水煎浓缩，加入龟甲胶 200g，鳖甲胶 300g，百令孢子粉 100g，冰糖 500g，黄酒 250g 收膏，冷藏备用。早晚各一匙开水冲服，遇感冒、腹泻停服。

病例 2

孙某，女，72 岁，浙江杭州市人。初诊日期：2007 年 12 月 5 日。

素体肺气虚弱，卫外无力，加之吸烟史 50 余年，日久伤及肺阴，郁热伤及肺络，迫血妄行，及脾涉肾，脾运失职，肾失温煦，气化不利，纳气无权，气滞血瘀，以致痰瘀互为因果。经治疗后症状缓解，咳嗽基本消失，痰少色白，胸闷气急，动则加剧，面部色素减淡，纳可，尿淋漓。胸片：两肺慢性炎症病变，支气管扩张。舌质淡紫，苔薄白，脉弦滑。按"缓则治本"原则，在冬藏之季，给予：益气固表，清肺祛痰，滋阴凉血，健脾化湿，温肾纳气，活血化瘀之法。

制黄精 300g，生白术 120g，防风 90g，寸麦冬 120g，玄参 90g，五味子 90g，生晒参 90g，肺形草 300g，炒黄芩 200g，野荞麦根 300g，冬瓜仁 300g，桑白皮 120g，粉丹皮 150g，浙贝 200g，化橘红 120g，天竺黄 120g，干芦根 300g，皂角刺 90g，生米仁 300g，藤梨根 300g，莪术 150g，覆盆子 120g，炒白芍 150g，旱莲草 120g，苏梗木各 120g，川芎 150g，炒杜仲 120g，白芡实 300g，怀山药 300g，生熟地各 120g，白茯苓 120g，泽泻 120g，山萸肉 120g，佛手片 120g，绿梅花 100g，砂蔻仁各 90g，仙灵脾 300g，桑椹子 300g，金樱子 300g，桑螵蛸 200g，菟丝子 120g，桃仁 120g，灵芝草 120g，枫斗 120g，川断 120g，巴戟天 120g，枸杞子 300g，女贞子 200g，潼白蒺藜各 120g。

一料。

水煎浓缩，加入龟甲胶 500g，百令孢子粉 100g，冰糖 500g，黄酒 250g 收膏，冷藏备用。早晚各一匙开水冲服，外感或腹泻时停用。

二诊：2008 年 12 月 21 日。

经去冬调治后卫外力量增强，今年内基本未感冒。但毕竟古稀之年，肺络受损、化热伤阴一时难复，五脏气血时有失于平衡，肝肾失调，影响藏血功能，纳气无权，气滞血瘀，以致痰瘀互为因果。症见胸闷心悸，上梯时有气急，面部色素稍暗，纳便正常。舌质淡紫，苔白，唇绀，脉弦滑。冬令又值，再给予：益气固卫，养血柔肝，健脾化湿，温肾活血之法。

制黄精 300g，生白术 120g，防风 90g，寸麦冬 120g，玄参

90g，五味子90g，生晒参120g，肺形草300g，炒黄芩200g，野荞麦根300g，冬瓜仁300g，桑白皮120g，粉丹皮150g，浙贝200g，化橘红120g，天竺黄120g，干芦根300g，皂角刺90g，生米仁300g，藤梨根300g，莪术150g，覆盆子120g，炒白芍150g，红景天150g，苏梗木各120g，川芎150g，炒杜仲120g，白芡实300g，怀山药300g，生熟地各120g，白茯苓120g，泽泻120g，山萸肉120g，佛手片120g，绿梅花100g，砂蔻仁各90g，仙灵脾300g，桑椹子300g，金樱子300g，槐角200g，菟丝子120g，桃仁120g，灵芝草120g，枫斗120g，川断120g，巴戟天120g，枸杞子300g，女贞子200g，潼白蒺藜各120g。

一料。

水煎浓缩，加入龟甲胶500g，百令孢子粉100g，冰糖500g，黄酒250g收膏，冷藏备用。早晚各一匙开水冲服，外感或腹泻时停用。

病例3

杨某，女，36岁，浙江桐乡人。初诊日期：2008年12月22日。

自幼哮证，又患久咳不解伴咯血证，肺脾肾三脏阳气早虚，肺无力卫外，蕴痰化热，肺络受损，常迫血妄行，痰血互结阻于脉络，肺失肃降，反侮肝木，肝气又难养心，以致五脏失调，气血亏虚，痰瘀互结。宿饮20余年，去年10月后反复咯血不解，面色萎黄，痰黄白相兼，胸闷膺痛，发作时气急，纳便正常，夜寐安，月经提前3天，量中。舌质红淡紫，苔薄白，脉细缓小弦。经治疗3月目前咯血已止，症状缓解，故在冬令给予：清肺祛痰，滋阴凉血，健脾化湿，疏肝养血，调节心肾之法，制成膏滋缓调治。

制黄精300g，生白术120g，防风90g，肺形草300g，野荞麦根300g，炒黄芩150g，桑白皮120g，浙贝母200g，冬瓜仁300g，桃仁150g，生米仁300g，干芦根300g，粉丹皮150g，地骨皮

120g，天竺黄 120g，苏梗木各 120g，寒水石 120g，炒白芍 150g，
川芎 150g，生地黄 200g，怀山药 300g，白茯苓 120g，泽泻 120g，
百合 150g，白及 150g，白蔹 120g，炒当归 120g，银柴胡 90g，藤
梨根 300g，炙枳壳 150g，紫珠草 300g，西党参 200g，寸麦冬
120g，五味子 90g，炒杜仲 120g，川续断 120g，桑椹子 300g，白
茅根 300g，佛手片 120g，砂蔻仁各 60g，女贞子 200g，化橘红
120g，潼白蒺藜各 120g。

一料。

水煎浓缩，加入龟甲胶 200g，鳖甲胶 200g，阿胶 100g，冰糖
500g，黄酒 250g 收膏，冷藏备用。早晚各一匙开水冲服，遇感
冒、腹泻停服。

二诊：2009 年 12 月 10 日。

经去年调治后，咯血未发作，面色改善，痰仍黄白相兼，纳
便正常。舌质红苔白，脉细滑。为巩固治疗，再给予：清肺祛
痰，滋阴凉血，健脾化湿，疏肝养血，调节心肾之法。

制黄精 300g，生白术 120g，防风 90g，肺形草 300g，野荞麦
根 300g，炒黄芩 200g，桑白皮 120g，浙贝母 200g，冬瓜仁 300g，
桃仁 150g，生米仁 300g，干芦根 300g，粉丹皮 150g，地骨皮
120g，天竺黄 120g，苏梗木各 120g，寒水石 120g，炒白芍 150g，
川芎 150g，生地黄 200g，怀山药 300g，白茯苓 120g，泽泻 120g，
百合 150g，白及 150g，白蔹 120g，炒当归 120g，银柴胡 90g，藤
梨根 300g，炙枳壳 150g，紫珠草 300g，西党参 200g，寸麦冬
120g，五味子 90g，炒杜仲 120g，川续断 120g，桑椹子 300g，白
茅根 300g，佛手片 120g，砂蔻仁各 60g，女贞子 200g，化橘红
120g，潼白蒺藜各 120g。

一料。

水煎浓缩，加入龟甲胶 300g，鳖甲胶 200g，百令孢子粉
100g，冰糖 500g，黄酒 250g 收膏，冷藏备用。早晚各一匙开水
冲服，遇感冒、腹泻停服。

病例 4

许某，女，60 岁，浙江杭州市人。初诊日期：2003 年 12 月 11 日。

素体肺阴不足，曾患肺痨，有咯血病史。今已花甲，肝、心两脏之气衰减，肝阴暗耗，心阴同虚，症见：咳嗽痰少，时时痰中带血，胸闷气急，动则加剧，神疲乏力，颈板手麻，左边怕冷，右边发热，目糊耳鸣，心悸而烦，大便溏烂。舌质红，苔光少津，脉细弦。法当：滋阴生津，益气养血，调和阴阳，通畅气血。

南沙参 200g，寸麦冬 150g，乌玄参 90g，白茯苓 100g，枫斗 120g，西党参 200g，天冬 120g，粉丹皮 120g，天花粉 120g，生熟地各 120g，太子参 200g，五味子 90g，怀山药 200g，山萸肉 120g，炒黄芩 150g，野荞麦根 300g，炙百部 120g，浙贝母 150g，白及 120g，桑白皮 120g，煨葛根 200g，宣木瓜 120g，制黄精 200g，制首乌 200g，桑椹子 200g，金樱子 200g，枸杞子 300g，绞股蓝 150g，女贞子 120g，灵芝草 100g，参三七 60g，柏子仁 120g，制玉竹 150g，海蛤壳 100g，潼白蒺藜各 100g，炒杜仲 120g，川续断 120g，佛手片 120g，化橘红 120g。

一料。

水煎浓缩，加入龟甲胶 400g，阿胶 100g，冰糖 500g，黄酒 250g 收膏，冷藏备用。早晚各一匙开水冲服，遇感冒、腹泻停服。

二诊：2004 年 11 月 26 日。

素体肺阴亏虚，虚热内灼，肺失清肃，故咳嗽痰少；火热灼肺，损伤肺络，故反复咯血，或痰中带血；阴虚津乏，不能上承，故口干咽燥；心火内动，扰乱心神，则胸闷心悸；阴精不能充养而致形体干瘦；舌质红苔光，脉细滑，为阴虚内热之象。又逾花甲，阴阳两亏，阴损及阳，脾肾阳虚，则便烂，腰酸肢冷；寒凝气滞则肌痛腿抽筋，目前无咯血。又值冬令，正是治病求本之时，拟养阴清肺，益肾柔肝，制成膏滋缓调治。

制黄精200g，炒冬术120g，防风100g，南沙参200g，天麦冬各120g，五味子90g，天花粉100g，枫斗120g，白蔹120g，百合120g，地骨皮120g，乌玄参90g，生熟地各120g，怀山药300g，山萸肉100g，粉丹皮120g，白茯苓120g，泽泻100g，白及片120g，炒黄芩120g，野荞麦根200g，浙贝母120g，川芎120g，海蛤壳120g，女贞子120g，宣木瓜120g，炒白芍100g，桑椹子300g，川桂枝90g，仙灵脾200g，白茅根300g，炙甘草60g，潼白蒺藜各120g。

一料。

水煎浓缩，加入龟甲胶400g，阿胶100g，冰糖500g，黄酒250g收膏，冷藏备用。早晚各一匙开水冲服，遇感冒、腹泻停服。

三诊：2005年11月25日。

素体肺阴不足，肺气亏虚，痰浊内蕴，时时化热，灼伤肺络，而咯血反复；又步入花甲之年，五脏六腑随之逐年衰减，肝叶已薄，肝气亦衰，心气不足，脉律不鼓，血循缓慢。症见：咯血已明显减少，痰黄时多，平时易感，目糊干涩，颈板背胀，咽干口燥，胸闷心悸，血压偏低，腰酸肢软。舌质红，苔光干，脉弦细。法当：润肺凉血，祛痰清热，养血柔肝，益肾生津。

南北沙参各200g，天麦冬各120g，乌玄参90g，生熟地各120g，枫斗120g，浙贝母200g，桑白皮120g，地骨皮120g，粉丹皮150g，生炒米仁各120g，白及120g，白蔹120g，白茅根300g，野荞麦根300g，炒黄芩200g，藤梨根300g，肺形草300g，皂角刺90g，干芦根300g，黑乌梅90g，制黄精300g，枸杞子300g，苏梗木各120g，白茯苓100g，怀山药300g，灵芝草120g，淡竹叶90g，煨葛根300g，炒杜仲120g，川续断120g，桑椹子300g，制首乌300g，羊乳参300g，仙鹤草200g，黛蛤散（包）90g，女贞子100g，旱莲草120g，化橘红120g，潼白蒺藜各120g。

一料。

水煎浓缩，加入龟甲胶 500g，冰糖 500g，黄酒 250g 收膏，冷藏备用。早晚各一匙开水冲服，遇感冒、腹泻停服。

四诊：2006 年 12 月 24 日。

素体肺阴亏虚，肺气无所依附，肺火偏旺，易伤肺络。反复咯血。今已年过花甲，肝叶已薄，肝气亦衰，肝阴日益暗耗，肝火旺盛，常木火刑金；心阴亦亏，心血失养。几经冬令调治，肺卫渐固，气血尚和，但阴亏难复，胸阳不振。目前症见：咳嗽不多，痰少色白，咯血今年内基本未见，胸闷稍存，动则气急，面色尚可，精神恢复，纳便正常。舌质淡紫红，苔光，脉细滑。冬令又值，再给予：益气润肺，育阴生津，健脾益肾之法。以膏滋达延年益寿之力。

制黄精 300g，南沙参 300g，生白术 100g，防风 90g，天麦冬各 120g，桑白皮 120g，地骨皮 120g，野荞麦根 300g，藤梨根 300g，生炒米仁各 120g，粉丹皮 150g，浙贝母 200g，五味子 90g，淡竹叶 90g，白及 150g，苏梗木各 120g，白芥子 90g，枫斗 120g，寒水石 120g，黛蛤散（包）90g，川续断 120g，炒黄芩 200g，生地黄 120g，白茯苓 100g，怀山药 200g，枸杞子 300g，制玉竹 150g，灵芝草 120g，炙百部 120g，鲜芦根 300g，女贞子 120g，化橘红 120g，潼白蒺藜各 120g。

一料。

水煎浓缩，加入龟甲胶 400g，阿胶 100g，冰糖 500g，黄酒 250g 收膏，冷藏备用。早晚各一匙开水冲服，遇感冒、腹泻停服。

五诊：2007 年 12 月 5 日。

经四年调治，体质明显增强，今年内基本未见咳嗽、咯血现象。口干仍存，胸闷气急不显，面色红润，形体仍瘦，精神尚可，舌质红光，脉细弦。此乃阴亏日久，现阳气仍难依附，肺脾肾三脏气阴两亏难以协助。毕竟已将入古稀之年，各脏气自行衰退，故在冬令又值之时，再给予：益气润肺，育阴生津，健脾益肾之法。

制黄精300g，南沙参300g，生白术100g，天麦冬各120g，防风90g，野荞麦根300g，桑白皮120g，地骨皮120g，生米仁300g，藤梨根300g，粉丹皮150g，浙贝母200g，五味子90g，淡竹叶90g，白及150g，苏梗木各120g，白芥子90g，枫斗120g，寒水石120g，黛蛤散（包）90g，川续断120g，炒黄芩200g，生地黄120g，白茯苓100g，怀山药200g，枸杞子300g，制玉竹150g，灵芝草120g，红景天150g，炙百部120g，鲜芦根300g，女贞子120g，生侧柏叶300g，化橘红120g，潼白蒺藜各120g。

一料。

水煎浓缩，加入龟甲胶400g，阿胶100g，冰糖500g，黄酒250g收膏，冷藏备用。早晚各一匙开水冲服，遇感冒、腹泻停服。

六诊：2008年11月21日。

素体肺阴亏虚，肺络受损，反复咯血，已经五载冬令调治，病情开始稳定。但肺阴难恢复，将步入古稀之年，肝叶早薄，肝阴亦早耗，阳气无所依附，肝肾难以互约、互生，储精疏泄无权，全身阴阳失衡，故使心阴不足，心失血养，胸阳不展，肾不纳气，气化失利。症见：两年未见咯血，咳嗽不多，咽部有痰，面色明显好转，精神也好。纳可便易稀，舌质淡红，苔光，脉细弦。给予：滋阴润肺，益气健脾，养血柔肝，宽胸宁心，补肾纳气，生津散瘀之法。制成膏滋缓图之，以达延年益寿之力。

制黄精300g，生白术120g，防风90g，南沙参300g，天麦冬各120g，五味子90g，生地黄120g，怀山药300g，制首乌300g，枸杞子300g，制玉竹150g，粉丹皮150g，白茯苓120g，山萸肉120g，泽泻100g，枫斗120g，天花粉120g，野荞麦根300g，炒黄芩200g，藤梨根300g，生米仁300g，皂角刺90g，桑白皮120g，地骨皮120g，白及200g，淡竹叶90g，寒水石120g，黛蛤散（包）120g，炒杜仲 120g，川续断 120g，灵芝草 120g，炙百部 120g，乌玄参 90g，生晒参 100g，仙灵脾 200g，鲜芦根 300g，女贞子 120g，化橘红 120g，佛手片 120g，潼白蒺藜各 120g，冬瓜仁 300g，桃仁 120g，藏青果 150g。

一料。

水煎浓缩，加入龟甲胶 400g，阿胶 100g，冰糖 500g，大胡桃肉 250g，黄酒 250g 收膏，冷藏备用。早晚各一匙开水冲服，遇感冒、腹泻停服。

病例 5

郑某，女，67 岁，浙江杭州市人。初诊日期：2007 年 12 月 26 日。

宿有痰饮，肺、脾、肾三脏阳气俱虚，肺失清肃，痰阻气道，郁而化热，灼伤肺络，迫血妄行，肺阴亏损；脾失健运，聚湿成痰，伏于膈下，常受风寒之邪引动，上渍于肺，邪缠咽喉；肾阳虚弱，不能纳气，更难温煦脾阳，久而气虚血滞，痰瘀互成因果。时有咯血，经治已止，仍症见：反复咳嗽不解，痰黄白相兼，咽痒痰黏，胸闷气急，晨起明显，胃中嘈杂，背冷腰酸，头晕耳鸣，纳可便调。舌质紫红，苔白，脉细缓。给予：益气固表，清肺祛痰，滋阴凉血，健脾化湿，补肾养血之法。

生黄芪 200g，制黄精 200g，生白术 120g，防风 90g，肺形草 300g，野荞麦根 200g，炒黄芩 200g，云雾草 200g，桑白皮 120g，地骨皮 120g，浙贝母 200g，白及 200g，寒水石 120g，天竺黄 120g，皂角刺 90g，海蛤壳 120g，白桔梗 90g，藤梨根 300g，生米仁 300g，苏梗木各 120g，生枳壳 120g，枫斗 120g，莪术 120g，乌贼骨 150g，煨葛根 200g，炒天虫 120g，明天麻 120g，制玉竹 150g，淡竹叶 90g，炒杜仲 120g，川续断 120g，覆盆子 120g，益智仁 120g，仙灵脾 300g，巴戟天 120g，鹿角片 60g，旱莲草 120g，粉丹皮 150g，怀山药 300g，白茯苓 120g，西党参 200g，女贞子 120g，化橘红 120g，潼白蒺藜各 120g。

一料。

水煎浓缩，加入龟甲胶 500g，百令孢子粉 50g，冰糖 500g，黄酒 250g 收膏，冷藏备用。早晚各一匙开水冲服，外感或腹泻时停服。

二诊：2008 年 12 月 5 日。

经去冬调治后，诸症明显减少，痰转为白色，胸闷气急明显改善，仍咽痒痰黏，头晕耳鸣，纳可便调。舌质淡紫红，苔白，脉细缓。再给予：益气固表，清肺祛痰，滋阴凉血，健脾化湿，补肾养血之法。

生黄芪 200g，制黄精 200g，生白术 120g，防风 90g，肺形草 300g，野荞麦根 200g，炒黄芩 200g，云雾草 200g，桑白皮 120g，地骨皮 120g，浙贝母 200g，白及 200g，寒水石 120g，天竺黄 120g，皂角刺 90g，海蛤壳 120g，白桔梗 90g，藤梨根 300g，生米仁 300g，苏梗木各 120g，生枳壳 120g，枫斗 120g，莪术 120g，乌贼骨 150g，煨葛根 200g，炒天虫 120g，明天麻 120g，制玉竹 150g，淡竹叶 90g，炒杜仲 120g，川续断 120g，覆盆子 120g，仙灵脾 300g，巴戟天 120g，生侧柏叶 300g，鹿角片 60g，旱莲草 120g，粉丹皮 150g，怀山药 300g，白茯苓 120g，西党参 200g，女贞子 120g，化橘红 120g，潼白蒺藜各 120g。

一料。

水煎浓缩，加入龟甲胶 500g，百令孢子粉 50g，冰糖 500g，黄酒 250g 收膏，冷藏备用。早晚各一匙开水冲服，外感或腹泻时停服。

【按语】

清代医家吴谦《医宗金鉴》对该病的治疗要点归结为："缓而图之，生胃津，润肺燥，下逆气，开积痰，止浊唾，补真气。"而李用粹在《证治汇补》中强调："治宜养血润肺，养气清金。"该病缓解时除肺脾肾三脏俱虚、气阴两虚等本虚证候外，标实——痰热内蕴是贯穿本病始终的病机，故治疗时需标本兼顾，扶正不忘祛邪。扶正常用玉屏风散、四君子汤、生脉散等，清痰热祛邪则常用肺形草、野荞麦根、炒黄芩、云雾草、桑白皮、浙贝母、寒水石等药物，需要长期服用。另外，由于本病患者多为阴虚痰热之体，膏滋药按辨证配伍可不受时令限制。如病例1患者久病体虚，痰瘀热互结，互为因果，咳嗽咳痰咯血日久不解，先汤剂治疗，病情缓解后冬季膏方调治，春季继续膏方长期缓缓治疗，使疗效巩固。病例2患者调治后肺脾肾功能增强，虽然五脏气血时有失于平衡，感冒已明显减少，继续调治有利于长期缓解。病例3患者哮证伴咯血证，肺脾肾早虚，肝阴不足，不能养心，五脏失调，气血亏虚，痰瘀互结，错综夹杂。经缓解后服膏滋取得满意疗效，咯血未发作。病例4患者素体肺阴亏虚，肺火偏旺，年过花甲，肝阴日益暗耗，心阴亦亏，肺络损伤，反复咯血，经过多年治疗和冬令调治，一直达到缓解，生活质量提高。病例5患者将步入古稀之年，五脏虚损，痰瘀互结，膏方调理1年，诸症明显减少，次年继续调理，以巩固疗效。所以本病要长期用药，可以年年膏方调理，也可以制成胶囊代替之，能取得同样疗效。

第四节　肺间质纤维化

肺间质纤维化是由多种原因引起肺泡壁炎症，继之肺间质形成大量纤维结缔组织和肺结构紊乱的一组免疫性疾病，包括200多个病种。根据病因，可分为已知病因的继发性肺间质纤维化和不明原因的特发性肺间质纤维化（IPF）。虽然每一种疾病的临床表现、实验室和病理学改变有各自的特点，但它们具有一些共同特点，表现为渐进性劳力性气促、限制性通气功能障碍并弥散功能降低、低氧血症和影像学上的双肺弥漫性病变。IPF是其中较为常见的一种，临床以进行性呼吸困难伴刺激性干咳、杵状指，双肺闻及水泡音，低氧血症，胸片示双肺弥漫性网状阴影为特点，病情进行性发展，最终因呼吸衰竭而死亡。现代医学研究认为，间质性肺病由于广泛的肺间质纤维化使肺体积缩小，弹性降低，肺的收缩和膨胀受到限制，影响了换气功能。

该病中医属"咳嗽"、"喘证"、"肺痿"、"肺痹"、"虚劳"等范畴。本病的发生乃正气不足，长期受风寒湿邪侵袭，肺失宣降而成"肺痹"。病位在肺、脾、肾，痰瘀互结、肺络痹阻是基本发病机制。痰浊是肺脏疾病的病理产物，其胶黏之性附着于脉管壁上，可影响气血运行而致血瘀。肺气亏损日甚，影响主治节、朝百脉功能，气虚无力行血，血凝脉中，产生瘀血。肾之阳气亏虚，血行无力，亦可导致血瘀。瘀血是病变过程中的产物，而瘀血久积，反过来影响津液运行，积聚为痰，如《血证论》云："须知痰水之壅，由瘀血使然。"痰、瘀互为因果，日积月累，胶固不化。同时，久病伤肾，肾元亏虚，精少无以生髓，髓枯血损，致肺金精血亏虚，濡润失常，肺失柔韧之性，正如《丹溪心法》所云："痰夹瘀血，遂成窠囊。"如张锡纯《医学衷中参西录》所说："肺脏所伤，其微丝血管及肺泡涵津液之处，其气化皆湮淤凝滞，致肺失其玲珑之体，则有碍于阖辟之机，呼吸即不能自如矣。"也即现代医学之肺体积缩小，弹性降低，收缩受到限制。

本病治疗是一个长期的过程，临证虚实夹杂，痰浊、瘀血既是病理产物，又是病情加重的因素。急性发作期，西医多采用肾上腺皮质激素或细胞毒性药物控制病情，中医以益气养阴，清肺化痰消瘀。缓解期，或在撤激素的过程中，则滋补脏腑，扶助正气。在冬令之时，以膏滋调治，可提高机体免疫力，防止疾病进展。

病例 1

邢某，女性，37 岁，浙江杭州市人。初诊日期：2004 年 12 月 10 日。

　　素体易感外邪，咳嗽咳痰气急反复发作，目前咳嗽咳痰少，胸闷，登高气急，面灰唇紫，神疲乏力，偶鼻塞咽痒，纳少便调，寐多梦，经量少色暗。舌紫，苔白，脉细缓。2001 年 CT 示：两肺纤维化，肺大泡。此乃肺气虚弱，主治节、朝百脉功能受损，气血运行失常，瘀血内生。子病及母，肺脾同病，脾失健运，水谷精微输布运化失司，水湿内停，聚成痰浊；痰瘀互结，胶固不化，肺失玲珑之体。日久伤肾，肾不纳气，而见诸症。法当：益气固表，清肺化痰，健脾补肾，化瘀软坚。

　　生黄芪 200g，生白术 120g，防风 90g，野荞麦根 300g，炒黄芩 150g，浮海石 120g，浙贝母 120g，桑白皮 120g，西党参 200g，白茯苓 100g，怀山药 200g，山萸肉 120g，泽泻 120g，杞子 300g，生炒米仁各 120g，仙灵脾 200g，补骨脂 120g，菟丝子 120g，炒白芍 120g，生熟地各 120g，炒当归 120g，川芎 120g，制黄精 300g，紫丹参 150，枳壳 200g，三棱 120g，莪术 150g，皂角刺 100g，佛手片 120g，苏梗木各 120g。

　　一料。

　　水煎浓缩，加入龟甲胶 400g，鹿角胶 100g，冰糖 500g，黄酒 250g 收膏，冷藏备用。早晚各一匙开水冲服，遇感冒、腹泻停服。

　　二诊：2005 年 11 月 30 日。

　　自 2001 年发现间质性肺炎伴纤维化，肺脾肾三脏俱虚，肺气虚卫外不固，反复感冒而咳嗽不解，脾失健运，水液内聚，灼成痰浊，阻于气道，胸阳不展，而咳喘难缓，久涉肾气，肾阳无助于脾阳，更难温煦津精，日久气虚必瘀。经调治后今年内基本病情稳定，未见感冒，咳嗽痰少。神疲乏力改善，头晕已消，胸闷未作，气急明显好转，两肺未闻及干湿性啰音，纳便正常。舌质淡红偏紫消失，苔薄白，脉细缓。为巩固治疗，再给予：益气固表，健脾化湿，祛风利咽，柔肝理气，温肾助阳，活血软坚之法。

　　生黄芪30g，生白术12g，防风9g，肺形草30g，云雾草20g，炒黄芩20g，老鹳草15g，白芥子9g，香白芷12g，石见穿12g，白桔梗12g，桑白皮12g，浙贝母20g，生米仁30g，制首乌30g，天竺黄12g，浮海石12g，覆盆子12g，皂角刺9g，藤梨根30g，苏梗木各12g，山慈菇12g，鬼箭羽15g，生枳壳30g，莪术15g，橘络12g，鸡血藤30g，仙灵脾30g，枸杞子30g，淡竹叶9g，灵芝草12g，桃仁12g，白蒺12g，女贞子12g，潼白蒺藜各12g，炒杜仲12g，川续断12g，菟丝子12g，鹿角片12g，化橘红12g。

　　七剂，浸膏。

　　枫斗120g，桑椹子200g，川贝母200g，参三七120g，西洋参120g，蛤蚧2对，冬虫夏草30g，生晒参30g。

　　一剂，研粉。

　　以上浸膏与粉末共制成胶囊，每日3次，每次5粒。

　　三诊：2006年6月15日。

　　经治疗肺气渐固，感冒明显减少，脾运未健，水液仍然内聚，灼成痰浊，肾阳还未充盛，脾肾之阳还待调补，瘀滞已有缓解。目前无明显症状，两肺未闻及干湿性啰音，纳便正常。舌质淡红偏紫消失，苔薄白，脉细缓。为巩固治疗，再给予：益气固表，健脾化湿，祛风利咽，柔肝理气，温肾助阳，活血软坚之法。

　　生黄芪300g，制黄精300g，生白术120g，防风90g，肺形草300g，云雾草200g，炒黄芩200g，老鹳草150g，白芥子90g，香白芷120g，石见穿120g，白桔梗120g，桑白皮120g，浙贝母200g，生米仁300g，制首乌300g，天竺黄120g，浮海石120g，覆盆子120g，皂角刺90g，藤梨根300g，山慈菇120g，鬼箭羽150g，生枳壳300g，苏梗木各120g，莪术150g，橘络120g，鸡血藤300g，仙灵脾300g，枸杞子300g，淡竹叶90g，灵芝草120g，桃仁120g，白蒺120g，女贞子120g，炒杜仲120g，川续断120g，菟丝子120g，鹿角片12g，潼白蒺藜各120g，化橘红

120g，生晒参 60g，徐长卿 300g，人中白 150g。

一剂，浸膏。

枫斗 120g，桑椹子 200g，川贝母 150g，参三七 120g，山参 90g，西洋参 120g，蛤蚧 2 对，冬虫夏草 30g，百令孢子粉 200g。

一剂，研粉。

以上浸膏与粉末共制成胶囊，每日 3 次，每次 5 粒。

四诊：2009 年 1 月 13 日。

治疗肺气渐固，感冒明显减少，脾阳得长，但运化欠健，饮伏于膈下，肾阳仍未充盛，故脾肾之阳还需充养，瘀滞已有缓解。目前无明显症状，两肺未闻及干湿性啰音，纳便正常。舌质淡红，苔薄白，脉细缓。冬令正值，再给予：益气固表，健脾化湿，柔肝理气，温肾助阳，活血软坚之法。

生黄芪 300g，制黄精 300g，生白术 120g，防风 90g，肺形草 300g，云雾草 200g，炒黄芩 200g，生晒参 60g，白芥子 90g，香白芷 120g，石见穿 120g，白桔梗 120g，桑白皮 120g，浙贝母 200g，生米仁 300g，制首乌 300g，天竺黄 120g，浮海石 120g，覆盆子 120g，皂角刺 90g，藤梨根 300g，山慈菇 120g，冬瓜仁 300g，生枳壳 300g，苏梗木各 120g，莪术 150g，橘络 120g，鸡血藤 300g，仙灵脾 30g，枸杞子 300g，淡竹叶 90g，灵芝草 120g，桃仁 120g，白蔹 120g，女贞子 120g，炒杜仲 120g，川续断 120g，菟丝子 120g，鹿角片 120g，潼白蒺藜各 120g，枫斗 120g，桑椹子 300g，参三七 120g，干芦根 300g。

一料。

水煎浓缩，加入龟甲胶 500g，百令孢子粉 100g，冰糖 500g，大胡桃肉 250g，黄酒 250g 收膏，冷藏备用。早晚各一匙开水冲服，外感或腹泻时停服。

五诊：2009 年 3 月 11 日。

经治疗肺气渐固，感冒明显减少，脾运未健，水液仍然内聚，灼成痰浊，肾阳还未充盛，脾肾之阳还待调补，瘀滞缓解。

目前无明显症状，纳便正常，舌质红，苔薄白，脉细缓。再给予：益气固表，健脾化湿，祛风利咽，柔肝理气，温肾助阳，活血软坚之法。

生黄芪300g，制黄精300g，生白术120g，防风90g，肺形草300g，云雾草200g，炒黄芩200g，老鹳草150g，白芥子90g，桃仁120g，石见穿120g，白桔梗120g，桑白皮120g，浙贝母200g，生米仁300g，制首乌300g，天竺黄120g，浮海石120g，覆盆子120g，皂角刺90g，藤梨根300g，苏梗木各120g，山慈菇120g，鬼箭羽150g，生枳壳300g，莪术150g，橘络120g，鸡血藤300g，仙灵脾300g，枸杞子300g，淡竹叶90g，灵芝草120g，冬瓜仁300g，白蔹120g，女贞子120g，炒杜仲120g，川续断120g，菟丝子120g，鹿角片120g，潼白蒺藜各120g，化橘红120g，徐长卿300g，人中白150g。

一剂，浸膏。

枫斗120g，桑椹子200g，川贝母120g，参三七120g，西洋参120g，蛤蚧2对，冬虫夏草30g，山参90g，百令孢子粉200g。

一剂，研粉。

以上浸膏与粉末共制成胶囊，每日3次，每次5粒。遇外感或腹泻时停服，请医师治疗后再服。

病例 2

郭某，男性，49岁，浙江杭州市人。初诊日期：2004年11月28日。

年届半百，两年前确诊为间质性肺炎伴纤维化，予强的松病情控制。平素气急伴胸闷，动则为甚，上楼困难，咳嗽不多，咳痰不畅，咽痒不适，易感冒，唇紫甲青，神疲乏力，纳可便调。舌质暗红，苔白偏少，脉细涩。两肺底可闻及少许啰音。此乃咳嗽日久，肺、脾、肾亏虚，痰瘀内阻，肺络受损，宣发肃降失常，气道不畅，正气不能护卫固表，外邪乘虚而入，且用激素治疗1年，耗气伤阴。今值冬令，以补肺健脾，温肾纳气，滋阴清肺，化痰消瘀为法，膏滋缓图之。

生黄芪200g，生白术100g，防风90g，野荞麦根300g，炒黄芩150g，肺形草300g，白桔梗120g，桑白皮120g，浙贝母200g，紫石英150g，西党参150g，炒米仁150g，白茯苓120g，天麦冬各120g，生熟地各120g，怀山药200g，灵芝草100g，山萸肉100g，仙灵脾200g，紫丹参200g，补骨脂120g，石见穿120g，枳壳200g，三棱120g，苏梗木各120g，莪术150g，皂角刺100g，当归200g，川芎120g，佛手片120g。

一料。

水煎浓缩，加入龟甲胶400g，鹿角胶100g，冰糖500g，黄酒250g收膏，冷藏备用。早晚各一匙开水冲服，遇感冒、腹泻停服。

二诊：2005年4月20日。

肺气虚弱，无力抗邪，风热常缠咽喉、鼻窍，肺受邪失于清肃，以致反复咳嗽不解，日久涉及脾气，运化失司，聚液成湿，灼炼成痰，伏于膈下。今又年达半百，肝叶始薄，肝气始衰，藏血不足，营阴暗耗，气阴极易失调，与肾相互不能制约，不能资生。肾阳难以上行温煦，故水液、津血常停滞，气虚血瘀，致成间质性肺炎伴纤维化，两下肺支气管扩张病变。经近一年治疗，症状和胸片均明显改善，但目前激素未全撤销。现症见：遇冷咽喉不适，稍有痰，咳出后全天无痰，鼻时有涕，胸片及CT复查已属吸收。激素已撤为1片半，手指皮变硬，大便常发现真菌（可能激素副作用）。舌质红，苔薄少，脉细滑。继续巩固治疗。给予：益气固表，清肺祛痰，健脾养血，软坚活血，补肾通阳之法。制成胶囊调治。

生黄芪300g，生白术120g，防风90g，肺形草300g，野荞麦根300g，炒黄芩150g，藤梨根300g，生米仁300g，白桔梗120g，桑白皮120g，浙贝母200g，香白芷120g，细辛90g，辛夷90g，寒水石120g，浮海石120g，海蛤壳120g，皂角刺9g，山慈菇

120g，白茯苓 150g，鬼箭羽 150g，橘核 120g，橘络 120g，莪术
150g，川芎 150g，西党参 300g，天麦冬各 120g，制首乌 300g，
灵芝草 120g，制黄精 300g，菟丝子 120g，生枳壳 200g，炒杜仲
120g，川续断 120g，仙灵脾 300g，佛手片 120g，玫瑰花 120g，
炙鳖甲 120g，女贞子 120g，潼白蒺藜各 120g，枸杞子 300g，覆
盆子 120g，化橘红 120g，白薇 150g。

一剂，浸膏。

枫斗 120g，川贝粉 150g，桑椹子 200g，参三七 150g，西洋
参 120g，冬虫夏草 50g，山参 10g，蛤蚧 2 对。

一剂，研粉。

以上浸膏和粉末匀和制成胶囊。每日 3 次，每次 5 粒，病情
稳定后或遵医嘱减量。若遇外感、腹泻及其他疾病即停药请医师
改方病愈后再服。

三诊：2007 年 12 月 12 日。

经治疗后病情比较稳定，但毕竟肺气虚弱，及脾涉肾，三脏
阳气俱虚。肺气虚不能卫外，风热之邪缠于咽喉，使肺常失清
肃，痰贮气道，阻于胸中，胸阳不能伸展；脾失健运，聚精成湿
伏于膈下，在肝失疏泄之时，灼炼成脂，沉积于肝，窜走脉中，
阻碍气血畅行，气虚血瘀，肾阳衰减，不能温煦脾阳，互为因
果。症见：咽喉如梗，容易乏力，血脂、胆固醇、血压均升高，
胸闷少见，动则气短，肩背板冷，夜间易出汗而咳嗽，皮肤变
粗，杵状指，痔疮明显。舌质红淡紫，苔白，脉细弦缓。给予：
益气固卫，养血柔肝，健脾助运，化湿消脂，平肝潜阳，温肾活
血之法。

制黄精 300g，生白术 120g，防风 90g，肺形草 300g，藤梨根
300g，生米仁 300g，野荞麦根 200g，炒黄芩 150g，白桔梗 120g，
桑白皮 120g，浙贝母 200g，山慈菇 120g，石见穿 120g，皂角刺
90g，苦丁茶 150g，绞股蓝 150g，决明子 300g，嫩荷叶 150g，垂
盆草 300g，粉丹皮 150g，佛手片 120g，砂蔻仁各 90g，生枳壳

200g，莪术120g，鸡血藤300g，红藤300g，槐米300g，仙灵脾300g，怀山药300g，生熟地各120g，西党参200g，参三七120g，炒杜仲120g，川续断120g，菟丝子120g，巴戟天120g，苏梗木各120g，双钩藤300g，夏枯草120g，潼白蒺藜各120g，女贞子100g，橘核络各120g。

一料。

水煎浓缩，加入龟甲胶400g，鹿角胶200g，百令孢子粉50g，冰糖500g收膏，冷藏备用。早晚各一匙开水冲服，外感或腹泻时停服。

四诊：2008年10月22日。

经治疗后病情一直稳定，肺气得以恢复，能抗风寒之邪，但风热仍缠于咽喉，脾运仍然未健，湿聚伏于膈下，肝失疏泄之时，灼炼成脂，沉积于肝，窜走脉中，阻碍气血畅行，气虚血瘀，因年已半百，阴自半衰，肾阳无法依附，不能温煦脾阳，气机时有不利。症见：晨起或遇冷咽部有痰，血脂、血压偏高，食后脘胀，矢气较多，前列腺增生，夜寐已安，强的松以半片维持。舌质红边瘀，苔薄白，脉细缓。冬令又值，再给予：益气固卫，养血柔肝，健脾助运，化湿消脂，平肝潜阳，温肾活血之法。

制黄精300g，生白术120g，防风90g，肺形草300g，藤梨根300g，生米仁300g，野荞麦根200g，炒黄芩200g，白桔梗120g，桑白皮120g，浙贝母200g，山慈菇120g，石见穿120g，皂角刺90g，苦丁茶150g，绞股蓝150g，决明子300g，嫩荷叶150g，垂盆草300g，粉丹皮150g，佛手片120g，砂蔻仁各90g，生枳壳200g，莪术100g，鸡血藤300g，红藤300g，冬瓜仁300g，仙灵脾300g，怀山药300g，生熟地各120g，西党参200g，参三七150g，炒杜仲120g，川续断120g，菟丝子120g，巴戟天120g，苏梗木各120g，双钩藤300g，夏枯草120g，潼白蒺藜各120g，女贞子200g，橘核络各120g，芦根300g，红景天300g。

一料。

水煎浓缩，加入龟甲胶 400g，鹿角胶 200g，百令孢子粉 100g，冰糖 500g 收膏，冷藏备用。早晚各一匙开水冲服，外感或腹泻时停服。

五诊：2009 年 2 月 9 日。

肺气渐复，抗邪力增，但风热仍缠咽喉，年过半百，肝叶早薄，肝气亦衰，藏血不足，阴自半衰，与肾阳相互不能制约，不能资生，肾阳难以上行温煦，使脾运失健，聚液成湿，灼炼成脂，沉积于肺，窜走脉中，阻碍气血畅行。经多年巩固治疗，症状基本消失，胸片及 CT 均明显改善和稳定，强的松半片维持。遇冷和晨起咽喉有痰，食后脘胀，矢气较多，夜寐安。舌质红边瘀，苔薄白，脉细缓。继续巩固治疗。仍给予：益气固表，清肺祛痰，健脾助运，软坚活血，养血补肾之法。

生黄芪 400g，生白术 120g，防风 90g，肺形草 300g，野荞麦根 300g，炒黄芩 150g，藤梨根 300g，生米仁 300g，白桔梗 120g，桑白皮 120g，浙贝母 200g，夏枯草 120g，生枳壳 200g，灵芝草 120g，冬瓜仁 300g，桃仁 120g，决明子 300g，皂角刺 90g，山慈菇 120g，白茯苓 150g，鬼箭羽 150g，橘核 120g，橘络 120g，莪术 150g，川芎 150g，西党参 300g，制首乌 300g，红景天 105g，制黄精 300g，天麦冬各 120g，菟丝子 120g，五味子 90g，炒杜仲 120g，川续断 120g，仙灵脾 300g，佛手片 120g，玫瑰花 120g，炙鳖甲 120g，女贞子 120g，潼白蒺藜各 120g，枸杞子 30g，淡附子 120g，化橘红 120g，白蔹 150g，双钩藤 300g。

一剂，浸膏。

枫斗 120g，川贝粉 150g，桑椹子 200g，参三七 150g，苦丁茶 100g，绞股蓝 100g，西洋参 120g，冬虫夏草 50g，山参 10g，蛤蚧 2 对，鹿茸片 10g。

一剂，研粉。

以上浸膏和粉末匀和制成胶囊。每日 3 次，每次 5 粒，病情稳定后或遵医嘱减量。若遇外感、腹泻及其他疾病即停药请医师改方病愈后再服。

病例 3

俞某，男，68 岁，浙江杭州市人。初诊日期：2005 年 12 月 16 日。

年近古稀，肝、心、脾三脏逐年衰弱，其功能失调，肝叶早薄，肝气衰虚，气血懒惰，营阴暗耗，与肾不能相互资生、制约。心气亦衰，无力鼓动脉律，不能生成脾土，生化之源亏乏，脾气更虚，运化水液无权，津聚成湿，灼炼成痰，伏于膈下，贮于肺中，使肺失宣降，痰蕴而化热，伤于肺络，致成间质性肺炎。症见：反复咳嗽难解，已服用强的松 3 片/日，仍然胸闷气急，上梯加剧，痰咳之不出，胸腔积液，咽痒痰黏，痰色时黄，晨起低热，容易感冒，怕冷。舌质红，苔光，脉滑数。先按急则治标原则，得以缓解。今正值冬令，按秋冬养阴原则，给予：益气固表，清肺祛痰，滋阴柔肝，补肾活血之法。

生黄芪 200g，生白术 100g，防风 90g，肺形草 300g，野荞麦根 300g，炒黄芩 150g，藤梨根 300g，生米仁 300g，猫人参 300g，白桔梗 120g，桑白皮 120g，浙贝母 200g，山慈菇 120g，橘核络各 120g，西党参 200g，五味子 90g，肥知母 120g，淡竹叶 90g，生地黄 200g，生炙甘草各 90g，炒杜仲 120g，川续断 120g，仙灵脾 300g，桑椹子 300g，皂角刺 90g，白芥子 100g，石见穿 120g，川芎 150g，白蔹 120g，苏梗木各 120g，枫斗 120g，干芦根 200g，灵芝草 120g，女贞子 100g，天麦冬各 120g，化橘红 120g，潼白蒺藜各 120g。

一料。

水煎浓缩，加入龟甲胶 400g，鹿角胶 100g，冰糖 500g，黄酒 250g 收膏，冷藏备用。早晚各一匙开水冲服，遇感冒、腹泻停服。经医师治疗后再服。

二诊：2006 年 11 月 23 日。

经去冬调治，五脏功能逐渐得到调节，减用强的松每日 1/4 片，仍见咽痒痰少，腰酸膝腿刺痛，容易感冒，怕冷。舌质红边瘀，苔薄，脉滑数。今又正值冬令，按秋冬养阴原则，给予：益气固表，清肺祛痰，健脾养血，滋阴柔肝，补肾活血之法。

生黄芪 200g，生白术 100g，防风 90g，肺形草 300g，野荞麦根 300g，炒黄芩 150g，藤梨根 300，生米仁 300g，猫人参 300g，白桔梗 120g，桑白皮 120g，浙贝母 200g，山慈菇 120g，橘核络各 120g，西党参 200g，五味子 90g，肥知母 120g，淡竹叶 90g，生地黄 200g，生炙甘草各 90g，炒杜仲 120g，川续断 120g，仙灵脾 300g，桑椹子 300g，皂角刺 90g，白芥子 100g，石见穿 120g，川芎 150g，白蔹 120g，苏梗木各 120g，枫斗 120g，干芦根 200g，灵芝草 120g，女贞子 100g，天麦冬各 120g，化橘红 120g，潼白蒺藜各 120g。

一料。

水煎浓缩，加入龟甲胶 400g，鹿角胶 100g，冰糖 500g，黄酒 250g 收膏，冷藏备用。早晚各一匙开水冲服，遇感冒、腹泻停服。

三诊：2007 年 2 月 3 日。

经二冬调治病情一直稳定，胸片和 CT 复查已明显吸收，强的松每日 1/4 片。但肝、心、脾三脏逐年衰弱，其功能失调，肝叶早薄，肝气衰虚，气血懒惰，营阴暗耗，与肾不能相互资生、制约。心气亦衰，无力鼓动脉律，不能生成脾土，生化之源亏乏，脾气更虚，运化水液无权，津聚成湿，灼炼成痰，伏于膈下，贮于肺中，使肺失宣降，痰蕴而化热，伤于肺络，致成间质性肺炎。目前无咳嗽等症，舌质红边瘀，苔薄，脉滑数。再给予：益气固表，清肺祛痰，健脾养血，滋阴柔肝，补肾活血之法。

生黄芪 300g，生白术 120g，防风 90g，肺形草 300g，野荞麦根 300g，炒黄芩 150g，藤梨根 300g，生米仁 300g，白桔梗 120g，桑白皮 120g，浙贝母 200g，香白芷 120g，寒水石 120g，浮海石

120g，海蛤壳 120g，皂角刺 90g，山慈菇 120g，白茯苓 150g，鬼箭羽 150g，橘核 120g，橘络 120g，莪术 150g，川芎 150g，西党参 300g，天麦冬各 120g，制首乌 300g，灵芝草 120g，制黄精300g，菟丝子 120g，生枳壳 200g，炒杜仲 120g，川续断 120g，仙灵脾 300g，佛手片 120g，玫瑰花 120g，炙鳖甲 120g，女贞子120g，枸杞子 300g，覆盆子 120g，潼白蒺藜各 120g，化橘红120g，白薇 150g。

一剂，浸膏。

枫斗 120g，川贝粉 150g，桑椹子 200g，参三七 150g，西洋参 120g，冬虫夏草 30g，山参 10g，蛤蚧 2 对。

一剂，研粉。

以上浸膏和粉末匀和制成胶囊。每日 3 次，每次 5 粒，病情稳定后或遵医嘱减量。若遇外感、腹泻及其他疾病即停药。

病例 4

包某，女，62 岁，浙江杭州市人。初诊日期：2007 年 12 月21 日。

先天禀赋不足，精血亏虚，浮络空虚，难以濡养肌腠、五脏以致硬皮症，后又患间质性肺炎并以强的松治疗已达 15 年余。肾阳亏虚，脾阳不振，聚津为湿，更阻气血畅行，湿伏膈下，难以生金，肺失清肃，痰蕴肺络，气虚血瘀，痰湿瘀虚互为因果，病缠不解。现经饮药治疗尚稳定，目前症见：容易感冒，咳嗽难解，痰黄白相兼，咽痒不畅，胸闷气急，动则加剧，心悸心慌反复出现，头胀乏力，关节酸痛，指端紫冷甚至发白，面色㿠白，胃胀反酸，腰酸怕冷，纳可便调。舌质淡红紫，苔白，脉沉细弱。给予：益气固表，清肺祛痰，健脾养血，宽胸宁心，通阳温肾之法。

生晒参 60g，寸麦冬 120g，五味子 90g，肺形草 300g，藤梨根 300g，生米仁 300g，炒黄芩 200g，白桔梗 120g，桑白皮 120g，野荞麦根 300g，浙贝母 200g，天竺黄 120g，浮海石 120g，寒水石 120g，皂角刺 90g，山慈菇 120g，人中白 150g，苏梗木各120g，莪术 120g，王不留行 120g，川芎 150g，参三七 120g，红藤 300g，嫩桂枝 120g，鹿角片 90g，淡附子 100g，淡竹叶 100g，粉丹皮 200g，女贞子 150g，旱莲草 120g，炒杜仲 120g，怀山药300g，生熟地各 120g，枫斗 120g，白芥子 90g，仙灵脾 300g，制玉竹 150g，制首乌 200g，制黄精 300g，巴戟天 120g，生炙甘草各 90g，肥知母 120g，化橘红 120g，潼白蒺藜各 120g。

一料。

水煎浓缩，加入龟甲胶 500g，百令孢子粉 100g，冰糖 500g，黄酒 250g 收膏，冷藏备用。早晚各一匙开水冲服，外感或腹泻时停服。

二诊：2008 年 12 月 15 日。

症见：感冒减少，咳嗽改善，痰黄白减少，胸闷气急缓解，关节酸痛，指端紫冷甚至发白，面色好转，纳可便调，舌质淡红紫，苔薄白，脉沉细滑。再给予：益气固表，清肺祛痰，健脾养血，宽胸宁心，通阳温肾之法。

生晒参 120g，寸麦冬 120g，五味子 90g，肺形草 300g，藤梨根 300g，生米仁 300g，野荞麦根 300g，炒黄芩 200g，白桔梗120g，桑白皮 120g，浙贝母 200g，天竺黄 120g，浮海石 120g，寒水石 150g，皂角刺 90g，山慈菇 120g，人中白 150g，莪术120g，王不留行 120g，苏梗木各 120g，川芎 150g，参三七 120g，红藤 300g，嫩桂枝 120g，鹿角片 90g，淡附子 150g，淡竹叶100g，粉丹皮 200g，女贞子 200g，旱莲草 120g，炒杜仲 120g，怀山药 300g，枫斗 120g，白芥子 90g，生熟地各 120g，仙灵脾300g，制玉竹 150g，制首乌 200g，制黄精 300g，巴戟天 120g，桃仁 150g，冬瓜仁 300g，化橘红 120g，潼白蒺藜各 120g。

一料。

水煎浓缩，加入龟甲胶 500g，百令孢子粉 100g，冰糖 500g，黄酒 250g 收膏，冷藏备用。早晚各一匙开水冲服，外感或腹泻时停服。

【按语】

肺间质纤维化是一组疾病的统称，正气不足，痰瘀阻络为其总病机。因顽痰宿瘀互结，而成痼疾，临床治疗较为棘手，在急性期以清热解毒、化痰、消瘀、散结，缓解期必以膏滋或丸剂扶正祛邪。膏滋选方以玉屏风合六味地黄丸为基础，加党参、补骨脂、仙灵脾、菟丝子、紫石英、灵芝草补益肺脾，温肾纳气以增强摄纳。肺形草、野荞麦根、炒黄芩清热解毒，消散肺之郁热；白桔梗、桑白皮、浙贝、浮海石化痰止咳，祛除顽痰；加石见穿、皂角刺软坚散结；合当归、川芎、丹参、三棱、苏木活血化瘀。因痰瘀与气关系密切，治气亦即治痰瘀，故十分重视治理气机，常配枳壳、莪术、苏梗、橘络，加重枳壳、莪术用量，以开"至坚之结"。因膏滋中有参芪等大量滋补品保护气血，与峻猛破气耗气及软坚消瘀同用，使气机运行，动阳以驱散痰瘀阴邪，痰化瘀消，肺气运行通畅，其主气功能也可逐渐恢复；且研究表明黄芪和丹参具有很好的抗纤维化作用。本病有急发，但慢性往往有免疫系统疾病，如病例 4 是在硬皮病基础上而发病。病例一患者肺脾肾同病，痰瘀互结，胶固不化，日久伤肾，冬季服膏方一年病情即稳定，咳嗽少，次年以胶囊长期缓治，以达巩固，至今无明显症状。病例 2 患者就诊时已用激素治疗一年，耗气伤阴明显，经冬季膏方，平时胶囊治疗，激素逐步减量，病情比较稳定，疗效满意；病例 3 患者肺、肝、心、脾、肾衰弱，功能失调，经二冬膏方调治病情一直稳定，春季再服胶囊，巩固其疗效。病例 4 是在硬皮病基础上而发病，服强的松治疗已达 15 年余，五脏俱虚，痰瘀明显，经冬令调治后还是能达到感冒减少，症状改善。故这类患者应长期服药，冬令膏方及个体辨证是很重要的，制成胶囊丸药交替调治，均达数年以上，经复查 CT 及肺功能结果均有改善，病情达到稳定。

第五节　过敏性鼻炎

过敏性鼻炎，又称变态反应性鼻炎，它是机体对某些变应原敏感性增高而发生在鼻腔黏膜的变态反应，常和支气管哮喘、荨麻疹同时存在。临床主要表现为鼻痒、阵发性喷嚏、流鼻涕、鼻塞，可有家族史或变应性疾病，检查见鼻腔黏膜苍白或灰淡、水肿，鼻分泌物中可见嗜酸性粒细胞或肥大细胞增多，血清 IgE 阳性。

过敏性鼻炎属于 I 型变态反应，分为常年变态反应性鼻炎和季节性变态反应性鼻炎，一年四季均可发病，以秋冬气候改变时为多见，或异气、异味刺激时发作。其发病率在近 20 年有显著增加趋势，占正常人群的 6.32% 左右，因此加强对过敏性鼻炎的防治有极其重要的意义。

中医学认为过敏性鼻炎属于"鼻鼽"的范畴，其发病内在因素是禀质特异，肺、脾、肾三脏虚损，外在因素多为感受外邪，或感受花粉、灰尘及不洁之邪。其病机主要为肺气虚弱，卫表不固，风寒之邪乘虚而入，邪正相争，驱邪外出而鼻痒、喷嚏；又肺虚，气不摄津则清涕涟涟，水湿壅于鼻，则鼻窍不通；或脾气虚弱，运化失健，水湿内停，聚湿成痰，痰湿上犯鼻窍，壅塞不通；且脾虚清阳不升，肺失充养，又可导致肺虚；或肾气不足，摄纳无权，气不归元，阳气易于耗散，风邪得以内侵而致病；又肾虚命门火衰，不能温养肺脾、温化和固摄水湿，寒水上泛不能自收，结聚鼻窍，可至鼽嚏；或肺经素有积热，肃降失职，风热之邪乘虚而入，邪热上扰鼻窍，鼻腔壅塞不通。总之，鼻鼽的发生与肺脾肾三脏不足，卫表不固，外邪及不洁之气乘虚而入有关。

中医治疗重在改善人体状态，扶助人体正气，通过补益肺、脾、肾气，使人体对致敏原不敏感。通过调理体质，以改善鼻黏膜被致敏的状态，从而消除过敏表现。如果不治疗，疾病可持续多年或呈永久性，或可转为气喘，或并发过敏性鼻窦炎、鼻息肉等，因此常年发作者须积极预防和治疗。膏方不但能补益五脏虚损，调整气血阴阳，增强机体抗病防御功能，同时对疾病有很好的治疗作用。立法以补肺健脾益肾，提高免疫力为根本，适当加祛邪之品，如鼻痒、喷嚏严重，可加祛风脱敏之品；鼻塞较甚可用宣肺解表，温通鼻窍；鼻流清涕则加强益气固摄之力。过敏性鼻炎冬令膏方调治，不仅对其有很好的防治作用，减轻或缓解自觉症状，同时对并存的疾病也有很好的治疗效果。

病例 1

谢某，男，34 岁，浙江省淳安县人。初诊日期：2007 年 12 月 28 日。

肺失清肃，卫表不固，平时风热常缠鼻咽之间，日久涉肺、脾、肾三脏阳气俱虚，液、津、血不得温煦，成湿成浊，伏于膈下，受邪引动，上渍于肺，影响胸阳伸展，气虚血滞，肝肾失调。今年入秋鼻过敏又发哮证，经治疗即缓解，目前症见鼻塞，胸闷痰少，纳便正常。舌质红，苔白，脉弦滑。又值冬令，再给予：益气固表，清肺利咽，祛风通鼻，健脾助运，温肾活血之法。

西党参 300g，制黄精 300g，生白术 120g，防风 90g，野荞麦根 300g，炒黄芩 200g，鹅不食草 40g，苍耳子 120g，香白芷 120g，白桔梗 120g，桑白皮 120g，浙贝母 200g，生米仁 300g，怀山药 300g，生熟地各 120g，白茯苓 120g，粉丹皮 150g，山萸肉 120g，泽泻 120g，炒杜仲 120g，川续断 120g，巴戟天 120g，菟丝子 120g，紫草 150g，紫背浮萍 120g，地肤子 120g，天竺黄 120g，冬凌草 150g，皂角刺 90g，枸杞子 300g，仙灵脾 300g，灵芝草 120g，炒白芍 150g，川芎 150g，苏梗木各 120g，藤梨根 300g，益智仁 120g，桃仁 120g，女贞子 200g，潼白蒺藜各 120g，辛夷 120g，佛手片 120g，生枳壳 200g，黄荆子 120g，砂蔻仁各

90g，徐长卿 300g。

一料。

水煎浓缩，加入鹿角胶 100g，龟甲胶 500g，百令孢子粉 100g，冰糖 500g 收膏，冷藏备用。早晚各一匙开水冲服，外感或腹泻时停服。

二诊：2008 年 3 月 19 日。

肺失清肃，表卫不固，风热常缠鼻咽之间，日久肺、脾、肾三脏阳气俱虚，液、津、血不得温煦，成湿成浊，伏于膈下，受邪引动，上渍于肺，影响胸阳伸展，气虚血滞，肝肾失调。症见：鼻痒有涕，哮证反复发作，咳嗽痰白不畅，咽痒如梗，胸闷心悸，腰酸背痛，怕冷。舌质红或有时淡紫，苔白厚，脉弦滑。经治疗并于冬令膏方后，病情达到稳定。为巩固治疗，再给予：益气固表，清肺利咽，祛风通鼻，健脾助运，温肾养血，柔肝活血之法，制成胶囊缓调治。

生黄芪 300g，制黄精 300g，生白术 120g，防风 90g，野荞麦根 300g，炒黄芩 200g，鹅不食草 40g，苍耳子 120g，香白芷 120g，白桔梗 120g，桑白皮 120g，浙贝母 200g，炒米仁 300g，怀山药 300g，生熟地各 120g，白茯苓 120g，粉丹皮 150g，山萸肉 120g，泽泻 120g，炒杜仲 120g，川续断 120g，巴戟天 120g，菟丝子 120g，紫草 150g，紫背浮萍 120g，地肤子 120g，天竺黄 120g，寒水石 120g，皂角刺 90g，枸杞子 300g，仙灵脾 300g，灵芝草 120g，苏梗木各 120g，炒白芍 150g，川芎 150g，藤梨根 300g，益智仁 120g，莪术 120g，女贞子 120g，潼白蒺藜各 120g，化橘红 120g，佛手片 120g，生枳壳 200g，砂蔻仁各 90g。

一剂，浸膏。

枫斗 120g，川贝粉 120g，桑椹子 200g，生晒参 60g，西洋参 120g，蛤蚧 2 对，冬虫夏草 40g，百令孢子粉 200g。

一剂，研粉。

以上方经打粉与浸膏制成胶囊，每日 3 次，从 3 粒开始，服

3 天，无不良反应，改为 4 粒，逐渐增至 6 粒即可。外感或腹泻时停服。

三诊：2008 年 10 月 19 日。

哮证缓解，但风热仍缠鼻咽，目前症见鼻塞时存，胸闷好转，纳便正常。舌质红，苔白，脉弦滑。又值冬令，再给予：益气固表，清肺利咽，祛风通鼻，健脾助运，温肾活血之法。

西党参 300g，制黄精 300g，生白术 120g，防风 90g，野荞麦根 300g，炒黄芩 200g，鹅不食草 40g，苍耳子 120g，香白芷 120g，白桔梗 120g，桑白皮 120g，浙贝母 200g，生米仁 300g，怀山药 300g，生熟地各 120g，白茯苓 120g，粉丹皮 150g，山萸肉 120g，泽泻 120g，炒杜仲 120g，川续断 120g，巴戟天 120g，菟丝子 120g，紫草 150g，紫背浮萍 120g，地肤子 120g，天竺黄 120g，冬凌草 150g，皂角刺 90g，枸杞子 300g，仙灵脾 300g，灵芝草 120g，炒白芍 150g，川芎 150g，苏梗木各 120g，藤梨根 300g，益智仁 120g，桃仁 120g，女贞子 200g，潼白蒺藜各 120g，辛夷 120g，佛手片 120g，生枳壳 200g，黄荆子 120g，砂蔻仁各 90g，徐长卿 300g。

一料。

水煎浓缩，加入鹿角胶 100g，龟甲胶 500g，百令孢子粉 100g，冰糖 500g 收膏，冷藏备用。早晚各一匙开水冲服，外感或腹泻时停服。

四诊：2009 年 3 月 11 日。

经治疗病情达到稳定，鼻过敏仍存，胸闷时作，纳便正常。舌质红，苔白，脉弦滑。继续巩固，再给予：益气固表，清肺利咽，祛风通鼻，健脾助运，温肾活血之法。

西党参 300g，制黄精 300g，生白术 120g，防风 90g，野荞麦根 300g，炒黄芩 200g，鹅不食草 40g，苍耳子 120g，香白芷 120g，白桔梗 120g，桑白皮 120g，浙贝母 200g，生米仁 300g，怀山药 300g，生熟地各 120g，白茯苓 120g，粉丹皮 150g，山萸

肉 120g，泽泻 120g，炒杜仲 120g，川续断 120g，巴戟天 120g，
菟丝子 120g，紫草 150g，紫背浮萍 120g，地肤子 120g，天竺黄
120g，冬凌草 150g，皂角刺 90g，枸杞子 300g，仙灵脾 300g，灵
芝草 120g，炒白芍 150g，川芎 150g，苏梗木各 120g，藤梨根
300g，益智仁 120g，桃仁 120g，女贞子 200g，潼白蒺藜各 120g，
辛夷 120g，佛手片 120g，生枳壳 200g，黄荆子 120g，砂蔻仁各
90g，徐长卿 300g，鹿角片 90g。

一料，浸膏。

枫斗 120g，川贝粉 120g，桑椹子 200g，生晒参 60g，参三七
100g，西洋参 120g，蛤蚧 2 对，冬虫夏草 40g。

一料，研粉。

以上方经打粉与浸膏制成胶囊，每日 3 次，从 3 粒开始，服
3 天，无不良反应，改为 4 粒，增至 6 粒即可。外感或腹泻时
停服。

病例 2

俞某，女，15 岁，浙江杭州市人。初诊日期：2008 年 9 月
16 日。

女子二七，天癸至，任脉通，太冲脉盛。但自幼哮证，肺气
素虚，不能卫外，风寒或风热常缠于鼻咽之间，或阻于皮肤腠
理，日久及脾，影响肾气充盛，一当外邪入侵，触发本病。平时
症见：鼻塞且痒，涕多咽痒，或身、耳、眼、皮肤等发痒，喉间
痰鸣，喷嚏频繁，面部红色小疹，常用美普清控制，肺功能正
常，气道高压阳性，纳便正常，月经尚可。舌质淡红，苔白，脉
细缓。经两月治疗哮证缓解，撤除西药，为巩固疗效给予：益气
固表，清肺祛风，健脾补肾，佐以活血养血之法。

制黄精 200g，生白术 120g，防风 90g，炙麻黄 100g，野荞麦
根 200g，炒黄芩 120g，鹅不食草 40g，苍耳子 90g，香白芷 120g，
辛夷 120g，冬凌草 120g，白桔梗 100g，桑白皮 120g，浙贝母
150g，天竺黄 120g，炒白芍 120g，川芎 120g，黄荆子 120g，徐

长卿 200g，苏梗木各 100g，紫草 120g，粉丹皮 100g，淡竹叶 90g，生米仁 200g，紫背浮萍 120g，桑椹子 300g，地肤子 120g，女贞子 90g，鱼脑石 120g，潼白蒺藜各 120g，炒杜仲 120g，川续断 120g，枸杞子 200g，陈皮 90g。

一料。

水煎浓缩，加入枣泥 1000g，百令孢子粉 50g，冰糖 500g 收膏，冷藏备用。早晚各一匙开水冲服，外感或腹泻时停服。

二诊：2009 年 6 月 16 日。

经素膏治疗后哮证缓解，因肺气素虚，不能卫外，风寒或风热常缠于鼻咽之间，或阻于皮肤腠理，日久及脾，影响肾气充盛，一当外邪即见鼻塞且痒，涕多咽痒，或身、耳、眼、皮肤等发痒，喷嚏频繁，面部红色小疹，纳便正常，月经正常。舌质淡红，苔白，脉细缓。为巩固疗效，再按"冬病夏治"原则，给予：益气固表，清肺祛风，健脾补肾，佐以活血养血之法。

制黄精 200g，生白术 120g，防风 90g，炙麻黄 90g，野荞麦根 200g，炒黄芩 120g，鹅不食草 40g，苍耳子 90g，香白芷 120g，辛夷 120g，冬凌草 120g，白桔梗 100g，桑白皮 120g，浙贝母 150g，天竺黄 120g，炒白芍 120g，川芎 120g，黄荆子 120g，徐长卿 300g，苏梗木各 100g，紫草 120g，粉丹皮 100g，淡竹叶 90g，生米仁 200g，紫背浮萍 120g，桑椹子 300g，地肤子 120g，女贞子 90g，鱼脑石 120g，潼白蒺藜各 120g，炒杜仲 120g，川续断 120g，枸杞子 200g，陈皮 90g，槐角 120g。

一料。

水煎浓缩，加入枣泥 1000g，百令孢子粉 50g，冰糖 500g 收膏，冰箱冷藏备用。早晚各一匙开水冲服，外感或腹泻时停服。

病例 3

骆某，男，32 岁，浙江杭州市人。初诊日期：2003 年 12 月 4 日。

年已三旬，五脏六腑充盈，肌肉方坚，气血满盛，当阴平阳秘，精神乃治。但素体肺卫不固，肺气不宣，风热缠绵不解，故鼻塞流涕，咽痒干燥，咳嗽时作，皮肤瘙痒。气虚不能帅血、荣养筋脉，故容易疲劳。舌尖红，苔薄，脉细弦。法当：益气固表，祛风利咽，健脾益肾，活血通络。

生黄芪200g，生白术120g，防风90g，鹅不食草40g，野荞麦根200g，炒黄芩150g，白桔梗120g，浙贝母120g，桑白皮120g，皂角刺90g，香白芷120g，地肤子120g，射干60g，紫草120g，紫背浮萍120g，炒当归120g，炒白芍120g，川芎150g，苍耳子120g，生炒米仁各120g，白茯苓120g，桑椹子200g，炒杜仲120g，川续断120g，甘杞子150g，枫斗120g，灵芝草100g，砂蔻仁各60g，佛手片120g，潼白蒺藜各100g，鸡血藤300g，菟丝子120g，巴戟肉120g，陈皮90g，生熟地各120g。

一料。

水煎浓缩，加入龟甲胶300g，鹿角胶100g，阿胶50g，冰糖500g，黄酒250g收膏，冷藏备用。早晚各一匙开水冲服，若遇感冒、腹泻停服。

二诊：2004年11月19日。

去冬膏方调治后，鼻塞流涕、咽痒咳嗽、皮肤瘙痒、腰酸怕冷、容易疲劳诸症减轻。今冬又值，再法当：益气固表，清肺化痰，利咽通窍，健脾益肾。

生黄芪200g，炒冬术120g，防风90g，鹅不食草40g，苍耳子90g，野荞麦根200g，白桔梗120g，炒黄芩150g，桑白皮120g，浙贝母150g，香白芷120g，地肤子120g，射干60g，炒当归120g，炒杜仲120g，川续断120g，白茯苓150g，川厚朴90g，佛手片120g，生炒米仁各120g，川芎150g，仙灵脾200g，巴戟天120g，菟丝子120g，砂蔻仁各60g，枸杞子300g，桑椹子300g，灵芝草100g，鸡血藤300g，皂角刺90g，紫草120g，陈皮90g。

一料。

水煎浓缩，加入龟甲胶400g，鹿角胶100g，冰糖500g，黄酒250g收膏，冷藏备用。早晚各一匙开水冲服，若遇感冒、腹泻停服。

三诊：2005年12月2日。

经两年调治后鼻痒喷嚏、鼻塞流涕、咽痒干咳、皮肤瘙痒均已缓解，体质好转，外感明显减少。时有颈肩板滞，腰酸腹胀，纳便正常。舌淡红，苔白，脉细缓。此乃肺气已振，肺司呼吸功能恢复，风邪难以缠鼻腔，现气血仍有失和，濡养肌肉、滋润皮肤欠佳，肝肾失于调和，腰督二脉濡养不足。今时值冬令，再给予：益气补肺，通鼻利咽，养血祛风，健脾壮肾。

生黄芪300g，生白术100g，防风90g，野荞麦根200g，鹅不食草40g，炒黄芩120g，白桔梗120g，香白芷120g，辛夷120g，鱼脑石120g，桑白皮120g，浙贝母120g，蝉衣90g，浮萍120g，紫草120g，炒当归120g，炒白芍120g，生熟地各120g，川芎120g，生炒米仁各120g，西党参200g，佛手片120g，砂蔻仁各60g，绿梅花90g，枸杞子200g，金狗脊120g，炒杜仲120g，川续断120g，补骨脂120g，益智仁120g，桑椹子200g，制首乌200g，陈皮90g，仙灵脾300g，潼白蒺藜各100g，灵芝草100g，鸡血藤300g，枫斗120g。

一料。

水煎浓缩，加入龟甲胶500g，鹿角胶100g，冰糖500g，黄酒250g收膏，冷藏备用。早晚各一匙开水冲服，若遇感冒、腹泻停服。

病例4

楼某，男，37岁，浙江杭州市人。初诊日期：2002年11月14日。

过敏之体，风热常缠咽鼻之间、肌肤腠理之中，导致肺失宣肃，痰贮气道，蕴郁化热，涉及脾气，脾弱胃强，生化精微、赤化为血减少，输运不足，肝失所养，筋脉失濡，血虚发难荣。症见：鼻塞涕多，咽干且痒，皮肤瘙痒，咳嗽痰黏，颈板手麻，腰酸乏力，头发皆白，大便干燥。舌质红，苔薄白，脉细缓。法当：益肺气，固卫表，清风热，利咽鼻，健脾运，和胃气，养肝血，益肾气，润肤发。

生黄芪 200g，生白术 120g，防风 90g，炒当归 120g，川芎 120g，生熟地各 120g，炒白芍 120g，茜草 120g，紫草 150g，地肤子 120g，苍耳子 100g，辛夷 120g，香白芷 120g，炒荆芥 100g，白桔梗 100g，桑白皮 120g，浙贝母 150g，皂角刺 80g，煨葛根 200g，炒天虫 120g，明天麻 120g，金狗脊 120g，制首乌 200g，制黄精 200g，青木香 120g，西党参 200g，制香附 120g，炒米仁 150g，砂蔻仁各 60g，白茯苓 100g，粉丹皮 120g，怀山药 200g，泽泻 100g，山萸肉 100g，人中白 90g，女贞子 100g，旱莲草 100g，川续断 120g，桑椹子 300g，化橘红 120g。

一料。

水煎浓缩，加入龟甲胶 400g，鹿角胶 100g，冰糖 500g，黄酒 250g 收膏，冷藏备用。早晚各一匙开水冲服，若遇感冒、腹泻停服。

二诊：2003 年 11 月 15 日。

经去冬调治，肺气初复，抗邪力增强，但风热仍常缠于鼻咽之间。原有肝病、腰椎间盘脱出症史，表明肝肾二脏已有失调，精血相互生成不足，上不荣眼和脑，下不达腰和筋脉，血虚容易生风。症见：鼻塞流涕时作，眼干胀，颈板滞，腰背酸，皮肤瘙痒，鼻衄便干。舌质红，苔薄少，脉细缓。再拟：益气养血，祛风利窍，平肝益肾，舒筋活络之法。

生黄芪 200g，生白术 100g，防风 90g，鹅不食草 40g，苍耳子 90g，香白芷 120g，辛夷 90g，紫草 120g，川芎 120g，煨葛根 300g，茜草 100g，地肤子 120g，白桔梗 90g，浙贝母 150g，皂角刺 90g，炒天虫 120g，明天麻 120g，炒杜仲 120g，川续断 120g，

桑椹子 200g，甘杞子 300g，制首乌 200g，枫斗 120g，粉丹皮 120g，怀山药 200g，女贞子 100g，槐米 300g，火麻仁 150g，仙灵脾 200g，潼白蒺藜各 120g，巴戟肉 120g，陈皮 90g。

一料。

水煎浓缩，加入龟甲胶 500g，冰糖 500g，黄酒 250g 收膏，冷藏备用。早晚各一匙开水冲服，若遇感冒、腹泻停服。

三诊：2004 年 12 月 24 日。

经两年调治后肺气虚、卫表不固明显改善，风邪常缠咽鼻。由于痰阻气道，反复日久，子盗母气，导致脾失健运，水谷不化精微，精血不足，不能充养肝肾，濡润肌肤，濡养筋脉，荣养毛发。故见：鼻塞涕多，咽干且痒，皮肤瘙痒减少，咽部痰黏，颈板手麻，腰酸乏力，大便干燥。舌质红，苔薄白，脉细缓。给予：益肺气，固卫表，祛风邪，利咽鼻，健脾运，养肝血，益肾气。

生黄芪 200g，生白术 120g，防风 90g，炒白芍 120g，炒当归 120g，炒白芍 120g，地肤子 120g，苍耳子 100g，蝉衣 100g，川芎 120g，香白芷 120g，白桔梗 100g，紫草 150g，浙贝母 150g，辛夷 120g，路路通 120g，煨葛根 200g，炒天虫 120g，金狗脊 120g，制首乌 200g，制黄精 200g，广木香 120g，西党参 200g，炒米仁 150g，砂蔻仁各 60g，白茯苓 100g，粉丹皮 120g，怀山药 200g，泽泻 100g，山萸肉 100g，制首乌 300g，川续断 120g，益智仁 120g，桑椹子 300g，佛手片 120g。

一料。

水煎浓缩，加入龟甲胶 400g，鹿角胶 100g，冰糖 500g，黄酒 250g 收膏，冷藏备用。早晚各一匙开水冲服，遇感冒、腹泻停服。

四诊：2005 年 11 月 14 日。

经三年调治，肺气初复，抗邪力增强，鼻炎发作明显减轻减少，但肺肝二脏仍有失调，精血相互生成不足，眼窍、筋脉失养。症见：偶有鼻炎风疹，眼干胀，颈板滞，腰背酸，齿衄便干。舌质红，苔薄少，脉细缓。再拟：益气养血，祛风利窍，平肝益肾，舒筋活络之法。

生黄芪200g，生白术100g，防风90g，鹅不食草40g，苍耳子90g，香白芷120g，辛夷90g，紫草120g，川芎120g，煨葛根300g，茜草100g，地肤子120g，白桔梗90g，浙贝母150g，皂角刺90g，炒天虫120g，明天麻120g，炒杜仲120g，川续断120g，桑椹子200g，甘杞子300g，制首乌200g，枫斗120g，粉丹皮120g，怀山药200g，女贞子100g，槐米300g，火麻仁150g，仙灵脾200g，潼白蒺藜各120g，巴戟肉120g，陈皮90g。

一料。

水煎浓缩，加入龟甲胶500g，冰糖500g，黄酒250g收膏，冷藏备用。早晚各一匙开水冲服，若遇感冒、腹泻停服。

五诊：2006年11月27日。

叠进四年膏方调治，肺、脾、肾三脏得以和顺，机体抗病能力增强。但风热仍时有缠绵于鼻咽之间，肝肺二脏仍失调，精血相互生成不足，上不荣眼和脑，下不达腰和筋脉，血虚容易生风，偶发鼻塞流涕，眼干胀，颈板滞，腰背酸，齿衄便干。舌质红，苔薄少，脉细缓。再拟：益气养血，祛风利窍，平肝益肾，舒筋活络之法。

生黄芪200g，生白术100g，防风90g，苍耳子120g，香白芷120g，辛夷90g，炒当归150g，川芎120g，紫背浮萍120g，紫草120g，地肤子120g，枸杞子300g，制首乌300g，生熟地各120g，怀山药300g，山萸肉120g，粉丹皮120g，泽泻120g，白茯苓120g，桑椹子300g，菟丝子120g，川续断120g，炒杜仲120g，淡竹叶90g，潼白蒺藜各120g，水牛角150g，肥知母120g，决明子200g，苦丁茶150g，绞股蓝200g，广郁金120g，生枳壳200g，佛手片120g，陈皮90g。

一料。

水煎浓缩，加入龟甲胶 400g，阿胶 100g，冰糖 500g，黄酒 250g 收膏，冷藏备用。早晚各一匙开水冲服，若遇感冒、腹泻停服。

病例 5

倪某，女，41 岁，浙江杭州市人。初诊日期：2002 年 11 月 18 日。

风热常缠于咽鼻之间，肺失肃降，日久肺气不足，难以抗邪。肺居膈上，胸中之阳气不能振展，久而涉脾，脾失健运，水液内聚，气血生化不足，影响冲任二脉，气郁而化热。症见：咽痒鼻塞，胸闷气急，时而胸痛，口苦腰酸，月经提前，量多兼块，行时腹痛，平时带下色白量多。舌质红，苔薄白，脉细缓。法当：宽胸理气，固卫利咽，养血益肾，调和冲任。

苏子梗各 120g，苏木 120g，瓜蒌根 120g，姜半夏 100g，川桂枝 100g，西党参 200g，寸麦冬 120g，川芎 120g，野荞麦根 200g，炒赤白芍各 120g，炒黄芩 150g，蚤休 120g，木蝴蝶 90g，皂角刺 80g，生炒米仁各 120g，白茯苓 200g，生白术 100g，生黄芪 200g，苍耳子 90g，香白芷 120g，炒当归 120g，紫丹参 200g，独活 100g，延胡索 150g，小茴香 90g，生熟蒲黄各 90g，五灵脂 90g，炒杜仲 120g，川续断 120g，桑椹子 200g，绞股蓝 150g，陈皮 90g，潼白蒺藜各 100g。

一料。

水煎浓缩，加入龟甲胶 400g，阿胶 100g，冰糖 500g，黄酒 250g 收膏，冷藏备用。早晚各一匙开水冲服，若遇感冒、腹泻停服。

二诊：2004 年 12 月 18 日。

经去年膏方调治，反复咳嗽咳痰、鼻塞流涕、咽痒已有好转，但脾气未得充，致脾之运化功能失常，时出现泄泻，完谷不化，经行不畅、淋漓。舌质紫红，苔薄黄，脉细沉。法当：益气固表，利咽健脾，活血通络，佐以平补肝肾。

生黄芪200g，生白术100g，防风90g，野荞麦根200g，白桔梗120g，桑白皮120g，西党参200g，白茯苓100g，砂蔻仁各60g，生炒米仁各120g，皂角刺90g，海蛤壳100g，香白芷120g，辛夷120g，浙贝母120g，炒黄芩120g，鱼脑石120g，焦山楂120g，青陈皮各90g，怀山药150g，炒当归120g，生熟地各120g，川芎120g，制香附120g，炒赤白芍各120g，补骨脂120g，菟丝子120g，桑椹子200g，巴戟肉120g，川续断120g，炒杜仲120g，枸杞子150g，制首乌200g，绿梅花90g，灵芝草100g。

一料。

水煎浓缩，加入龟甲胶400g，阿胶100g，冰糖500g，黄酒250g收膏，冷藏备用。早晚各一匙开水冲服，若遇感冒、腹泻停服。

【按语】

过敏性鼻炎是肺气虚损，鼻窍代肺受之，风邪、异气常缠不解所致。西医主要使用抗组胺药、皮质激素类及免疫学疗法。膏滋调治以补肺、益气、固表、健脾、温肾为治疗大法，并随证施治。选方玉屏风、四君子、六味地黄丸为基本方，补脾肺肾之气，苍耳子、香白芷、辛夷有很好的温通鼻窍作用，鼻塞甚者同时可加川芎、赤芍、红花、路路通活血化瘀，增加通窍之力。过敏性鼻炎因鼻痒而喷嚏频作，鼻痒之产生主要是风寒异气刺激，祛风止痒十分重要，可选蝉衣、鹅不食草、紫草、浮萍、地肤子等，蝉衣、浮萍入肺肝二经，其质轻性浮，能开肺平肝散风清热，具脱敏之功。此处用地肤子取其祛湿止痒之功，过敏性鼻炎常伴皮肤瘙痒，地肤子有较好的止痒作用。若清涕涟涟，如李东垣在《脾胃论》中指出："肾水反来侮土，所胜者妄行也，作涎及清涕唾多。"则应加强温补肾阳、摄纳清涕之力，益智仁、补骨脂、附子、狗脊等温阳固摄。若鼻炎合并呼吸道疾病，痰热湿浊伏肺者，可加野荞麦根、炒黄芩、桔梗、桑白皮、浙贝等清肺化痰之品。病例1患者肺脾肾俱虚，风热常缠鼻咽之间，过敏性鼻炎合哮喘，经膏方胶囊治疗后，哮证缓解，而鼻过敏更顽固，继续胶囊巩固；病例 2 患者哮喘、鼻炎、荨麻疹，需要西药控制，先汤剂治疗，病情稳定后素膏调理，初见成效后夏季继续服素膏以巩固疗效；病例 3 素体肺卫不固，肺气不宣，风热缠绵不解，经 2 年调治后鼻痒喷嚏等诸症缓解，体质好转，外感明显减少；病例 4 患者过敏之体，风热常缠咽鼻之间、肌肤腠理之中，叠进 4 年膏方调治，肺脾肾三脏得以和顺，机体抗病能力增强，虽然风热仍有侵袭，症状明显减轻，继续服膏方，可进一步巩固效果；病例 5 患者肺脾不足，气血乏源，影响冲任，鼻炎且月经不调，经膏方调治，反复咳嗽咳痰、鼻塞涕流、咽痒均有好转。总之，要使过敏性鼻炎患者之肺脾肾三气得充，正气内存，邪不可干。

第二章　心血管疾病

心血管疾病是临床常见病和多发病。近年来随着生活节奏加快、工作压力增大、饮食结构变化等诸多因素的影响，心血管疾病的发病率呈不断上升趋势。因此，有必要增强人们的自我保健意识，加强心血管疾病的防治，这对人们的养生保健和延缓衰老有重大意义。

中医历来注重对脏腑功能的调摄，对心脏尤为重视，认为心脏是"五脏六腑之大主"、"生之本"、"君主之官"。如《素问·六节藏象论》云："心者，生之本，神之变也。其华在面，其充在血脉，为阳中之太阳，通于夏气。"对此张志聪有注："心主血，中焦受气取汁，化赤而为血，以奉生身，莫贵于此，故为生身之本。心藏神而应变万事，故曰神之变也。"这就使我们对心脏功能、病理变化的认识有了基础，使针对性的治疗有了依据。概括而言，心最主要的生理功能为"主血脉"、"主神明"。然其病有气血阴阳、标本缓急之变，又常兼杂他脏为患，故病证多变。如：胸痹、心悸、奔豚、喘肿、厥逆、脏躁、失眠、烦躁、癫狂、神昏、谵语等每与心相关。

心血管疾病多有本虚标实之证，《灵枢·天年》云："五十岁，肝气始衰，肝叶始薄，胆汁始灭，目始不明。六十岁，心气始衰，善忧悲，血气懈惰，故好卧。七十岁，脾气虚，皮肤枯。八十岁，肺气衰，魄离，故言善误。九十岁，肾气焦，四脏经脉空虚。百岁，五脏皆虚，神气皆去，形骸独居而终矣。"可见从五十岁到九十岁，生气衰退逐渐加重，各脏生理活动退废，这也是心血管疾患的内因，即"本虚"。而由于外界各种刺激及脏腑功能失调，又可因虚生实，浊物积聚，形成虚实夹杂，标本互制的状态。所以临证时应仔细辨证，分清主次，攻补兼施。

徐老师认为心血管病标本虚实不外乎五虚、两脱、三实，五虚包括心气虚、心阳虚、心阴虚、心血虚及心神不宁，两脱是指心阳虚脱、气阴两虚，标实主要包括心火、瘀血、痰湿等。只要详查病因，对症下药，经过一段时期的调理能从根本上达到祛病延年的效果。膏方是其比较理想的剂型，一方面可达到理想的治疗效果，另一方面方便服用，患者易于坚持。

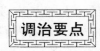

调治要点

1. 补虚益损治本

心血管疾病本虚多五虚、两脱之证。心气虚则气不足，不能贯注心脉，血脉凝泣不通，脉道不利。其病每与脾胃相关。《素问·平人气象论》云："胃之大络，名曰虚里，贯膈络肺，出于左乳下，其动应衣，脉宗气也。"又如《素问·太阴阳明论》云："四肢皆禀气于胃，而不得至经，必因于脾乃得禀也。今脾病不能为胃行其津液，四肢不得禀水谷气，气日以衰，脉道不利……"所以心气虚治疗常用心与脾胃同调的方法，徐老师常用炙甘草汤加调理脾胃、补中气之药，如人参、党参、黄芪等，使中气盛而宗气足，则心脉复通。

心阳虚者中阳虚衰，阴寒内盛，上逆心胸，日久常可累及肾阳，可致水湿泛滥。治以温阳利水之法，药用真武汤加减。此型患者多有虚中夹实之证，外感寒邪亦可导致或加重病情。温阳通阳徐老师常加仙灵脾、桂枝、干姜、巴戟天、胡芦巴等，寒甚加附子、肉桂，同时辅用活血利水药。要注意的是，心阴虚也可累及肾阴，这是心肾相交、水火既济的问题。如孙庆增在《吴医汇讲》中说到："水不升为病者，调肾之阳，阳气足，水气随之而升。火不降为病者，滋心之阴，阴气足，火气随之而降。"其言可法。

经云："人年四十而阴气自半也，起居衰矣。"心阴虚除可累及肾阴外，还常伴肝阴虚。心阴虚可使心失濡养。心肾阴虚可使虚火内生，消烁津液。而心肝阴虚常致筋脉失荣，筋脉挛缩甚至不用。心肝肾阴虚则可致阴虚阳亢，虚风内动之证。同时心失濡养可致神无所舍而有心神不宁。治以养心血宁心神，可用天王补心丹，同时可辨证加用补益肝肾之药。如伴有肝阳上亢，虚风内动之证可加用平肝息风潜阳之方药，如天麻钩藤饮、桂枝甘草龙骨牡蛎汤。

血为气母，血虚则气虚。气血两虚，脉道不充，血行滞涩。常见心悸、眩晕、面色无华、胸闷、舌淡、脉虚之证。治用归脾汤之类，但应注意不可过用活血行气之药。《罗氏会约医镜》所云："凡常人之于气滞者，唯知破之散之，而言补以行气，必不然也，不知实则气滞，虚则力不足运动其气，亦觉气滞，再用消散，重虚其虚矣。"所以只需养气血而略加行血之药，待气旺血足，脉道自然通利。

心乃神之居，心病则神明无所舍，故养心多能安神，安神亦需养心。常用药物有：茯苓、酸枣仁、夜交藤、炙远志、柏子仁、五味子、紫贝齿、合欢皮等，临证可酌情择取几味加入方中。

当心阳虚脱时多见四肢逆冷、面色苍白、畏寒喜热、汗多不渴、小便清长、下利清谷、舌淡脉沉细，治当回阳救逆，用参附汤加减。

病变日久则见气阴两虚，可出现眩晕、神识不清、面色㿠白、口唇发绀、胸闷气急、呼吸微弱、汗出肢冷、舌淡、脉微细欲绝，治以益气养阴，药用生脉饮加减。

2. 祛火瘀痰治标

心火多由外感袭肺，正气不足，逆传于心所致，故心火多伴肺热。由于每易成正虚邪恋之证，故常加板蓝根、银花、党参、炒黄芩、野荞麦根等清肺之热毒；若肺热不除则心火难清，后期则应注意益气养阴，可用生脉饮加味；由于热邪灼炼津液又可成痰成瘀，故可辨证加用化痰祛瘀之品。

引起瘀血的原因较多，如寒邪、热邪、气滞、出血、久病等，瘀血是许多疾病中的一个兼证。由于瘀血可影响血脉的通利，往往可加重心血管疾病，造成恶性循环，治疗时不可忽视。临床应用的活血药物亦有较多品种，一般可分以下几类：①活血破血：如桃仁、红花、三棱、莪术、穿山甲、王不留行、大黄、水蛭、露蜂房、䗪虫、血竭等。②活血化瘀：川芎、赤芍、白芍、五灵脂、蒲黄、苏木、乳香、没药、姜黄、牛膝、丹皮等。③养血活血类：丹参、当归、鸡血藤、葛根等。④养血类：生地、熟地、阿胶、大枣、龙眼肉等。

痰是多种疾病的病理产物，与湿同源。痰湿为患可阻滞脉道，阻遏心阳，而致心不能主血脉，出现胸痛、心悸。如《医学衷中参西录》："心脏属火，痰饮属水，火畏水迫，故作惊悸也。"痰湿也可蒙闭清窍而见神昏、痴呆。痰湿还可郁久化火，出现痰火扰心之证。痰阻胸阳成胸痹之证，可用瓜蒌薤白半夏汤；痰湿上蒙清窍可用涤痰汤，痰火扰心致气滞、痰凝、火炽，可用黄连温胆汤，热可用牛黄清心丸。

其他如湿困者与痰相类，用以化湿行气健脾即可。寒者多有阳虚或每与瘀血水饮相兼，只需对证以温阳利水，活血化瘀即可。

3. 调和五脏平衡

五脏之间相互影响，难以截然区分。如张景岳在《景岳全书》说："五脏之气无不相渗，故五脏中皆有神气，皆有肺气，皆有胃气，皆有肝气，皆有肾气⋯⋯各有互相倚伏之妙。"由于心脏患病多可与其他脏腑相互影响，故在临证时应注意调和诸脏腑之间的关系。如胆腑疾患便可影响及心。《灵枢·经别》有云："足少阳之正⋯⋯别者入季胁之间，循胸里，属胆，散之，上肝贯心⋯⋯"现代研究发现，胆道传入神经纤维与心脏传入神经纤维在第 5~8 胸椎处重叠，自主神经调节易发生错位，当胆囊、胆道受炎症刺激引起神经反射，可致心脏自主神经失调，出现心悸、心绞痛等症，即"胆心综合征"。治疗时可用疏肝利胆，行气解郁之主方，加用活血通络、祛痰化湿之品，如赤白芍、瓜蒌、薤白、丹参、降香等。

第一节　高血压病

高血压是指动脉收缩压和（或）舒张压的增高。原发性高血压是指由于体循环动脉血压升高所致的一种综合征，占高血压发病人数的绝大部分。继发性高血压又称症状性高血压，它是继发于某些疾病而引起的高血压。高血压病以血压超过正常标准，常见头晕、头痛、胸闷、乏力等症为主要临床特征，可并发心脑肾和视网膜等脏器不同程度的器质性损害。高血压病的发病，与遗传、年龄、职业、环境、饮食及生活习惯等诸种因素的影响密切相关。中老年人为主要患病人群，精神紧张及剧烈活动常诱发血压突然升高。高血压并发严重心脑肾损害者，预后不良。

中医学对于高血压的认识多见于眩晕和头痛中，其病势迁延，病因病机甚为复杂，然多为本虚标实之证。高血压病的病因主要为长期精神紧张或恼怒忧思，致肝郁化火；劳欲过度或年老体衰或先天禀赋不足，致肝肾亏损，阴虚阳亢；或饥饱失常、嗜好烟酒、过食肥甘厚腻，可损伤脾胃，酿湿生痰，则可上蒙清窍。明代医家孙志宏认为："七情相感，脏气不平，郁而生涎，积而为饮，煎熬成痰，火动其痰，令人眩运。又夹于疲劳过度，血液耗损，精髓亏伤，皆能致此。发则头运目眩，耳鸣身转，昏愦欲倒，如立舟车，乃上实下虚也。"总之，上述病因均易使机体阴阳失调，导致本病发生。

高血压病大多病程长，久病耗损，气血阴阳有所不足，非一针一药能短时调治，此时选择膏方甚为适宜。膏方治疗高血压病时，并非一味蛮补，而是通过辨证论治，以"损有余而补不足"为治疗原则，注重肝肾气血阴阳调补的同时，亦顾及阳亢、痰湿、瘀血等标实之邪的祛除，且补虚之品与理气运脾健胃之药同用，以消补并用，通补兼施，促进膏滋药的吸收。

病例1

章某，女，66岁，浙江杭州市人。初诊日期：2002年11月12日。

花甲余六，脏腑功能已开始衰减，常影响气血生成和输布，造成气血失和，阴阳失衡。脾胃为后天之本，运化水液和精液，使脏腑得以营养。今因过食膏粱厚味，伤于脾气，运化失职，聚津液成湿，灼炼成脂，窜走脉络之中，气血更不通畅，肝肾失于制约，水不涵木，肝阳上亢。症见：胸闷心悸，血压升高，血脂升高，颈项板滞，寐多梦扰，腰酸腿软，足底疼痛，大便烂，每日2~3次。舌质红，苔白中裂，脉弦滑。法当：健脾和胃，滋水涵木，养血安神，佐以利咽。冬令正值，膏方缓图之。

西党参200g，炒苍术120g，白茯苓100g，广木香120g，砂蔻仁各60g，怀山药200g，白桔梗100g，桑白皮120g，浙贝母150g，生炒米仁各120g，佛手片120g，皂角刺80g，双钩藤200g，绞股蓝150g，决明子200g，枫斗120g，寸麦冬120g，五味子90g，柏子仁120g，煨葛根200g，女贞子100g，生熟地各120g，泽泻100g，粉丹皮120g，山萸肉100g，炒杜仲120g，川续断120g，桑椹子200g，甘杞子200g，潼白蒺藜各100g，陈皮90g。

一料。

水煎浓缩，加入龟甲胶400g，阿胶100g，冰糖500g，黄酒250g收膏，冷藏备用。早晚各一匙开水冲服，若遇感冒、腹泻停服。

二诊：2003年12月1日。

经去冬膏方调治，胸闷心悸、血压升高、血脂升高、颈项板滞、寐多梦扰、腰酸腿软、足底疼痛、大便溏烂均有改善。舌质红，苔白中裂，脉弦滑。法当：健脾和胃，滋水涵木，养血安神，佐以利咽。冬令正值，再制膏滋缓图之。

西党参200g，苍白术各100g，白茯苓100g，广木香120g，砂蔻仁各60g，怀山药200g，白桔梗100g，桑白皮120g，浙贝母150g，生炒米仁各120g，佛手片120g，绞股蓝150g，决明子300g，枫斗120g，皂角刺100g，炒白芍120g，防风90g，生熟地各120g，泽泻100g，潼白蒺藜各100g，粉丹皮100g，山萸肉100g，炒杜仲120g，制首乌300g，合欢花100g，煨葛根200g，陈皮90g。

一料。

水煎浓缩，加入龟甲胶400g，阿胶100g，冰糖500g，黄酒250g收膏，冷藏备用。早晚各一匙开水冲服，若遇感冒、腹泻停服。

三诊：2004年12月5日。

经两年调治，气血较前和顺，阴阳渐已平衡，血压、胸闷、心悸改善，血脂仍高，颈项板滞，腰时酸，足底痛消失，纳便正常。舌质红，苔薄白中小裂，脉细缓。毕竟步入古稀年，可因外邪、情绪、劳累而影响气血、阴阳的平衡，气血输转泄泻缓慢，还需要继续调理。今又值冬令，给予：养血柔肝，益肾潜阳，健脾和胃，活血化瘀之法。制成膏滋缓调治。

枸杞子 300g，生熟地各 120g，白茯苓 120g，怀山药 300g，泽泻 150g，炒杜仲 120g，川续断 120g，桃仁 120g，柏子仁 120g，苏梗木各 120g，制玉竹 150g，五味子 90g，淡竹叶 90g，鸡血藤 300g，佛手片 120g，怀牛膝 120g，枳壳 200g，紫丹参 300g，淮小麦 300g，草果仁 120g，藤梨根 300g，绿梅花 100g，嫩桂枝 90g，炒赤芍 150g，潼白蒺藜各 120g，粉丹皮 150g，双钩藤 300g，槐角 150g，枫斗 120g，参三七 120g，陈皮 90g。

一料。

水煎浓缩，加入龟甲胶 400g，阿胶 100g，冰糖 500g，黄酒 250g 收膏，冷藏备用。早晚各一匙开水冲服，若遇感冒、腹泻停服。

病例 2

刘某，女，71 岁，浙江杭州市人。初诊日期：2007 年 2 月 7 日。

年逾古稀，肝叶早薄，肝气已衰，藏血不足，营阴暗耗，阳气无所依附，无力推动津血，心气不足，心血失养，胸阳不展，阻于胸中。脾气也开始衰减，脾运失职，生化之源亏虚，血更不足，水液内滞，灼炼成脂，肝与肾不能相互制约、相互资生，储精输泄无力，水不涵木，肝阳上亢，髓海不足，神不守舍，筋脉失于濡养。症见：血压升高，头晕乏力，颈板背滞，上肢发麻，胃脘发胀，血糖升高，血脂升高，腰酸腿软，目糊胸闷，时有心悸。舌质红，苔薄白，脉细滑小弦。继续给予：平肝潜阳，益气固表，润肺清胃，补肾活血，舒筋活络之法，制成膏滋缓调治。

双钩藤 300g，夏枯草 150g，生磁石 150g，煨葛根 300g，女贞子 150g，枸杞子 300g，生熟地各 120g，白茯苓 120g，怀山药 300g，泽泻 150g，炒杜仲 120g，川续断 120g，苏梗木各 120g，桃仁 120g，柏子仁 120g，制玉竹 150g，五味子 90g，淡竹叶 90g，鸡血藤 300g，佛手片 120g，怀牛膝 120g，枳壳 200g，紫丹参 300g，淮小麦 300g，草果仁 120g，藤梨根 300g，绿梅花 100g，嫩桂枝 90g，炒赤芍 150g，潼白蒺藜各 120g，陈皮 90g，羚羊角 90g（另炖加入清膏内）。

一料。

水煎浓缩，加入龟甲胶 500g，冰糖 500g，黄酒 250g 收膏，冷藏备用。早晚各一匙开水冲服，若遇感冒、腹泻停服。

二诊：2007 年 8 月 15 日。

经去冬调治后病情缓解，但仍症见：血压波动，头晕乏力，颈板背滞，上肢发麻，血糖升高，血脂升高，腰酸腿软，目糊胸闷，时有心悸。舌质红，苔白，脉细滑弦。继续给予：平肝潜阳，益气固表，润肺清胃，补肾活血，舒筋活络之法，制成胶囊巩固调治。

双钩藤 300g，夏枯草 150g，生磁石 150g，煨葛根 300g，女贞子 150g，枸杞子 300g，生熟地各 120g，白茯苓 120g，怀山药 300g，泽泻 150g，炒杜仲 120g，川续断 120g，苏梗木各 120g，桃仁 120g，柏子仁 120g，制玉竹 150g，五味子 90g，淡竹叶 90g，鸡血藤 300g，佛手片 120g，怀牛膝 120g，枳壳 200g，紫丹参 300g，淮小麦 300g，草果仁 120g，藤梨根 300g，绿梅花 100g，嫩桂枝 90g，炒赤芍 150g，潼白蒺藜各 120g，陈皮 90g，羚羊角 90g（加炖加入浸膏内）。

一剂，浸膏。

冬虫夏草 20g，山参 10g，参三七 150g，枫斗 120g，桑椹子 200g，西洋参 150g，绞股蓝 100g，苦丁茶 100g，明天麻 120g，川贝 100g。

一剂，研粉。

以上浸膏与粉末共制成胶囊，每日 3 次，每次 5 粒，遇外感或腹泻时停服。

三诊：2008 年 1 月 2 日。

胶囊服后症状明显好转，现见：血压稳定，头晕缓解，颈板背滞、上肢发麻减轻，血糖控制，血脂正常，目糊、胸闷、心悸消失，寐安。舌质红，苔前少根白，脉细滑。再予胶囊巩固。给予：平肝潜阳，益气固表，润肺清胃，补肾活血，舒筋活络之法。

双钩藤 200g，夏枯草 120g，生磁石 120g，煨葛根 300g，女贞子 150g，枸杞子 300g，白茯苓 120g，怀山药 300g，泽泻 120g，生熟地各 120g，炒杜仲 120g，川续断 120g，桃仁 120g，柏子仁 120g，苏梗木各 120g，制玉竹 150g，五味子 90g，淡竹叶 90g，鸡血藤 300g，佛手片 120g，怀牛膝 120g，枳壳 200g，紫丹参 300g，淮小麦 300g，草果仁 120g，藤梨根 300g，绿梅花 100g，嫩桂枝 90g，炒赤芍 150g，潼白蒺藜各 120g，仙灵脾 200g，红景天 150g，山萸肉 120g，陈皮 90g。

一剂，浸膏。

山参 10g，参三七 150g，枫斗 120g，桑椹子 200g，百令孢子粉 200g，西洋参 150g，绞股蓝 100g，苦丁茶 100g，明天麻 120g，川贝 100g。

一剂，研粉。

以上浸膏与粉末共制成胶囊，每日 3 次，每次 6 粒，遇外感或腹泻时停服。

病例 3

刘某，男，47 岁，浙江杭州市人。初诊日期：2007 年 12 月 10 日。

五脏六腑，十二经脉大盛，气血满盈以达平定。由于肝、脾、肾三脏失于协调，肝失疏泄条达，横犯脾土，脾失健运，聚液成湿，肝郁火旺，灼炼成脂，沉积于肝，窜走脉中，阻碍气血畅行，肝失血养，虚风内生，上扰清窍，髓海亏乏，神不守舍，脑脉失养，阳气无所依附，肾阳不足，气化不利，心失所养。症见：头晕或物转，头痛跳抽，胸闷心慌，或有胸痛，颈板手麻，左心室大，血压、血脂高，夜寐浅易醒多梦，脘腹冷痛，夜尿1~2次。舌质红苔白，脉细缓。给予：平肝潜阳，养血息风，舒筋活血，健脾理气，滋阴补肾之法。制成膏滋缓调治。

枸杞子300g，生熟地各120g，白茯苓120g，粉丹皮150g，怀山药300g，山萸肉120g，泽泻120g，怀牛膝120g，双钩藤300g，夏枯草120g，女贞子200g，煨葛根300g，炒天虫120g，明天麻120g，金狗脊120g，炒杜仲120g，川续断120g，蔓荆子120g，佛手片120g，台乌药120g，决明子300g，苦丁茶150g，绞股蓝150g，生枳壳150g，草果仁120g，炒白芍150g，广郁金120g，苏梗木各120g，鸡血藤300g，紫丹参300g，参三七120g，仙灵脾300g，嫩桂枝100g，桑椹子300g，金樱子300g，炒枣仁300g，夜交藤300g，青陈皮各90g，潼白蒺藜各120g。

一料。

水煎浓缩，加入龟甲胶400g，鹿角胶100g，冰糖500g，黄酒250g收膏，冷藏备用。早晚各一匙开水冲服，遇感冒、腹泻时停服。

二诊：2008年11月15日。

步入半百，肝叶始薄，肝气始衰，藏血不足，肝阴自半衰也，与肾容易失于相互资生，相互制约，输泄无权，肝火又横逆犯脾，运化失司，聚津成湿，阻碍气血畅行，髓海充养不足，郁热与湿互结上扰清窍。经去冬调治诸症明显改善，头晕时物体旋转感消失，头痛已除，胸闷心慌，颈板手麻，左心室大，血压稳定，血脂下降，夜寐已安，纳便正常。舌质红苔白，脉细缓。再给予：平肝潜阳，养血息风，舒筋活血，健脾理气，滋阴补肾之法。制成膏滋缓调治。

枸杞子300g，生熟地各120g，白茯苓120g，粉丹皮150g，怀山药 300g，山萸肉 120g，泽泻 120g，怀牛膝 120g，双钩藤 300g，夏枯草 120g，女贞子 200g，煨葛根 300g，炒天虫 120g，明天麻 120g，金狗脊 120g，炒杜仲 120g，川续断 120g，蔓荆子 120g，佛手片 120g，红景天 150g，决明子 300g，苦丁茶 150g，绞股蓝 150g，生枳壳 200g，草果仁 120g，炒白芍 150g，广郁金 120g，苏梗木各 120g，鸡血藤 300g，紫丹参 300g，参三七 120g，仙灵脾 300g，嫩桂枝 100g，桑椹子 300g，枫斗 120g，炒枣仁 300g，制首乌 300g，青陈皮各 90g，潼白蒺藜各 120g。

一料。

水煎浓缩，加入龟甲胶 400g，鹿角胶 100g，冰糖 500g，黄酒 250g 收膏，冷藏备用。早晚各一匙开水冲服，遇感冒、腹泻时停服。

病例 4

蔡某，女，52 岁，浙江杭州市人。初诊日期：2004 年 12 月 27 日。

年过半百，并入更年，肝叶已薄，肝气衰减，肾气亦衰，天癸已竭，地道不通，肝肾失调，相互不能资生、制约，精血亏虚，营阴暗耗，不能相涵，肝阳上亢，又横逆犯脾，脾运失司，聚液生湿，炼成膏脂，窜走脉络，上不荣脑，神不守舍，心阳不振，心失所养，冲任已衰，迫津外越。症见：血压升高，血脂升高，胸闷心悸，T 波改变，睡时多梦，易惊醒，经水已乱，潮热汗出，腰酸便烂。舌质淡红，苔薄白，脉细缓。法当：益肾平肝，养血宁心，健脾消脂，化湿安神。制成膏方缓调治。

双钩藤 200g，夏枯草 120g，煨葛根 300g，明天麻 120g，炒当归 120g，炒天虫 120g，川芎 150g，决明子 300g，苦丁茶 150g，绞股蓝 150g，广郁金 120g，炒枣仁 300g，夜交藤 300g，西党参 200g，寸麦冬 120g，五味子 90g，紫丹参 200g，炒杜仲 120g，川续断 120g，粉丹皮 120g，炙白薇 120g，制玉竹 150g，苏梗木各 120g，佛手片 120g，川朴花 90g，瓜蒌皮 90g，川桂枝 90g，灵芝草 120g，女贞子 120g，炒赤白芍各 120g，稽豆衣 300g，陈皮 90g，潼白蒺藜各 120g。

一料。

水煎浓缩，加入龟甲胶 500g，冰糖 500g，黄酒 250g 收膏，冷藏备用，早晚各一匙开水冲服，遇感冒、腹泻停服。

二诊：2005 年 12 月 27 日。

年过半百，肝叶已薄，肝气已衰，营阴暗耗，疏泄条达失职，与肾不能相互制约、相互资生，藏血疏泄、储精泻下、同源之力不足，肝阳上亢，扰乱清窍，神不守舍，同时横逆犯脾，脾运失司，肠道传化失职，气血生化不足，肾难以温煦，造成心失所养，气机不畅，胞宫失养，任脉虚，太冲脉减少，天癸竭。症见：平时易感，头晕血压高，胸闷心慌，时有气急，夜寐易醒，多梦腰酸，月经已乱，大便烂。舌质红，苔薄白，脉细缓。法当：益气固表，健脾助运，养血柔肝，滋阴益肾，通阳活血。

生黄芪 200g，生白术 100g，防风 90g，天麦冬各 120g，嫩桂枝 90g，五味子 90g，女贞子 100g，枸杞子 150g，生熟地各 120g，粉丹皮 150g，怀山药 300g，白茯苓 120g，仙灵脾 200g，明天麻 120g，双钩藤 200g，夏枯草 120g，淡竹叶 90g，焦山栀 90g，夜交藤 200g，桑椹子 200g，炒枣仁 200g，石菖蒲 120g，广郁金 120g，广木香 90g，西党参 150g，炒扁豆 120g，川朴 120g，参三七 80g，川芎 150g，生炒米仁各 120g，炒当归 120g，生枳壳 150g，陈皮 90g，炒赤白芍各 120g。

一料。

水煎浓缩，加入龟甲胶 400g，阿胶 100g，冰糖 500g，黄酒 250g 收膏，冷藏备用。早晚各一匙开水冲服，遇感冒、腹泻停服。

三诊：2006 年 12 月 15 日。

经二冬调治，血压已稳定，血脂仍高，胸闷心悸时存，夜寐已安，月经已绝，纳便正常。舌质红苔白，脉细小弦。毕竟年过半百，肝阴亏少，肝火容易上扰，髓海不足，督脉失养，肝肾时不能相互资生、相互制约故出现上述诸症。今冬又值，再给予：养血柔肝，滋阴益肾，通阳活血，健脾助运之法。

枸杞子150g，生熟地各120g，粉丹皮150g，怀山药300g，白茯苓120g，仙灵脾200g，煨葛根300g，明天麻120g，双钩藤200g，夏枯草120g，淡竹叶90g，焦山栀90g，夜交藤200g，桑椹子200g，炒枣仁200g，石菖蒲120g，广郁金120g，广木香90g，制黄精300g，生白术120g，西党参150g，炒扁豆120g，川朴花120g，决明子300g，红景天150g，参三七90g，川芎150g，炒当归120g，炒赤白芍各120g，生炒米仁各120g，生枳壳150g，紫丹参300g，女贞子200g，陈皮90g，潼白蒺藜各120g。

一料。

水煎浓缩，加入龟甲胶400g，阿胶100g，冰糖500g，黄酒250g收膏，冷藏备用。早晚各一匙开水冲服，遇感冒、腹泻停服。

病例5

戴某，男，65岁，浙江杭州市人。初诊日期：2002年12月19日。

症见：头昏目糊，耳鸣失聪，颈项板滞，背部拘结，血压升高，胸闷心慌，关节酸痛，容易受伤，寐差心烦，夜尿2次，身稍怕冷，血黏度增高。舌质红，苔稍厚，脉细缓。此乃肾髓不足，肾阳亦衰，不能制涵肝阴，肝阳上亢，肝肾精血互生不足，难以濡养筋脉、关节，心亦失养。法当：滋水涵木，平肝潜阳，活血通络。正值冬令煎膏调治。

甘杞子200g，生熟地各120g，怀山药200g，泽泻100g，猪茯苓各100g，粉丹皮120g，山萸肉120g，煨葛根300g，炒天虫120g，明天麻120g，双钩藤200g，夏枯草120g，紫丹参300g，川芎150g，参三七80g，炒杜仲120g，川续断120g，巴戟肉120g，川牛膝120g，桑椹子200g，金樱子200g，白芡实120g，制黄精200g，女贞子100g，夜交藤200g，淡附子90g，生枳壳150g，陈皮90g，潼白蒺藜各100g。

一料。

水煎浓缩，加入龟甲胶400g，鹿角胶100g，冰糖500g，黄酒250g收膏，冷藏备用。早晚各一匙开水冲服，遇感冒、腹泻停服。

二诊：2003 年 11 月 16 日。

花甲余六，五脏六腑、气血易失调，阴阳易失衡。去冬调治后仍脾运失健，水液易停，聚而生湿灼炼成脂、成膏，阻碍气血畅行，日久涉肾，水不涵木，心血失养。故症见：血压升高，血脂升高，胸闷心悸，颈板手麻，腰酸足跟痛，夜寐欠安，乏力膝痛，夜尿2～4次。舌质红紫，苔薄前少，脉细缓。法当：益肾柔肝，健脾助运，清利湿浊，育阴安神，活血通络。

甘杞子300g，生熟地各120g，白茯苓150g，泽泻120g，粉丹皮150g，双钩藤200g，夏枯草120g，决明子300g，苦丁茶200g，绞股蓝200g，枫斗120g，炒当归120g，桑椹子200g，皂角刺100g，豨莶草300g，炒苍术120g，玉米须200g，煨葛根300g，紫丹参200g，川芎150g，鸡血藤200g，川牛膝120g，制首乌200g，苏梗木各120g，潼白蒺藜各100g，仙灵脾200g，川续断120g，炒杜仲120g，陈皮90g。

一料。

水煎浓缩，加入龟甲胶400g，鹿角胶100g，冰糖500g，黄酒250g收膏，冷藏备用。早晚各一匙开水冲服，遇感冒、腹泻停服。

三诊：2004 年 12 月 5 日。

经两年调治后，血压虽稳定，但毕竟年过花甲，肝肾失调，难以制约，相互资生，肝阴暗耗，肾水不能涵木，肝阳上亢，扰于清窍。又横逆犯脾，脾运失职，聚液成湿，灼炼成脂，沉积于肝，窜走脉络，筋脉失于濡养，目窍失充，髓海不足，神不守舍，湿伏膈下，浮于咽喉。症见：血压升高，颈板肩滞，头顶与手发麻，胸闷目糊，咳嗽咽痒，夜寐早醒，体重超重明显。舌质红紫，苔薄白，脉细缓。再拟：滋水涵木，健脾化痰，养血安神，活血通络之法。

枸杞子300g，生地黄120g，白茯苓100g，泽泻100g，粉丹皮150g，山萸肉90g，怀山药300g，双钩藤200g，夏枯草120g，煨葛根300g，炒天虫120g，生磁石120g，明天麻120g，蔓荆子120g，益智仁120g，苏梗木各120g，茺蔚子120g，广郁金120g，石菖蒲120g，炒枣仁300g，夜交藤300g，合欢花200g，制黄精300g，参三七90g，炒杜仲120g，川续断120g，桑椹子300g，怀牛膝120g，桑白皮120g，浙贝母150g，决明子300g，苦丁茶150g，绞股蓝150g，女贞子100g，潼白蒺藜各120g，化橘红120g。

一料。

水煎浓缩，加入龟甲胶400g，鹿角胶100g，冰糖500g，黄酒250g收膏，冷藏备用。早晚各一匙开水冲服，遇感冒、腹泻停服。

四诊：2007年11月20日。

步入古稀之年，五脏六腑容易失去平衡，随着年龄增长更为明显，气血、阴阳、津精均会亏乏，难以濡养筋脉，髓海失充，神不守舍，水不涵木，肝阳上扰清窍，又加上脾失健运，水液内聚，成湿灼炼成脂，阻碍气血畅行。症见：面部色素沉着，容易感冒和疲劳，血压、血脂、尿酸升高，脂肪肝，颈项板滞，胸闷心悸时存，夜寐早醒，夜尿2次，纳佳便调。舌质红，苔白厚，脉弦细稍沉。给予：健脾助运，疏肝理气，清胃消脂，舒筋活络，益肾壮腰，调和阴阳之法。

生熟地各120g，白茯苓120g，怀山药300g，粉丹皮150g，泽泻120g，山萸肉120g，枸杞子300g，制首乌300g，制黄精300g，川黄连90g，淡竹叶90g，决明子300g，苦丁茶150g，嫩荷叶150g，绞股蓝150g，垂盆草200g，制香附120g，鬼箭羽

120g，生枳壳150g，苦参90g，玫瑰花120g，佛手片120g，绿梅花120g，白蒺120g，炒杜仲120g，川续断120g，参三七120g，双钩藤300g，夏枯草120g，紫丹参300g，制玉竹150g，桑椹子300g，仙灵脾300g，煨葛根300g，夜交藤300g，合欢花200g，女贞子200g，陈皮90g，桑螵蛸150g，潼白蒺藜各120g。

一料。

水煎浓缩，加入龟甲胶400g，鹿角胶100g，冰糖500g，黄酒250g收膏，冷藏备用。早晚各一匙开水冲服，遇感冒、腹泻停服。

病例6

施某，男，61岁，浙江杭州市人。初诊日期：2007年11月26日。

年过花甲，肝心失调，肝失疏泄条达，藏血不足，营阴暗耗，心气始衰，心失血养，心阴亏虚，心火迫津外越，无力鼓动脉律，心火侮肝木，肝阴更亏，横逆犯脾，脾胃失调，胃火上炎，与肾相互难以制约，相互资生，储精输泄无力，髓海不足，神失所养，筋失濡润，肾气化不利。症见：血压升高已历5年，近月来容易疲劳，易感神疲，口腔溃疡，心悸心慌，夜寐易惊醒，怕冷，夜尿2次，纳可便调。舌质淡红碎裂，胖嫩边齿，苔白前少，脉细小弦，重按无力。正值冬令，给予：益气固卫，健脾养血，通阳宁心，滋阴柔肝，引火归原，补肾活血之法。

制黄精300g，生白术120g，防风90g，西党参200g，白茯苓100g，寸麦冬120g，五味子90g，嫩桂枝100g，苏梗木各120g，炒赤白芍各150g，淡竹叶90g，桃仁120g，参三七120g，枫斗120g，苦参90g，枸杞子300g，制首乌300g，制玉竹150g，益智仁120g，炒杜仲120g，川续断120g，生熟地各120g，粉丹皮120g，怀山药300g，泽泻100g，灵芝草120g，仙灵脾300g，川黄连60g，淡附子90g，桑椹子300g，白芡实120g，金樱子300g，巴戟天120g，菟丝子120g，生枳壳200g，女贞子200g，佛手片

120g，砂蔻仁各90g，绿梅花100g，陈皮90g，潼白蒺藜各120g。
一料。

水煎浓缩，加入龟甲胶400g，鹿角胶100g，冰糖500g，黄酒250g收膏，冷藏备用。早晚各一匙开水冲服，遇感冒、腹泻停服。

二诊：2008年12月20日。

经去冬调治后，疲劳感明显好转，胸闷心悸改善，口腔溃疡未出现，怕冷现象减少，血压在西药控制下比较稳定，有时还能减量，夜寐欠安，夜尿2次，纳可便调。舌质红，苔白，脉弦滑。此乃胃火已下，肝肾仍然失调，气机未能和顺，还需要再继续给予：健脾理气，养血柔肝，益肾平肝，活血安神之法。

制黄精300g，生白术120g，防己120g，西党参200g，白茯苓100g，寸麦冬120g，五味子90g，怀牛膝120g，苏梗木各120g，炒赤白芍各150g，淡竹叶90g，桃仁120g，参三七120g，枫斗120g，苦参90g，枸杞子300g，制首乌300g，制玉竹150g，益智仁120g，炒杜仲120g，川续断120g，粉丹皮120g，怀山药300g，泽泻100g，生熟地各120g，灵芝草120g，仙灵脾300g，槐角150g，桑螵蛸150g，桑椹子300g，白芡实120g，金樱子300g，巴戟天120g，菟丝子120g，生枳壳200g，女贞子200g，佛手片120g，砂蔻仁各90g，绿梅花100g，陈皮90g，川黄连50g，肉桂30g，潼白蒺藜各120g。

一料。

水煎浓缩，加入龟甲胶400g，鹿角胶100g，冰糖500g，黄酒250g收膏，冷藏备用。早晚各一匙开水冲服，遇感冒、腹泻停服。

【按语】

高血压病临床症状多见眩晕、头痛等症状，《素问·至真要大论》云："诸风掉眩，皆属于肝。"丹溪认为"无痰则不作眩"，而张景岳则云"无虚不能作眩"。《灵枢·海论》云："脑为髓之海，其输上在于其盖，下在风府。"又云："髓海有余，则轻劲多力，自过其度；髓海不足，则脑转耳鸣，胫酸眩冒，目无所见，懈怠安卧。"临床所见高血压病大都几种病因夹杂为患，调治常以六味地黄丸、杞菊地黄丸之类滋肝肾之阴，天麻钩藤饮、羚角钩藤汤等息风；怀牛膝、夏枯草引火下行；炒天虫、决明子、苦丁茶、绞股蓝等消脂化痰降浊；葛根、蔓荆子升清；生枳壳、草果仁行气燥湿，以助脾运；酸枣仁、夜交藤、炒白芍、广郁金、苏梗木、鸡血藤、紫丹参、参三七活血养血、宽胸宁心；仙灵脾、嫩桂枝、桑椹子、金樱子温阳益肾，以充肾气。病例1患者年过花甲，肝肾阴亏，肝阳上亢，又过食肥甘，脾运不足，痰热内盛，上扰清窍，治疗先以参苓白术散等健脾化湿为主，配六味地黄丸等滋水涵木，当痰湿去除，则以六味地黄丸等为主调治。病例2为心肝脾肾亏虚，心肾失交，虚火上扰肝木，肝阴更亏，故重用平肝潜阳息风之羚羊钩藤汤加减，病情缓解，但血压仍波动时，以胶囊加以巩固。病例3为肝脾肾三脏失于协调，水不涵木，肝阳上亢，肝木犯脾，脾失健运，聚液成湿，肝郁火旺，上扰清窍，心失所养，故采用杞菊地黄丸为主方而加减，达到滋水涵木、平肝潜阳的作用。病例4正好步入更年，阴阳失于平衡，使气机不利，肝与肾不能相互制约，迫津外越，血压血脂升高，T波也改变，故先以天麻钩藤饮、参麦散为主调理，当血压稳定后六味地黄丸和天麻钩藤饮加减巩固。病例5是湿浊内蕴，肝脾失司，肝肾失调，郁而化热，是湿、瘀互结，肝肾输泄无权，湿与郁热夹风上扰而致，故先以化湿行瘀、逐步协调肝肾，达到阴阳气血平衡。例6肝心同病，影响肾阳，故不能直接用潜阳之法，采用引火归原之法加用交泰丸同样起到明显效果。所以采用冬令调治时一定要辨证灵活，不能一味平肝潜阳。同时在此加用行气，达到动静结合的目的。

第二节 冠状动脉粥样硬化性心脏病

冠状动脉粥样硬化性心脏病是指因冠状动脉粥样硬化使血管狭窄、阻塞或（和）冠状动脉痉挛，导致心肌缺血缺氧或坏死而引起的心脏病。以心前区憋闷疼痛，甚则痛彻肩背、咽喉、左上臂内侧等部位，呈发作性或持续不解为主要临床特征。本病是严重的心脏病之一，常危及生命。但若及时诊断治疗，以及采取有效的预防措施，可减轻及减少发病，带病延年。

冠心病属中医的"胸痹"、"胸痛"、"真心痛"、"厥心痛"等范畴。该病往往以脏腑经络气血功能失调，气滞血瘀，胸阳不振，心脉痹阻为疾病特点。《金匮要略》有云："阳微阴弦，即胸痹而痛，所以然者，责其极虚也。"其病因病机常由于年老体衰，肾气已虚，不能鼓舞心阳，滋养心脉；或劳倦思虑，耗伤气血，损及心脾，均可使心气虚亏，心血瘀滞；阴寒侵袭，内遏胸阳，气机痹阻，心脉凝滞，或暴饮暴食，脾胃受损，运化不利，痰浊壅塞，心脉痹阻；情志不遂，肝失疏泄，气滞血瘀，心脉不通，如《灵枢·口问》云："忧思则心系急，心系急则气道约，约则不利。"总之，心脾肾亏损，气血阴阳不足，是冠心病的内在病因；阴寒、痰浊、气滞、瘀血等病邪痹阻心脉，胸阳失展，心脉不通，不通则痛，是冠心病的外在表现。

冠心病是中老年常见病，病机复杂而适合膏方大方图治。但冠心病在病机上具有久病多虚、久病入络、久病生痰等特点，而传统的膏方药一般多以补益为主，味厚质重，并多以阿胶、龟甲胶、鹿角胶等胶质收膏，其性黏腻难化，对夹有痰瘀严重者多不适宜，膏方调补务必要掌握通补兼施的原则，使补而不腻，通而不损，保持机体气血通畅与阴阳平衡，才能控制和延缓冠心病的进展。

病例 1

王某，男，82 岁，浙江杭州市人。初诊日期：2002 年 11 月 29 日。

耄耋之年，肝、心、脾、肺、肾各脏已逐年衰减，其功能亦渐衰退，使气血运行不畅，阴阳失衡，再加湿浊内蕴，灼炼成脂成膏，窜走脉络之中，气滞血瘀加重，不能营养脏腑、筋脉、组织、肌肉、骨骼，上不达脑海，内不辅助心、肺，胸阳不振，外不达四肢。症见：胸闷心悸，时时疼痛，血压、血脂升高，脂肪肝，腰膝酸软，关节增大，口干舌燥，尿时淋漓不尽。舌红苔少，脉结代。法当：益气养血，补肾壮骨，滋阴填髓，调和五脏，通阳活络。

生熟地各 120g，川芎 150g，炒当归 120g，西党参 200g，炒赤白芍各 120g，麦冬 120g，五味子 90g，制黄精 200g，枫斗 120g，苏梗木各 120g，煨葛根 200g，双钩藤 300g，决明子 150g，苦丁茶 150g，绞股蓝 150g，瓜蒌皮 120g，参三七 100g，柏子仁 120g，苦参 120g，炒苍术 100g，泽泻 120g，黄肉 100g，桑椹子 200g，菟丝子 120g，猪茯苓各 120g，金樱子 200g，芡实 120g，制首乌 200g，玉米须 200g，川牛膝 120g，乌梅 100g，覆盆子 120g，益智仁 120g，女贞子 100g，潼白蒺藜各 120g，桂枝 100g，炙鳖甲 120g，陈皮 90g。

一料。

水煎浓缩，加入龟甲胶 500g，鹿角胶 100g，冰糖 500g，黄酒 250g 收膏，冷藏备用。早晚各一匙开水冲服，遇感冒、腹泻停服。

二诊：2003 年 11 月 26 日。

耄耋之年，肝、心、脾、肺、肾各脏已逐年衰减，气血运行不畅，阴阳失衡，再加湿浊内蕴，灼炼成脂成膏，窜走脉络之中，气滞血瘀，造成水不涵木，心失所养，心气不足，液聚湿蕴。经去冬调治胸痛未作，但症见：头晕如气上冲，又重如裹，双耳失聪，胸闷心悸，血小板上升，球蛋白升高，血脂和胆固醇升高。舌质红，苔薄前白，脉细弦。法当：健脾助运，利湿消脂，温肾平肝，活血通络。

西党参 200g，白茯苓 100g，砂蔻仁各 60g，白桔梗 120g，炒苍白术各 100g，广郁金 120g，炒当归 120g，川芎 150g，生熟地各 120g，炒赤白芍各 120g，煨葛根 300g，明天麻 120g，炒天虫 120g，决明子 200g，苦丁茶 150g，绞股蓝 150g，苏梗木各 120g，参三七 90g，皂角刺 100g，玉米须 200g，制首乌 200g，豨莶草 200g，川石斛 300g，桑椹子 300g，生枳壳 300g，怀牛膝 120g，炒杜仲 120g，川续断 120g，仙灵脾 200g，潼白蒺藜各 100g，巴戟肉 120g，陈皮 90g。

一料。

水煎浓缩，加入龟甲胶 500g，鹿角胶 100g，冰糖 500g，黄酒 250g 收膏，冷藏备用。早晚各一匙开水冲服，遇感冒、腹泻停服。

三诊：2004 年 11 月 24 日。

经两年调治诸症明显改善，头晕时存，双耳失聪，胸闷解除，血小板上升，球蛋白升高，血脂和胆固醇偏高。舌质红，苔薄白，脉细弦。再给予：健脾助运，利湿消脂，温肾平肝，活血通络。

西党参 200g，白茯苓 100g，砂蔻仁各 60g，白桔梗 120g，炒苍白术各 100g，广郁金 120g，炒当归 120g，川芎 150g，生熟地各 120g，炒赤白芍各 120g，煨葛根 300g，明天麻 120g，炒天虫 120g，决明子 300g，苦丁茶 150g，绞股蓝 150g，苏梗木各 120g，参三七 120g，皂角刺 100g，玉米须 200g，制首乌 200g，豨莶草 200g，川石斛 300g，桑椹子 300g，鸡血藤 300g，生枳壳 300g，怀牛膝 120g，炒杜仲 120g，川续断 120g，潼白蒺藜各 100g，仙灵脾 200g，巴戟肉 120g，嫩荷叶 150g，生黄芪 120g，防己 120g，陈皮 90g。

一料。

水煎浓缩，加入龟甲胶500g，鹿角胶100g，冰糖500g，黄酒250g收膏，冷藏备用。早晚各一匙开水冲服，遇感冒、腹泻停服。

四诊：2007年12月3日。

2004年后自觉身体尚可，故近3年未进行冬令调治。今年4月突然步履不稳，诊为脑梗死、高脂血症、高血压、冠心病等。此乃气血运行不畅，阴阳失衡，再加湿浊内蕴，灼炼成脂成膏，窜走脉络之中，气滞血瘀，造成水不涵木，心失所养，心气不足，液聚湿蕴。目前症见：头晕目糊，胸闷心悸，耳鸣颈板，指麻脚软。舌质淡紫红，苔白，脉弦滑。给予：健脾化浊，平肝潜阳，活血通络，益肾助阳之法缓调之。

西党参200g，白茯苓100g，砂蔻仁各60g，白桔梗120g，炒苍白术各100g，炒当归120g，川芎150g，生熟地各120g，煨葛根300g，炒赤白芍各120g，明天麻120g，炒天虫120g，决明子300g，苦丁茶150g，绞股蓝150g，参三七120g，皂角刺100g，玉米须200g，制首乌200g，苏梗木各120g，豨莶草200g，川石斛300g，桑椹子300g，生黄芪200g，防己120g，生枳壳300g，怀牛膝120g，炒杜仲120g，川续断120g，潼白蒺藜各100g，仙灵脾200g，巴戟肉120g，嫩荷叶150g，红景天150g，陈皮90g。

一料。

水煎浓缩，加入龟甲胶500g，鹿角胶100g，冰糖500g，黄酒250g收膏，冷藏备用。早晚各一匙开水冲服，遇感冒、腹泻停服。

五诊：2008年12月14日。

经去年调治后诸症改善，精神好转，步履较前轻松，头晕解除，纳便正常，血脂仍高。再给予：健脾化浊，平肝潜阳，活血通络，益肾助阳之法缓调之。

生黄芪300g，防己150g，西党参200g，生白术120g，白茯苓100g，砂蔻仁各60g，槐角150g，广郁金120g，炒当归120g，炒赤白芍各120g，川芎150g，生熟地各120g，煨葛根300g，明天麻120g，炒天虫120g，决明子300g，苦丁茶150g，绞股蓝150g，苏梗木各120g，参三七120g，皂角刺100g，玉米须200g，制首乌200g，豨莶草200g，川石斛300g，桑椹子300g，生枳壳300g，怀牛膝120g，炒杜仲120g，潼白蒺藜各100g，川续断120g，仙灵脾300g，巴戟肉120g，嫩荷叶150g，红景天150g，陈皮90g。

一料。

水煎浓缩，加入龟甲胶500g，鹿角胶100g，冰糖500g，黄酒250g收膏，冷藏备用。早晚各一匙开水冲服，遇感冒、腹泻停服。

病例2

吕某，男，83岁，浙江杭州市人。初诊日期：2002且11月16日。

耄耋之年，五脏六腑、阴阳气血常易失调，造成各种症状。症见：胸闷气急，时有心慌，颈背板滞，双耳失聪，腰酸脚软，夜尿多2～3次，夜寐欠安。舌质红，苔根厚，脉结代。以调五脏六腑，和阴阳，顺气血，益肾气，宽胸气，宁心血，达到延年益寿之目的。

枸杞子300g，生熟地各120g，白茯苓100g，怀山药300g，粉丹皮150g，泽泻100g，山萸肉100g，西党参200g，寸麦冬120g，五味子90g，炒当归120g，川芎120g，煨葛根200g，炒天虫120g，炒赤白芍各120g，明天麻120g，炒杜仲120g，川续断120g，桑椹子200g，金樱子200g，芡实120g，制首乌200g，千年健300g，仙灵脾200g，川桂枝100g，淡竹叶90g，合欢花150g，参三七80g，绞股蓝150g，生炙甘草各60g，柏子仁120g，枫斗120g，炒枣仁200g，广郁金120g，砂蔻仁各90g，佛手片120g，女贞子120g，陈皮90g。

一料。

水煎浓缩，加入龟甲胶400g，鹿角胶100g，冰糖500g，黄酒250g收膏，冷藏备用。早晚各一匙开水冲服，遇感冒、腹泻停服。

二诊：2003年11月28日。

虽经去冬膏滋调治，体质有所好转，心气亦有恢复，脉律正常，精神尚佳，活动如同常人。但毕竟五脏六腑之功能已衰减，易引起气血失调，阴阳失衡，水液之邪阻于脉络。症见：心悸减少，血脂升高，血糖升高，腰酸膝软，足跟疼痛，尿解不畅，颈部怕冷。舌质红中裂，苔稍白厚，脉细弱偶结代。予健脾清胃，补肾通络，养血柔肝之法。

生黄芪200g，川黄连100g，生熟地各120g，白茯苓100g，粉丹皮150g，山萸肉100g，怀山药200g，决明子300g，苦丁茶150g，绞股蓝150g，煨葛根300g，枫斗120g，炒苍术100g，炒杜仲120g，川续断120g，桑椹子300g，西党参200g，寸麦冬120g，五味子90g，鬼箭羽150g，紫丹参300g，柏子仁120g，仙灵脾200g，仙茅120g，怀牛膝120g，千年健200g，巴戟肉120g，甜苁蓉120g，女贞子100g，潼白蒺藜各100g，陈皮90g。

一料。

水煎浓缩，加入龟甲胶400g，鹿角胶100g，木糖醇500g，黄酒250g收膏，冷藏备用。早晚各一匙开水冲服，遇感冒、腹泻停服。

三诊：2004年11月17日。

经二冬膏方调治，体质有所稳定，心气亦有恢复，脉律正常，精神率足，活动如常人。但毕竟五脏六腑之功能已衰减，易卫气失固，易受外邪侵袭，使肺气失宣，咳嗽有痰，经治即能缓解。脾运欠佳，常聚湿成痰灼炼成脂，窜走脉络之中，气血运行不畅。症见：心悸减少，血脂升高，血压升高，血糖升高，腰酸膝软，颈板肢冷，尿解不畅。舌质红中裂，苔薄白，脉细弱偶结代。再拟益气固表，健脾助运，养血柔肝，补肾通络之法。

生黄芪200g，生白术120g，防风90g，生熟地各120g，白茯苓100g，粉丹皮120g，山萸肉120g，怀山药300g，泽泻120g，枸杞子300g，制首乌300g，川黄连100g，鬼箭羽150g，双钩藤200g，川芎150g，夏枯草120g，炒杜仲120g，川续断120g，煨葛根200g，明天麻120g，桑白皮120g，浙贝母150g，决明子300g，苦丁茶150g，绞股蓝150g，桑椹子300g，炒当归120g，皂角刺100g，仙灵脾200g，仙茅120g，女贞子100g，巴戟肉120g，鸡血藤200g，川桂枝60g，潼白蒺藜各120g，佛手片120g，砂蔻仁各90g。

一料。

水煎浓缩，加入龟甲胶400g，鹿角胶100g，木糖醇500g，黄酒250g收膏，冷藏备用。早晚各一匙开水冲服，遇感冒、腹泻停服。

病例3

高某，女，52岁，浙江杭州市人。初诊日期：2004年11月20日。

自幼心阳不足，心血亏虚，无力鼓动脉律，反复出现结代之脉，随年龄增长，肝叶开始变薄，肝气衰减，藏血不足，疏泄无力，气机不畅，营阴暗耗，虚阳扰动，阻于胸中，影响心血畅行。故症见：房颤反复发作，感冒劳累时加剧，潮热汗出，胸闷心悸，夜寐易醒，全身怕冷。舌质红，苔薄白，脉细弱或结代。法当：通心阳，养心阴，疏肝气，养肝血，益肾宁心。

西党参300g，寸麦冬120g，五味子90g，炒当归120g，炒赤白芍各120g，川芎150g，川桂枝100g，柏子仁120g，制玉竹150g，生黄芪200g，生熟地各120g，炒冬术120g，防风90g，紫丹参300g，苦参120g，炒枣仁300g，白茯苓100g，怀山药300g，制首乌300g，苏梗木各120g，炒杜仲120g，川续断120g，桑椹子300g，菟丝子120g，炙远志120g，灵芝草120g，桃仁120g，枸杞子 300g，枫斗 120g，淡附子 90g，女贞子 120g，生枳壳 200g，佛手片 120g，陈皮 90g，潼白蒺藜各 100g。

一料。

水煎浓缩，加入龟甲胶 400g，阿胶 100g，冰糖 500g，黄酒 250g 收膏，冷藏备用。早晚各一匙开水冲服，遇感冒、腹泻停服。

二诊：2005 年 11 月 20 日。

去冬因心阳不足，心血亏虚，无力推动脉律，表现为脉结代，膏方调治后，基本稳定。但毕竟年已半百，肝叶始薄，肝气始衰，藏血力差，影响养心润脉，平时肺气也弱，风热缠于咽喉。故今症见：咽干口干，夜寐欠安，大便干燥。舌质红苔薄，脉细缓，偶有结代。今又值冬令，再拟：益气固表，利咽润喉，养血宁心，滋阴益肾之法。

西党参 300g，寸麦冬 120g，五味子 90g，炒当归 120g，川芎 150g，柏子仁 120g，制玉竹 150g，生黄芪 200g，生熟地各 120g，炒赤白芍各 120g，生白术 100g，防风 90g，桑白皮 120g，浙贝母 200g，生炒米仁各 120g，百合 120g，木蝴蝶 90g，甜杏仁 120g，桃仁 120g，苏梗木各 120g，嫩桂枝 100g，白茯苓 100g，怀山药 300g，煨葛根 300g，炒杜仲 120g，川续断 120g，桑椹子 300g，灵芝草 120g，制首乌 200g，枸杞子 300g，粉丹皮 150g，淡竹叶 90g，大青叶 200g，生枳壳 120g，淡附子 90g，女贞子 120g，蔓荆子 120g，陈皮 90g，潼白蒺藜各 120g。

一料。

水煎浓缩，加入龟甲胶 400g，阿胶 100g，冰糖 500g，黄酒 250g 收膏，冷藏备用。早晚各一匙开水冲服，遇感冒、腹泻停服。

病例 4

陈某，女，58 岁，浙江杭州市人。初诊日期：2003 年 12 月 4 日。

胆囊切除术已历七年，肝胆失司，肝阴暗耗，肝阳上亢，又步入花甲，心气开始衰减，心肾不交，肾之阴阳失衡，水不涵木，肝阳更亢，上扰清窍，同时横逆犯胃，脾胃失和，水液蕴结，成脂成膏，窜走脉络，造成气滞血瘀，阳气失所依附，阻于胸中，不得伸展。症见：胸闷心慌，或有胸痛，血压升高，头晕颈板，目糊手麻，血脂升高，腰酸肢麻，大便时干时烂。舌质红，苔薄，脉弦细。法当：养血柔肝，健脾助运，通阳宁心，滋阴潜阳，消脂祛浊。

炒当归 120g，炒白芍 120g，川芎 150g，生熟地各 120g，明天麻 120g，双钩藤 200g，煨葛根 200g，炒天虫 120g，制黄精 200g，西党参 150g，寸麦冬 120g，五味子 90g，苏梗木各 120g，川桂枝 90g，桑椹子 300g，甘杞子 300g，泽泻 100g，苦丁茶 200g，决明子 200g，绞股蓝 150g，芦荟 30g，皂角刺 90g，白茯苓 120g，山萸肉 100g，怀山药 200g，炒杜仲 120g，川续断 120g，参三七 80g，制首乌 200g，炒冬术 120g，灵芝草 100g，枫斗 120g，佛手片 120g，女贞子 100g，潼白蒺藜各 100g，陈皮 90g。

一料。

水煎浓缩，加入龟甲胶 400g，阿胶 100g，冰糖 500g，黄酒 250g 收膏，冷藏备用。早晚各一匙开水冲服，遇感冒、腹泻停服。

二诊：2004 年 11 月 15 日。

去冬已做调治，诸症减轻，心慌、胸痛已除。毕竟步入花甲，五脏俱虚，肝肾阴亏，脾虚湿聚，气滞血瘀，胸阳不振，且宿痰内伏，肺气已虚，卫外不固，易受外邪引动。症见：咳嗽时作，胸闷手麻，颈板目糊，血压升高，血脂偏高，腰酸梦多。舌质红苔薄，脉细小弦。法当：益气固表，养血柔肝，活血行瘀。

生黄芪 200g，生白术 120g，防风 90g，炒当归 120g，炒白芍 120g，川芎 150g，生熟地各 150g，明天麻 120g，煨葛根 200g，双钩藤 200g，枸杞子 300g，北泽泻 90g，怀山药 200g，白茯苓

150g，潼白蒺藜各 120g，西党参 150g，寸麦冬 120g，五味子 90g，川桂枝 90g，苏梗木各 120g，苦丁茶 200g，决明子 200g，绞股蓝 150g，皂角刺 90g，炒杜仲 120g，川续断 120g，女贞子 120g，紫丹参 150g，怀牛膝 120g，桑椹子 300g，川厚朴 120g，佛手片 120g，芦荟 20g，参三七 90g，青葙子 90g，陈皮 90g。

一料。

水煎浓缩，加入龟甲胶 400g，阿胶 100g，冰糖 250g，黄酒 250g 收膏，冷藏备用。早晚各一匙开水冲服，遇感冒、腹泻停服。

病例 5

黄某，男，72 岁，浙江杭州市人。初诊日期：2002 年 12 月 16 日。

已逾古稀之年，五脏六腑，气血、阴阳失调。肝肾不能相互制约，互生精血，气虚血瘀。症见：胸闷心悸，时有头晕，颈背板滞，手指发麻，血压升高，血脂升高，腰酸脚软，寐差易醒，大便不畅。舌质紫红中裂，苔薄，脉细缓。法当：滋水涵木，柔肝息风，益气活血，祛瘀通络。

甘杞子 200g，生熟地各 120g，白茯苓 100g，泽泻 100g，怀山药 200g，粉丹皮 120g，山萸肉 100g，双钩藤 200g，夏枯草 120g，女贞子 100g，煨葛根 300g，炒天虫 120g，明天麻 120g，北秦艽 90g，炒杜仲 120g，川续断 120g，川牛膝 100g，紫丹参 200g，川芎 150g，参三七 80g，绞股蓝 150g，制黄精 200g，枫斗 120g，苏梗 100g，苦丁茶 150g，决明子 200g，桑椹子 200g，玉米须 200g，巴戟肉 120g，千年健 200g，陈皮 90g。

一料。

水煎浓缩，加入龟甲胶 400g，鹿角胶 100g，冰糖 500g，黄酒 250g 收膏，冷藏备用。早晚各一匙开水冲服，遇感冒、腹泻停服。

二诊：2003 年 11 月 16 日。

五脏六腑、气血、阴阳失调，肝肾方虚，脾运失职，水液内停，灼炼成脂，窜走脉络之中，阻碍气血畅行，气虚血瘀。症见：胸闷心悸，时有头晕，面红颧赤，目糊口疮，颈背板滞，手指发麻，血压升高，血脂升高，腰酸脚软，寐差易醒，大便不畅。舌质紫红中裂，苔白，脉弦滑。再拟：益肾平肝，健脾助运，清利湿浊，滋阴清热，祛瘀通络。

甘杞子 300g，生熟地各 120g，白茯苓 100g，粉丹皮 150g，怀山药 300g，泽泻 120g，煨葛根 300g，炒天虫 120g，明天麻 120g，紫丹参 300g，川芎 150g，决明子 300g，绞股蓝 150g，苦丁茶 150g，枫斗 120g，桑椹子 300g，芦荟 50g，皂角刺 100g，淡竹叶 90g，肥知母 120g，桑螵蛸 120g，白芡实 120g，制首乌 200g，炒杜仲 120g，川续断 120g，女贞子 100g，双钩藤 200g，夏枯草 120g，佛手片 120g，鬼箭羽 150g，玉米须 200g，参三七 80g，仙灵脾 200g，陈皮 90g。

一料。

水煎浓缩，加入龟甲胶 400g，鹿角胶 100g，冰糖 500g，黄酒 250g 收膏，冷藏备用。早晚各一匙开水冲服，遇感冒、腹泻停服。

三诊：2004 年 12 月 7 日。

经调治，胸闷心悸，时有头晕，面红颧赤，目糊口疮，颈背板滞，手指发麻，血压升高，血脂升高，尿酸高，腰酸脚软，大便不畅诸症有改善。舌质中裂，苔白，脉弦滑。再拟：益肾平肝潜阳，健脾助运消浊，活血化瘀通络之法。

枸杞子 300g，生熟地各 120g，白茯苓 100g，怀山药 300g，粉丹皮 150g，泽泻 100g，山萸肉 100g，双钩藤 200g，夏枯草 120g，煨葛根 300g，炒天虫 120g，明天麻 120g，炒杜仲 120g，川续断 120g，桑椹子 300g，女贞子 120g，旱莲草 150g，决明子 300g，绞股蓝 150g，苦丁茶 150g，鸡血藤 300g，参三七 90g，制首乌 300g，皂角刺 90g，白芥子 120g，制黄精 300g，生磁石 120g，巴戟天 120g，仙灵脾 300g，潼白蒺藜各 120g，槐米 300g，芦荟 15g，垂盆草 300g，陈皮 90g。

一料。

水煎浓缩，加入龟甲胶 400g，鹿角胶 100g，冰糖 500g，黄酒 250g 收膏，冷藏备用。早晚各一匙开水冲服，遇感冒、腹泻停服。

四诊：2005 年 11 月 10 日。

经多年调治病情稳定。但已逾古稀之年，五脏六腑失调，气血失和，阴阳失衡，水不涵木，虚风上扰，精血亏乏，阳气无所依附，上不能充养于脑，中不能滋养心脉，脾阳不足，运化失司，聚液成湿，灼炼成脂，沉积于肝，窜走脉络，加重气血运行不畅，气滞血瘀，时而郁热下迫。诸症虽改善但仍存在，可见时有头晕，胸闷心悸，面红颧赤，目糊口疮，颈背板滞，手指发麻，血压升高，血脂升高，尿酸高，腰酸脚软，大便不畅。舌质中裂，苔白，脉弦滑。再拟：益肾平肝潜阳，健脾助运消浊，活血化瘀通络之法。

枸杞子 300g，生熟地各 120g，白茯苓 100g，怀山药 300g，粉丹皮 150g，泽泻 100g，山萸肉 100g，双钩藤 200g，夏枯草 120g，煨葛根 300g，炒天虫 120g，明天麻 120g，炒杜仲 120g，川续断 120g，桑椹子 300g，女贞子 120g，旱莲草 150g，决明子 300g，绞股蓝 150g，苦丁茶 150g，鸡血藤 300g，参三七 90g，制首乌 300g，皂角刺 90g，白芥子 120g，制黄精 300g，生磁石 120g，巴戟天 120g，仙灵脾 300g，潼白蒺藜各 120g，槐米 300g，芦荟 15g，垂盆草 300g，桑螵蛸 120g，陈皮 90g。

一料。

水煎浓缩，加入龟甲胶 400g，鹿角胶 100g，冰糖 500g，黄酒 250g 收膏，冷藏备用。早晚各一匙开水冲服，遇感冒、腹泻停服。

【按语】

冠心病虽病位在心，但往往可由于其他脏腑功能失调影响而致，《难经·六十难》认为："其五脏气相干，名厥心痛。"所以在治疗过程中应注重各个脏腑功能的协调。因心主血脉，心气运行则血行通畅，因此补虚药着眼于气血阴阳的调养，常用四君子汤、生脉散补心气，以助血运，四物汤、红花、丹参等养血活血以利气血通畅，六味地黄丸等补肾，枳壳、佛手片、郁金、柴胡以行气疏肝解郁，疏通三焦气机，瓜蒌皮、薤白、制半夏、茯苓宽胸化痰，山楂、炒谷芽、炒麦芽、鸡内金、焦六曲消积导滞，又可防治膏剂黏滞难化，使气机灵动，气血通畅。病例1和2都为耄耋之年，肝、心、脾、肺、肾各脏已逐年衰减，其功能亦渐衰退，使气血运行不畅，阴阳失衡，加重活血通络之品。病例1湿浊内蕴，灼炼成脂成膏，窜走脉络之中，气滞血瘀加重，心阳心阴同亏，以四物汤等为主养血活血，生脉散养心阴，又以参苓白术散等健脾化湿化痰，加桂枝加强温通作用，使症状改善。病例2兼有肺燥、胃热之象，用药以六味地黄丸加枸杞子、桑椹子、制首乌、制玉竹、覆盆子、潼白蒺藜、女贞子补益肝肾、宁心安神，佛手片、砂蔻仁、川朴花、绿梅花疏肝理气和胃，加用川黄连，兼清胃热。病例3因自幼心气不足，无力鼓动脉律，反复出现结代之脉，随年龄增长，肝叶开始变薄，肝气衰减，藏血不足，疏泄无力，气机不畅，营阴暗耗，虚阳扰动，阻于胸中，影响心血畅行。所以生脉合四物、炙甘草汤加减，又兼肺卫不足，故又加用了玉屏风散增强补气作用。用川桂枝、柏子仁、炙远志通阳活血，养血安神。病例4患者肝胆失司，肝阴暗耗，气滞血瘀，脾虚湿阻，胸中阳气不得伸展，出现胸闷心慌，或有胸痛，血压升高等症状，治用四物汤、生脉散、天麻钩藤饮、桂枝汤等养血、健脾、通阳、宁心，症状改善。病例5肝肾不足兼有动风，伴湿脂互阻脉络，故在滋水涵木之法中加强平肝潜阳之品和消脂化湿之药。

第三节　病毒性心肌炎

病毒性心肌炎是指人体感染嗜心性病毒，引起心肌非特异间质性炎症。可呈局限性或弥漫性，病程可以是急性、亚急性或慢性。以出现心悸、胸闷、胸痛、气急等心脏症状，及心电图异常改变为临床主要特征。心肌炎患者大多可痊愈，部分患者有一定程度的心脏异常改变的体征和心电图，但病情历久不变，多为心肌炎急性期后的心肌瘢痕所致，称为心肌炎后遗症。本病可发生于任何年龄，但以青少年多见，男性多于女性，夏秋季为高发季节。

病毒性心肌炎属中医的"心悸"、"胸痹"、"水肿"、"怔忡"、"虚劳"等范畴。其病因虽有外邪入侵、饮食不洁、疲劳过度、情志不遂等，但主要为外感邪毒，内舍心包所致。早期多由于外感风热邪毒，从口鼻而入，蕴郁于肺胃。以肺卫实热为主，但有逆传之势。如邪毒由表入里，留而不去，内舍于心，导致心脉痹阻，心血运行不畅，或热毒之邪郁而化火，灼伤营阴，以致心之气阴两伤，出现正虚邪恋为主的现象。到后期可见全身气血受损，气阴两伤，心脉失养，出现以心悸为主的虚证。

膏方调治病毒性心肌炎适合于正虚邪恋和虚证患者，多见于慢性和后遗症期。慢性期坚持合理治疗，预后多良好；后遗症期患者病情不重，但康复不易，然而只要病机明确，用药调治得当，仍然能获得理想效果。

病例1

张某，女，29岁，浙江杭州市人。初诊日期：2007年11月23日。

年近三十，当五脏大定，肌肉坚固，血脉盛满，体强身壮，"阴平阳秘，精神乃治"。今因正气内虚，邪之所凑，六淫之邪直犯心脉，致成病毒性心肌炎，胸阳不振，心血瘀滞，心血不足，心失所养，心肾不交，迫津外越，无力鼓动脉律输转于肝肾、脑窍，致肝肾亏虚，上不荣脑，髓海不足，下不达冲任二脉。症见：胸闷心悸，怕冷易感，头昏汗出，容易疲乏，经水滴沥不尽，历时 10 余天方净，稍有腹痛，夜寐易醒，小便频数且清长。舌质偏红，苔白，脉细缓。法当：养血宁心，宽胸理气，益气固卫，通阳益肾，调理冲任。

生晒参 100g，寸麦冬 120g，五味子 90g，炒当归 120g，炒赤白芍各 150g，川芎 120g，生熟地各 120g，柏子仁 120g，炒枣仁 300g，夜交藤 300g，合欢花 200g，枫斗 120g，淡竹叶 90g，苏梗木各 120g，制玉竹 150g，灵芝草 120g，柴胡 90g，益母草 120g，失笑散（包）90g，制香附 120g，独活 120g，桑寄生 120g，延胡索 120g，炒杜仲 120g，桑椹子 300g，菟丝子 120g，制黄精 300g，生白术 120g，防风 90g，川桂枝 90g，肥知母 120g，怀山药 300g，粉丹皮 120g，女贞子 100g，潼白蒺藜各 120g，益智仁 120g，乌药 90g，苦参 90g，陈皮 90g。

一料。

水煎浓缩，加入龟甲胶 400g，阿胶 100g，冰糖 500g，黄酒 250g 收膏，冷藏备用。早晚各一匙开水冲服，遇感冒、腹泻时停服。

二诊：2008 年 12 月 3 日。

经去冬调治后诸症缓解，胸闷已除，心悸时存，疲乏减轻，月经已正常，夜寐安，二便正常。舌质红苔白，脉细缓。再给予：养血宁心，宽胸理气，益气通阳，调理冲任之法。

生晒参 100g，寸麦冬 120g，五味子 90g，炒当归 120g，炒赤白芍各 150g，川芎 120g，生熟地各 120g，柏子仁 120g，炒枣仁 300g，夜交藤 300g，合欢花 200g，枫斗 120g，淡竹叶 90g，苏梗木各 120g，制玉竹 150g，灵芝草 120g，柴胡 90g，益母草 120g，炙远志 120g，制香附 120g，参三七 120g，川续断 120g，煨葛根

200g，炒杜仲 120g，桑椹子 300g，菟丝子 120g，制黄精 300g，生白术 120g，防风 90g，川桂枝 90g，肥知母 120g，怀山药 300g，粉丹皮 120g，女贞子 100g，潼白蒺藜各 120g，益智仁 120g，红景天 150g，苦参 90g，陈皮 90g。

一料。

水煎浓缩，加入龟甲胶 400g，阿胶 100g，冰糖 500g，黄酒 250g 收膏，冷藏备用。早晚各一匙开水冲服，遇感冒、腹泻时停服。

病例 2

张某，女，13 岁，浙江省浦江人。初诊日期：2009 年 6 月 2 日。

"邪之所凑，其气必虚"；风邪常缠咽喉鼻腔之中，久而直中心脏，使心气受损，阳损及阴，故心阴心阳同虚，心脉受损，气滞血瘀，心失于主宰功能。故常见心悸心慌，平时咽痛，遇感加剧，反复低热，鼻塞喷嚏，月经后期，量中，行时腹痛。舌质红苔白，脉偶有结代。按"急则治标，缓则治本"原则，现病情已得稳定，给予：益气固表，祛风利咽，通阳宁心，活血调经之法。

制黄精 300g，生白术 120g，防风 90g，防己 90g，野荞麦根 300g，炒黄芩 200g，蚤休 150g，冬凌草 150g，白桔梗 120g，桑白皮 120g，浙贝母 200g，生米仁 300g，木蝴蝶 90g，蝉衣 90g，西党参 200g，寸麦冬 120g，五味子 90g，柏子仁 120g，制玉竹 150g，炒当归 120g，炒白芍 120g，川芎 120g，独活 120g，延胡索 120g，生熟地各 120g，川桂枝 90g，炙甘草 120g，淡竹叶 90g，槐角 120g，苦参 90g，益智仁 120g，蔓荆子 120g，紫丹参 200g，参三七 100g，生枳壳 150g，青陈皮各 90g，灵芝草 120g，潼白蒺藜各 120g。

一料。

水煎浓缩，加入枣泥 500g，莲泥 500g，百令孢子粉 100g，冰糖 500g 收膏，冷藏备用。早晚各一匙开水冲服，外感或腹泻时停服。

二诊：2009 年 9 月 8 日。

经半年调治，现病情已得稳定，心悸心慌缓解。3 个月来外感一次，未见咽痛低热症状，服药后即缓解。月经后期，量中，已无腹痛。舌质红苔白，脉细缓。再给予：益气固表，祛风利咽，通阳宁心，活血益肾之法。

生黄芪 300g，生白术 120g，防风 90g，防己 120g，野荞麦根 300g，炒黄芩 200g，蚤休 150g，冬凌草 150g，白桔梗 120g，桑白皮 120g，浙贝母 200g，生米仁 300g，红景天 120g，百合 120g，西党参 200g，寸麦冬 120g，五味子 90g，柏子仁 120g，制玉竹 150g，炒当归 120g，炒白芍 120g，川芎 120g，生熟地各 120g，独活 120g，延胡索 120g，川桂枝 120g，炙甘草 120g，淡竹叶 100g，槐角 120g，苦参 90g，益智仁 120g，蔓荆子 120g，紫丹参 200g，参三七 100g，生枳壳 150g，青陈皮各 90g，灵芝草 120g，潼白蒺藜各 120g。

一料。

水煎浓缩，加入枣泥 500g，莲泥 500g，百令孢子粉 100g，冰糖 500g 收膏，冷藏备用。早晚各一匙开水冲服，外感或腹泻时停服。

病例 3

虞某，女，30 岁，浙江杭州市人。初诊日期：2005 年 11 月 12 日。

女子三十，当五脏六腑、十二经脉气血满盈，阴平阳秘，精神乃治。今因六淫之邪，犯于血脉，直中心脉，阻碍气血运行，造成心气不足，心阳不振，久则心血亦虚，无力鼓动脉律，血不能上荣于脑，髓海亏虚，神不守舍，下不达胞脉，外难达四肢。故症见：胸闷心悸，头晕乏力，腰酸背痛，神疲倦怠，易被外邪诱发心悸，夜寐不安，四肢怕冷，纳食欠香，二便正常。舌质淡红，苔白，脉细结代。已经半年急则治标原则，诸症得以缓解。今正值冬令，按秋冬养阴原则，给予：益气固表，宽胸理气，养血宁心，通阳活血，健脾温肾之法。

西党参300g，寸麦冬120g，五味子90g，川桂枝120g，炒赤白芍各150g，炒当归120g，生熟地各120g，川芎150g，淡竹叶90g，生炙甘草各120g，紫丹参300g，苦参90g，白茯苓100g，怀山药300g，泽泻100g，粉丹皮150g，山萸肉90g，佛手片120g，砂蔻仁各60g，绿梅花90g，玫瑰花100g，苏梗木各120g，蔓荆子120g，柏子仁120g，炙远志100g，灵芝草120g，制黄精300g，炒杜仲120g，川续断120g，桑椹子300g，巴戟肉120g，生龙牡各120g，炒枣仁300g，夜交藤300g，女贞子120g，陈皮90g，潼白蒺藜各120g。

一料。

水煎浓缩，加入龟甲胶400g，阿胶100g，冰糖500g，黄酒250g收膏，冷藏备用。早晚各一匙开水冲服，遇感冒、腹泻时停服。

二诊：2006年12月20日。

经去冬调治后，胸闷心悸明显好转，头晕乏力解除，体质较前增强，纳便正常。舌质淡红，苔白，脉细滑，未见结代。今又值冬令，再给予：益气固表，宽胸理气，养血宁心，通阳活血，健脾温肾之法。

生晒参100g，寸麦冬120g，五味子90g，川桂枝120g，炒赤白芍各150g，炒当归120g，生熟地各120g，川芎150g，淡竹叶90g，生炙甘草各120g，紫丹参300g，苦参100g，白茯苓100g，怀山药300g，泽泻100g，粉丹皮150g，山萸肉90g，佛手片120g，砂蔻仁各60g，绿梅花90g，玫瑰花100g，蔓荆子120g，柏子仁120g，炙远志100g，苏梗木各120g，灵芝草120g，制黄精300g，炒杜仲120g，川续断120g，桑椹子300g，巴戟肉120g，制玉竹150g，炒枣仁300g，夜交藤300g，女贞子120g，陈皮

90g，潼白蒺藜各120g。

一料。

水煎浓缩，加入龟甲胶400g，阿胶100g，冰糖500g，黄酒250g收膏，冷藏备用。早晚各一匙开水冲服，遇感冒、腹泻时停服。

三诊：2007年11月25日。

连进两年，因六淫之邪，犯于血脉，直中心脉之症已达缓解，气血运行渐顺，心气、心阳已能振奋，心血仍欠养，时不能上荣于脑，髓海欠充，神不守舍，阳气外难达四肢。胸闷心悸今年未见，体质明显增强，纳便正常，月经正常。舌质淡红，苔白，脉细缓。今又值冬令，为巩固疗效，再给予：宽胸理气，养血宁心，通阳活血，健脾益肾之法。

生晒参100g，寸麦冬120g，五味子90g，川桂枝120g，炒赤白芍各150g，炒当归120g，生熟地各120g，川芎150g，淡竹叶90g，生炙甘草各120g，紫丹参300g，苦参100g，白茯苓100g，怀山药300g，泽泻100g，粉丹皮150g，山萸肉90g，佛手片120g，砂蔻仁各60g，绿梅花90g，玫瑰花100g，苏梗木各120g，蔓荆子120g，柏子仁120g，炙远志100g，灵芝草120g，制黄精300g，炒杜仲120g，川续断120g，桑椹子300g，巴戟肉120g，制玉竹150g，炒枣仁300g，夜交藤300g，女贞子120g，红景天150g，陈皮90g，潼白蒺藜各120g。

一料。

水煎浓缩，加入龟甲胶400g，阿胶100g，冰糖500g，黄酒250g收膏，冷藏备用。早晚各一匙开水冲服，遇感冒、腹泻时停服。

病例4

王某，女，44岁，浙江杭州市人。初诊日期：2002年12月3日。

病毒性心肌炎已历15年，后又行甲状腺腺瘤切除术，伴有经前经后头痛亦历 10 年。平时症见胸闷心悸，颈背板滞疼痛，背如冷水泼，腰酸肢冷，膝软乏力，天热时手足心又发热。舌质红边齿印，苔薄白，脉沉细。此乃素体心阳不足，心阴亏虚，气血无力推输，气虚血瘀，阻挡胸阳伸展，肾阳不能上承温煦脾阳，故上不达背颈，下不至腰腿，内水液失运聚而生痰生湿，日久伤及肺气，难以卫外，易受外邪侵袭，风湿痰浊与气交灼互结于颈致成瘿，最后导致肝肾的精血不能互生。今正值冬令，拟益气养血，健脾助运，通心阳养心阴，疏肝补肾煎膏缓图之。

西党参 200g，麦冬 120g，五味子 90g，炒当归 120g，炒赤白芍各 120g，制黄精 300g，炒白术 100g，白茯苓 100g，生熟地各 200g，制香附 100g，佛手片 120g，川芎 120g，蔓荆子 100g，枳壳 150g，苏梗 100g，山慈菇 120g，柏子仁 120g，制玉竹 150g，枫斗 120g，薤白头 120g，橘核 120g，淡附子 100g，狗脊 120g，天花粉 120g，川桂枝 100g，浙贝母 120g，皂刺 90g，炒枣仁 300g，女贞子 100g，潼白蒺藜各 120g，灵芝草 120g，绞股蓝 150g。

一料。

水煎浓缩，加入龟甲胶 400g，鹿角胶 100g，冰糖 500g，黄酒 250g 收膏，冷藏备用。早晚各一匙开水冲服，遇感冒、腹泻时停服。

二诊：2003 年 11 月 25 日。

经去冬调治后体质自觉增强，诸症均有改善，纳便正常。舌质淡红，苔薄白，脉细沉。再给予：益气养血，健脾助运，通心阳养心阴，疏肝补肾煎膏缓图之。

西党参 200g，麦冬 120g，五味子 90g，炒当归 120g，炒赤白芍各 120g，制黄精 300g，炒白术 100g，白茯苓 100g，生熟地各 200g，制香附 100g，佛手片 120g，川芎 120g，蔓荆子 100g，枳壳 150g，苏梗 120g，山慈菇 120g，柏子仁 120g，制玉竹 150g，枫斗 120g，薤白头 120g，橘核 120g，淡附子 120g，狗脊 120g，

天花粉 120g，川桂枝 100g，浙贝母 120g，皂刺 90g，炒枣仁 300g，女贞子 100g，潼白蒺藜各 120g，灵芝草 120g，绞股蓝 150g，仙灵脾 300g。

一料。

水煎浓缩，加入龟甲胶 400g，鹿角胶 100g，冰糖 500g，黄酒 250g 收膏，冷藏备用。早晚各一匙开水冲服，遇感冒、腹泻时停服。

【按语】

本病多因禀赋不足或后天失养，或久病体虚，复感外邪，内舍于心所致。叶天士云："温邪上受，首先犯肺，逆传心包。"逆传心包而见胸闷、心痛，邪气犯心可损伤心之气阴，可见心悸气短、头晕乏力、脉律不整。若体虚邪恋、病久不愈则阴损及阳，可见浮肿、心悸喘促。正虚邪恋，应详细辨证以免留有余邪，可加用一些祛除痰浊、瘀血等病理产物的药物。待毒邪得尽则进入后期，此时全身气血均受损，以益气养阴为主，视其兼症可加清热、豁痰、活血安神或温阳之品。病例 1 为病毒性心肌炎后，患者仍有心血不足、胸阳不振、心血瘀滞之证，且有肾气亏虚之证。药用生脉饮补益气阴，四物汤养血和血，柏子仁、炒枣仁、夜交藤、合欢花、枫斗、灵芝草、制玉竹等养心安神，玉屏风益气固表。已影响冲任，故加疏肝调经益肾通阳之品。病例 2 为病毒性心肌炎后期，患者气血阴阳均有失和，但风邪仍然缠于咽，时而直中心脉，心气受损。用药也离不开生脉饮、四物汤、六味地黄丸、炙甘草汤等补益气血阴阳、调心律，玉屏风散固表，加野荞麦根、炒黄芩、蚤休等清余邪，但因年少，故以素膏进行连续调理，提高抗邪能力，无法直中心脏，逐步使心肌恢复正常。病例 3 患病毒性心肌炎，心阳不足，卫外不固，六淫之邪犯于血脉，直中心脉所致，故益气固表、宁心通阳、养血活血甚为重要，方药用生脉散、桂枝汤、四物汤加制黄精等等，合六味地黄丸等加强补肾。病例 4 患本病已 15 年，加上痰气互滞加重本病症状，治疗上除了养心阴、补心气、活血养血外，加女贞子、潼白蒺藜、制香附等疏肝养肝，仙灵脾、熟地、狗脊等补肾强腰，淡附子、川桂枝加强温通，使诸症改善。

第三章　消化系统疾病

消化系统疾病从病位而言，主要在脾胃、大小肠及肝胆。病因主要与感受邪气、情志因素、饮食劳倦、脾胃虚弱等有关。其发病除累及相关脏腑出现气血阴阳失调外，常使机体气机升降失常，湿浊痰饮内阻，病久可累及血分或其他脏腑，甚至出现癥积等变证。

脾胃为后天之本，在人体生命活动中起着十分重要的作用，不但是人体气血生化之源，更是疾病发生发展的重要因素之一。如《脾胃论》云："谷气通于脾，六经为川，肠胃为海，九窍为水注之气。九窍者，五脏主之，五脏皆得胃气，乃得通利。"《金匮要略》则认为"四季脾旺不受邪"。因此膏方中必须注重健脾和胃，助运化精的养摄，才符合脾旺不受邪的道理。

肝胆与脾胃之间的密切联系在中医学中早有论述。《素问·宝命全形论》云："土得木而达。"认为肝主疏泄、条达功能参与了脾的运化吸收功能。后世对此作了许多深入的阐述。如《血证论》云："木之性主于疏泄，食气入胃，全赖肝木之气以疏泄之，而水谷乃化。设肝之清阳不升，则不能疏泄水谷，渗泄中满之症，在所难免。"从古至今临床上多肝脾同病，难分彼此。这与现代医学理论完全一致。

中医认为肾为"先天之本"，脾胃为"后天之本"。两者是相互资生、相互依存的关系。《医宗必读》云："人始生，本乎精血之源，人之既生，由乎水谷之养。非精血无以立形体之基，非水谷无以成形体之壮，精血之司在命门，水谷之司在脾胃，本赖先天为之主，而精血之海又必赖后天为之资。"由此可见脾肾关系对人体非同一般，在膏方调理中更为重要。

　　膏方以冬令服用为主，按"秋冬养阴"原则，功在调整人体阴阳气血，健脾助运，理气和胃，达气血畅、腠理密、邪不干之目的。凡是脾胃不足，元气不充而反复感邪发病，或病后伤及脾胃，邪去正虚者均可服用膏方调理。而本章主要论述各种因素导致脾胃损伤，发展到后期成为邪去正虚、正虚邪恋及脾胃虚弱等一系列以虚为主疾病的膏方调理。临床上常见的有：慢性胃炎、慢性腹泻、慢性功能性便秘、慢性胆囊炎胆石症和慢性病毒性肝炎、脂肪肝、肝硬化等。

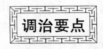

调治要点

1. 补益消导同用

　　消化系疾病往往有病情迁延，难于根治的特点。其漫长的病程中形成了以虚为主，虚中夹实的复杂症候。故采用膏方调治是起到无病防病、有病治病、稳定病情、恢复病体、增强体质的作用，达"正气内存，邪不可干"的目的。

　　经云："邪之所凑，其气必虚。"气虚是气不足，与脾胃虚弱关系密切。如李东垣在《脾胃论》中指出"脾胃之气既伤，而元气亦不能充而诸病之所由生也。"所以补气是膏方的主旨之一。经亦云："脾不及，则令人九窍不通。"脾胃虚弱则运化无权，升降失司，导致痰饮水湿等的形成，或进一步堆积。痰饮伏留体内，必然阻滞脏腑气机，进一步影响脾胃的升降功能，使清阳不升，浊阴不降，中焦受阻，则水湿痰饮滞留益甚，造成恶性循环，致使病情缠绵难愈。另外，脾胃虚弱，消化功能较差，而补虚药大多药性较为黏腻难以消化，用之易加重脾胃负担，出现消化不良、脘痞腹胀等症状，即"虚不受补"的现象。所以必须消补同用。

　　徐老师在临床上常用四君子汤或参苓白术丸加减。以黄芪、党参补肺脾之气，白术健脾益气助运，加用米仁、茯苓等淡渗利水之品，除防蕴湿生痰之外，还取《温热论》中"通阳不在温，而在利小便"之意。血虚加当归身、丹参，兼有阴虚者加制黄精、生熟地、制首乌、女贞子等。其中制黄精一味，《名医别录》记载："主补中益气，除风湿，安五脏。"《滇南本草》有述："补虚添精。"《本草纲目》认为："补诸虚，止寒热，填精髓，下三尸虫。"《本草从新》则认为："平补气血而润。"其功效能益气养阴，补益气血，不泻肚，不动火，能引火归原。在辨证基础上加用健脾祛湿、清胃化痰之药，如湿胜者加苍术、砂蔻仁、川朴，也可佐以利水渗湿、升阳温阳之品，如草果仁、米仁、制胆星、姜半夏、升麻、葛根、陈皮、仙灵脾等；气虚卫弱者意玉屏风散，以黄精代黄芪，避黄芪之壅气滞湿之误。

2. 注重气机调理

　　气的运动又称"升降出入"，出入是机体为所需物质与外界进行的交换，而体内脏腑的营养转输称为升降，在消化系统中"脾升胃降"是很关键的问题。

　　脾胃居中焦，为气机升降之枢纽。《名医杂著》曰："胃司受纳，脾司运化，一纳一运，化生精气，津液上升，糟粕下降，斯无病矣。"若脾胃升降失常，则可使气血逆乱，阴阳失衡，以致为病。所以徐老师在临床中十分注重对气机的调理。

　　《临证指南医案》云："纳食主胃，运化主脾，脾宜升则健，胃宜降则和。"脾胃虽为表里，极易相兼为病。胃病日久，累及脾脏，脾之阳气受损，运化失司，清气不升，胃气不降。故其病理特点为滞，针对脾虚而清阳不升，用健脾益气之法，药用黄芪、党参、升麻、柴胡、白术等。其中升麻一味，过辛过散，只要调动脾气之升，湿浊随化，中病而止，不可久服。另外，徐老师常用白豆蔻、砂仁、藿香、苏梗、佩兰、石菖蒲、陈皮、木香等芳香辛散之品，醒脾助运。对于脾失健运而胃失和降，食积中州则多加鸡内金、谷芽、麦芽、山楂、六神曲等消食之品，气滞较甚加青皮，中满腹胀用厚朴，重者加枳壳或枳实。枳壳一味，她认为轻用能通中上焦之滞，重用则可推行水液，使浊阴下降、清阳自升。如胃中湿热嘈杂用黄连、吴茱萸。以黄连清降胃热，吴茱萸温通脾阳，为"辛开苦降"之法。但医者应做到"医必执方，医不执方"，随病情之变选方、选量，该重的重该轻的轻，同时以现代的检查特性加减用药。如脾胃虚弱者有从寒化和热化不一，也有热重于湿、湿重于热、寒热并重等不同的临床表现，由于个体的差异有的伤阴或伤气，要用药灵活，特别加用行气之药。只有气行才能使水、液、津、精、血能行而不滞，更体现了"脾主运化"的深刻含义。调气之品中除行气、破气之药外，尤喜用范文虎的五花汤以五色配五脏之意，这些药物理气而不伤阴，通中有润，深合胃之喜润喜通之性。胃为多气多血之腑，病久必有血滞，故徐老师在调气之中多加活血和血之药。

3. 健脾同时疏肝

脾胃纳化饮食，升降相因，有赖于肝之疏泄。而肝为刚脏，必得脾胃运化水谷精微变化阴血滋濡，方能刚柔相济。正如《医学衷中参西录》所云："盖肝之系下连气海，兼有相火寄生其中。为其连气海也，可代元气布化，脾胃之健运实资其辅助。为其寄生相火也，可借火生土，脾胃之饮食更赖之腐熟。故曰肝与脾相助为理之脏也。"道破了肝脾相互资生，互为制约的关系。肝病可及脾胃，肝失疏泄，可致脾失运化，胃失和降。日久脾胃病又可及肝。脾胃实，则土壅木抑，脾胃虚，则土壅木乘。因此在治疗消化系统疾病过程中应重视肝脾同调。

李东垣提出水湿痰饮之病"用淡渗之剂以除之，病虽即已，是降之又降，是复益其阴而重竭其阳"，"必用升阳风药即瘥"。为什么要用升阳、风药呢？这其实是一个肝脾同调的问题。如补中益气汤中柴胡、升麻两味，通过条达肝木升之气，协同脾气升发，从而达到清阳上升、浊阴自降的目的，又如徐老师喜用的绿梅花、玫瑰花、代代花、川朴花、扁豆花等花类药物，平和芳香，禀受少阳春升之气，与肝胆同气相求，功能理气解郁疏肝，助脾升清而降胃浊。再如痛泻要方中防风一味则更具妙用，不但有助肝之条达疏泄之功，而且还能祛风胜湿，经过渗湿、燥湿治疗后仍残留的少量湿浊随风而解，使各窍得以通畅，邪气难以留滞。徐老师将其形象比喻为"有如夏日之清风拂面，而肌表之汗液自消；又如冬日之西风横扫，而蕴湿随风而清"。所以应重视调理肝脾升发之气。还有，当脾被湿浊郁久，难以解化，她认为脾气不振奋而致，故以升清益胃汤之升麻来振奋脾阳，湿自化矣。

《难经》云："见肝之病，则知肝传之于脾，故先实其脾气。"实脾重在补益脾气，助脾健运使痰浊无源、湿浊无可藏之所，则气清源正，各脏安和。在实脾同时还应注意调和肝阴肝阳。《临证指南医案》曰："肝为风木之脏，因有相火内寄，体阴用阳，其性刚，主动主升，全赖肾水以涵之，血液以濡之。"肝脏体阴用阳是一个整体的两个方面，在生理上相互协调，共同发挥肝脏的正常功用，在病理上亦相互影响。历代医家调理时多兼而顾之，如四逆汤、柴胡疏肝散及逍遥散中柴胡和赤芍，痛泻要方中的陈皮、防风和赤芍，完带汤中的柴胡、荆芥穗与白芍。再如一贯煎中重用生地配北沙参、麦冬、当归身、枸杞子补肝肾之阴血以涵濡肝体，同时加用川楝子疏泄肝气，以助肝用。这些都体现了同调肝阴肝阳的特点。

徐老师补益脾气喜用太子参、党参、白术、制黄精、薏苡仁、黄芪等。其中黄芪一味，徐老师认为有碍胃之嫌，对脾虚不能升发之人尤应慎用。另外，她认为肝经疏泄条达失司或肝血不足，容易郁而化热循经为病，进而郁热伤阴，而肝血不足亦可使肝失条达，气血失畅，肝体失于柔和，肝气横逆侵犯他脏。临床中常柔疏并用，以柴胡、香附、橘核、川楝子疏泄肝气，当归、白芍柔肝养血。郁而化热，易灼肝阴者加丹皮、赤芍、山栀、银柴胡、青蒿等；阴虚甚者加生熟地、鲜石斛、枸杞子，肾阴虚加女贞子、制首乌、桑椹子、旱莲草；湿热胆郁加茵陈、金钱草；脾气虚加党参、白术、黄芪；肾阳虚加仙灵脾、菟丝子、巴戟天等。

4. 补脾重视温肾

脾为后天之本，气血精液生化之源；肾为先天之本，主藏精，为阴阳之根本。脾运化有赖于肾阳的温煦；肾所藏精气亦有赖后天脾胃运化生成的水谷精微的充养。清代程钟龄在《医学心悟》中说："脾肾两脏，皆为根本，不可偏废，古人或谓补脾不如补肾者，以命门之火可生脾土也，或谓补肾不如补脾，以饮食之精自能下注于肾也。"徐老师认为脾肾同温，在消化系病中极其重要，脾得肾阳而化，脾得阳气而运。但两脏各有侧重，在肾偏于温肾，取"得命门之火以生脾土"之意，药用仙灵脾、菟丝子、巴戟天、鹿角片、淡附子等；在脾偏于健脾运脾，药用党参、苍白术、茯苓、生炒米仁、怀山药、煨葛根、枳壳等。

5. 辨证结合辨病

中医辨证其实是对患者、经络、脏腑、气血、津液等生理病理变化的正确认识。而病邪只有通过对经络脏腑、气血津液等的侵犯，才能导致疾病的发生和发展。对于同一性质的病邪，由于感邪程度不同，患者体质不一，可以出现截然不同的证候。如在《伤寒论》中，同为一经病证，却可以有经证和腑证的不同；由于脏腑、气血、体质等情况的不同，又可出现不一样的传变；加之事物的复杂性和多样性，处理方法和环境影响的不同，可以出现不同的夹杂证和变证。因此我们只有掌握患者机体的生理和病理变化，才能正确地分析患者的阴阳、寒热、表里、虚实，才能正确地治疗疾病。简而言之就是"辨证明，用药灵"。

传统中医辨证是从宏观上进行的，通过搜集四诊资料，采用直接观察和类比归纳的方法，见微知著，司外揣内，从整体出发，强调在人体内部协调完整和外界环境统一的基础上对病情作出推理和概括，这种推理概括具有高度抽象的特点，有时难免笼统模糊。随着现代医学技术的发展，我们可以监测和观察疾病所引起的人体内部和微观结构的变化。一方面能对中医四诊起到补充作用，使我们进一步加深对疾病和辨证的理解，使其更准确完整；另一方面在此基础上所作的病理及药理研究又可拓宽思路，从而对药物深入了解和灵活运用。

现代医学研究证实，许多胃肠疾病存在胃肠功能障碍、胃肠黏膜缺血的现象。而现代药理研究证实，理气药能促进胃肠排空，活血药能改善胃黏膜血供。故治疗这些疾病常用较多的理气活血药，取得了满意疗效。又如胃溃疡性病变，徐老师认为应与皮肤上的溃疡相似，可以借用中医外科治疗溃疡经验，应用益气健脾、托毒排脓、生肌收敛的法则，确收显效。常用白芨、白及、乌贼骨、山慈菇等。再如脂肪肝一症，徐老师认为多因嗜好膏粱厚味，脾虚失运，津液失调，停留成饮，凝聚成痰，痰浊内聚，灼炼成脂，沉积于肝，窜走脉络而成。因此在治疗上取健脾化浊、活血柔肝法，药用决明子、绞股蓝、苦丁茶、嫩荷叶、茯苓、米仁、车前草、川芎、丹皮、葛根、当归等。其中决明子、苦丁茶、嫩荷叶、芦荟、绞股蓝等组方有明显的降脂作用。

第一节　慢性胃炎

慢性胃炎是一种十分常见的消化道疾病，以胃黏膜在各种致病因素作用下所发生的非特异性炎症为主要病理变化。根据胃黏膜的组织学改变，可分浅表性、萎缩性、肥厚性三种类型。临床上可出现的症状有上腹隐痛、食欲减退、餐后饱胀、反酸等。萎缩性胃炎患者可有贫血、消瘦、舌炎、腹泻等，个别病人伴黏膜糜烂者上腹痛较明显，并可有出血。

本病中医属"胃痞"、"胃痛"范畴，病位在胃，与肝脾两脏关系密切。多因饮食不节，损伤脾胃，或情志因素，恼怒伤肝或忧思伤脾，或感受邪气，损伤脾胃，或禀赋不足或长期饮食不节，或年高体衰，脾胃虚弱，无力运转气机，气滞湿阻等等，均可导致气机不畅，运化失司，胃失和降，发为本病，久则可损伤脾胃气阴，气虚运化失职，聚液生湿，郁而化热，伤络伤阴，滞而生瘀，产生积聚等变证。

当慢性胃炎经过治疗病情缓解，或病情处于相对稳定阶段，正气已亏，必须把握时机，鼓舞正气，投膏方以补虚，如余邪未净，可兼清余邪。此时以补为主，但应选用性缓平和之品，从而补中有泻，祛邪扶正。由于患者体质不同，兼杂邪气不一，影响脏腑的症状亦不一样，所以调治必须辨清主次和虚实，最后以达到气血和顺、阴阳平衡、治病防病目的。

病例 1

何某，男，46 岁，浙江杭州市人。初诊日期：2002 年 11 月 27 日。

肝失疏泄、条达，郁而化热，肝阴暗耗，藏血不足，时而横逆犯及脾胃，脾失健运，胃火偏盛，造成脾胃失调，胃得热善饥消谷，脾受郁运化失职，赤化无力，气血不足，心失所养，最终造成肝脾心三脏气机失调，气滞血瘀。症见：胃中时时反酸，大便干燥，面色晦暗，耳鸣如蝉声，夜寐多梦，易醒，唇绀。舌质红，苔薄白，脉缓偶结代。法当：疏肝解郁，健脾养血，活血祛瘀，益肾宁心。

炒当归 120g，白茯苓 100g，炒白术 100g，软柴胡 120g，炒赤白芍各 120g，广郁金 120g，粉丹皮 120g，制香附 120g，紫丹参 200g，川芎 150g，佛手片 120g，炙鳖甲 120g，决明子 200g，绞股蓝 150g，生炒米仁各 120g，苦丁茶 150g，西党参 200g，寸麦冬 120g，五味子 90g，柏子仁 120g，淮小麦 300g，川桂枝 90g，枸杞子200g，生熟地各120g，山萸肉100g，参三七80g，泽泻100g，女贞子100g，炒枣仁200g，夜交藤200g，制黄精200g，桑椹子200g，益智仁120g，青皮120g，潼白蒺藜各100g。

一料。

水煎浓缩，加入龟甲胶400g，鹿角胶100g，冰糖500g，黄酒250g收膏，冷藏备用。早晚各一匙开水冲服，遇感冒、腹泻时停服。

三诊：2004年11月28日。

步入半百，阴已自半衰，阴阳失调，肝叶已薄，易疏泄、条达失司，同时横逆犯脾，脾胃失和，运化失司，水液停聚，成湿伏于内，缠于咽喉，同时不能上荣于脑，髓海不足，神不守舍，耳窍失聪。症见：胃胀反酸，咽部有痰，大便烂，头晕且昏，耳鸣脑涨，夜寐不安，易醒多梦。舌质红苔边锯，苔薄白，脉弦缓。法当：健脾和胃，养血柔肝，补肾安神。

西党参200g，炒冬术100g，白茯苓100g，炒扁豆120g，佛手片120g，代代花90g，绿梅花90g，煨葛根300g，炒天虫120g，明天麻120g，寸麦冬120g，五味子90g，乌贼骨120g，制玉竹150g，柏子仁120g，枸杞子300g，怀山药300g，山萸肉90g，泽泻100g，生熟地各120g，广郁金120g，石菖蒲120g，炒枣仁300g，夜交藤300g，合欢花200g，娑罗子120g，无花果120g，炒杜仲120g，川续断120g，桑椹子300g，桃仁120g，菟丝子120g，补骨脂120g，陈皮90g，潼白蒺藜各120g。

一料。

水煎浓缩，加入龟甲胶400g，鹿角胶100g，冰糖500g，黄酒250g收膏，冷藏备用。早晚各一匙开水冲服，遇感冒、腹泻时停服。

三诊：2005年12月19日。

虽经两年调治，肾气仍未恢复，难以充养耳窍，胃气失和，胃火偏旺，与脾失调，脾运失司，生化乏源，气不化津，精血减少，不能上荣于脑，髓海失充，神不守舍。症见：胃酸食甜后好转，耳鸣头胀，偶有腰酸，夜寐较浅，多梦，大便烂。舌质红苔前少，脉细缓。给予：理气和胃，健脾助运，养血安神，益肾填髓之法。

西党参 200g，炒白术 100g，怀山药 300g，砂蔻仁各 100g，生炒米仁各 120g，制香附 120g，生枳壳 150g，川朴花 90g，川黄连 60g，吴茱萸 25g，乌贼骨 120g，玫瑰花 100g，绿梅花 90g，广木香 120g，制黄精 300g，制首乌 300g，炒杜仲 120g，川续断 120g，生熟地各 120g，粉丹皮 120g，泽泻 100g，山萸肉 100g，灵芝草 120g，桑椹子 300g，菟丝子 120g，巴戟肉 120g，仙灵脾 300g，枫斗 120g，炒当归 120g，夜交藤 300g，合欢花 200g，女贞子 100g，陈皮 90g，潼白蒺藜各 120g。

一料。

水煎浓缩，加入龟甲胶 400g，鹿角胶 100g，冰糖 500g，黄酒 250g 收膏，冷藏备用。早晚各一匙开水冲服，遇感冒、腹泻时停服。

四诊：2006 年 12 月 15 日。

经三年调治胃气得和，脾运渐复，胃酸、便烂较前好转。但毕竟肝叶已薄，肝气始衰，由于劳心肝肾仍然不能相互资生，相互制约，输泄失于协调，气血濡养髓海不足。症见：时有头晕乏力，耳鸣颈板，纳便正常。舌质红苔白，脉细缓。再给予：健脾和胃，养血柔肝，益肾填髓之法。

西党参 200g，炒白术 100g，怀山药 300g，砂蔻仁各 100g，生炒米仁各 120g，制香附 120g，生枳壳 150g，川朴花 90g，乌贼骨 120g，玫瑰花 100g，绿梅花 90g，广木香 120g，制黄精 300g，制首乌 300g，炒杜仲 120g，川续断 120g，生熟地各 120g，粉丹皮 120g，泽泻 100g，山萸肉 100g，灵芝草 120g，枸杞子 300g，桑椹子 300g，菟丝子 120g，巴戟肉 120g，槐角 150g，仙灵脾 300g，枫斗 120g，炒当归 120g，夜交藤 300g，合欢花 200g，女贞子 100g，陈皮 90g，潼白蒺藜各 120g。

一料。

水煎浓缩，加入龟甲胶 400g，鹿角胶 100g，冰糖 500g，黄酒 250g 收膏，冷藏备用。早晚各一匙开水冲服，遇感冒、腹泻时停服。

病例 2

马某，男，48 岁，浙江杭州市人。初诊日期：2000 年 12 月 24 日。

劳则伤气，又加饮食不顺，饥饱不定，伤及脾胃，运化失职，肝乘而横犯，气滞血瘀胃络，郁而化热，造成迫血妄行，因血证住院治疗。目前胃脘胀痛，嗳气反酸，纳食不香，大便偏烂。舌质淡红边紫，苔白，脉细小数。先经引路方后，再给予：清胃热，健脾气，调肝阴，行气血，益肾气之法。

蒲公英 300g，制香附 120g，白茯苓 100g，炒苍术 120g，生炒米仁各 120g，佛手片 120g，绿梅花 100g，川朴花 90g，代代花 90g，玫瑰花 90g，无花果 120g，八月札 120g，太子参 200g，白及 200g，乌贼骨 200g，怀山药 300g，粉丹皮 120g，泽泻 100g，炒白芍 120g，炒当归 120g，炒扁豆 150g，砂蔻仁各 60g，炒杜仲 120g，川续断 120g，炙枳壳 120g，桑椹子 300g，仙灵脾 300g，女贞子 120g，陈皮 90g，潼白蒺藜各 120g。

一料。

水煎浓缩，加入龟甲胶 500g，阿胶 100g，冰糖 500g，黄酒 250g 收膏，冷藏备用。早晚各一匙开水冲服，遇感冒、腹泻时停服。

二诊：2001 年 11 月 30 日。

经去年调治后，精神明显好转，未出现胃出血，胃胀解除，无反酸，纳便正常，面色仍稍萎黄，腰酸背胀。舌质淡红边紫已除，苔薄白，脉细缓。此乃气血未和顺，脾气虽复，运化尚未恢复，脾胃欠和，还需要继续调治。再给予：健脾和胃，柔肝养血，益肾壮腰之法。

西党参 200g，炒白术 100g，怀山药 300g，砂蔻仁各 100g，生炒米仁各 120g，制香附 120g，生枳壳 150g，川朴花 90g，乌贼骨 120g，玫瑰花 100g，绿梅花 90g，广木香 120g，制黄精 300g，制首乌 300g，炒杜仲 120g，川续断 120g，生熟地各 120g，粉丹皮 120g，泽泻 100g，山萸肉 100g，灵芝草 120g，枸杞子 300g，桑椹子 300g，菟丝子 120g，巴戟肉 120g，金狗脊 150g，仙灵脾 300g，枫斗 120g，炒当归 120g，覆盆子 120g，大红枣 200g，女贞子 100g，陈皮 90g，潼白蒺藜各 120g。

一料。

水煎浓缩，加入龟甲胶 400g，阿胶 100g，冰糖 500g，黄酒 250g 收膏，冷藏备用。早晚各一匙开水冲服，遇感冒、腹泻时停服。

三诊：2002 年 11 月 24 日。

经二冬调治，胃出血已止，胃胀已除。现年已半百，肝叶始衰，肝气已弱，失于疏泄、条达，易犯脾土，脾失健运，影响水液精微的输布，聚而成湿成浊，窜走血脉之中，郁而化热，沉着于肝胆，日久肝阴暗耗，肾水不能涵木，肝阳时而偏亢。症见：颈项板滞，血压升高，胆囊息肉，脂肪肝，血脂上升，便烂。舌质红，苔薄少，脉细弦。法当：疏肝利胆，健脾助运，益肾滋阴，佐以活血通络。

炒当归 120g，软柴胡 90g，白茯苓 100g，炒苍术 120g，炒白芍 120g，川芎 150g，生熟地各 120g，决明子 300g，女贞子 120g，生炒米仁各 120g，双钩藤 200g，夏枯草 120g，玉米须 200g，皂角刺 90g，苦丁茶 150g，绞股蓝 150g，枫斗 120g，桑椹子 200g，煨葛根 200g，炒天虫 120g，制黄精 200g，泽泻 120g，粉丹皮 120g，怀山药 200g，萸肉 120g，金钱草 200g，制香附 120g，广郁金 120g，炒杜仲 120g，川续断 120g，参三七 80g，南沙参 200g，炙鳖甲 120g，陈皮 90，潼白蒺藜各 120g。

一料。

水煎浓缩，加入龟甲胶 500g，阿胶 100g，冰糖 500g，黄酒 250g 收膏，冷藏备用。早晚各一匙开水冲服，遇感冒、腹泻时停服。

四诊：2003 年 11 月 27 日。

素体脾胃虚弱，经三冬调治，其功能已复，饮食如常。毕竟年已半百，肝叶始衰，肝气已弱，营阴暗耗，藏血不足，难以濡养筋脉，上不盈目窍。症见：颈背板滞，目糊。舌质红苔薄少，脉细缓。法当：养血柔肝，益肾明目，滋阴活血。

甘杞子 300g，生熟地各 120g，白茯苓 100g，山萸肉 120g，怀山药 200g，泽泻 100g，粉丹皮 120g，煨葛根 300g，炒天虫 120g，明天麻 120g，炒杜仲 120g，川续断 120g，金狗脊 120g，制首乌 200g，青葙子 120g，紫丹参 200g，决明子 300g，绞股蓝 150g，制黄精 200g，枫斗 120g，制香附 120g，佛手片 120g，砂蔻仁各 90g，女贞子 100g，潼白蒺藜各 100g，炒白术 100g，炒扁豆 120g，白桔梗 90g，苦丁茶 150g，桑椹子 300g，仙灵脾 200g，陈皮 90g。

一料。

水煎浓缩，加入龟甲胶 500g，鹿角胶 50g，冰糖 500g，黄酒 250g 收膏，冷藏备用。早晚各一匙开水冲服，遇感冒、腹泻时停服。

五诊：2004 年 12 月 1 日。

年过半百，肝叶始薄，肝气衰减，不能藏血，与肾不能相互制约、相互资生，肝阴暗耗，浮阳上亢，筋脉失于濡养，目窍失充。原因脾虚与胃失和，生化无力，经四冬调治，脾胃功能稳定，因肝气乘虚又犯脾气，运化失司，聚液成湿，阻碍气血运行。症见：颈背板滞，且有抽牵，腰酸，血压升高，目花咽痛，大便烂易泻。舌质红，苔白，脉细小弦。法当：养血柔肝，益肾潜阳，健脾助运。

炒当归 120g，炒白芍 150g，生熟地各 120g，川芎 150g，双钩藤 200g，夏枯草 120g，煨葛根 300g，决明子 300g，炒天虫 120g，明天麻 120g，苦丁茶 150g，绞股蓝 150g，桑椹子 300g，枫斗 120g，女贞子 120g，制黄精 300g，制首乌 300g，佛手片 120g，川朴 120g，绿梅花 90g，枸杞子 300g，白茯苓 100g，粉丹皮 120g，山萸肉 100g，怀山药 300g，炒杜仲 120g，川续断 120g，千年健 200g，灵芝草 120g，蔓荆子 120g，白蒺藜 120g，陈皮 90g，潼白蒺藜各 120g。

一料。

水煎浓缩，加入龟甲胶 400g，鹿角胶 100g，冰糖 500g，黄酒 250g 收膏，冷藏备用。早晚各一匙开水冲服，遇感冒、腹泻时停服。

病例 3

贝某，女，56 岁，浙江杭州市人。初诊日期：2002 年 11 月 11 日。

年近花甲，肝、心二脏均已衰减，气血开始失调，气虚不能推动血行，水液停聚下注滞于脏腑，停于肠胃则腐熟困难，郁而化火，时可上炎。或影响脾运，聚而成湿，灼炼成脂成膏，窜走脉中，停于关节，脉络被阻，气血生成不足，肝失藏血之功，肝阴暗耗，营液亏虚，筋脉失于濡养。症见：胃胀嗳气，时时嘈杂，血脂升高，双膝疼痛，腰酸脚软，下肢浮肿，小腿转筋。舌质红紫，苔少，脉细缓。法当：养肝血，活血脉，健脾胃，助运化，益肾髓，壮筋骨，佐以益气利水。

生熟地各 120g，炒当归 120g，川芎 120g，紫丹参 300g，炒赤白芍各 120g，生黄芪 200g，猪茯苓各 120g，泽泻 150g，地骨皮 120g，生白术 120g，绿梅花 120g，西党参 200g，怀山药 200g，佛手片 120g，砂蔻仁各 60g，制香附 120g，制首乌 200g，枫斗 120g，川黄连 60g，生炒米仁各 120g，吴茱萸 20g，乌贼骨 120g，决明子 300g，苦丁茶 200g，绞股蓝 200g，桑椹子 300g，川牛膝

100g，炒杜仲 120g，千年健 300g，川续断 100g，金狗脊 120g，宣木瓜 120g，女贞子 100g，陈皮 90g。

一料。

水煎浓缩，加入龟甲胶 300g，阿胶 100g，鹿角胶 50g，冰糖 500g，黄酒 250g 收膏，冷藏备用。早晚各一匙开水冲服，遇感冒、腹泻时停服。

二诊：2003 年 11 月 27 日。

经去冬调治，胃气已和，嘈杂已解，但仍症见头皮发麻，上肢发麻，双脚转筋，心慌且悸，时有心烦，平时易怒，夜寐易醒。舌质红，苔光，脉细缓。此乃肝阴亏虚，虚火上扰，心经被扰，心神失舍，日久涉肾，肾阴同亏，阴津不能上承而致。再拟：滋阴清火，益肾柔肝，宁心安神，制成膏滋冬令缓调治。

肥知母 120g，淡竹叶 90g，生熟地各 120g，怀山药 200g，山萸肉 100g，粉丹皮 150g，白茯苓 100g，制玉竹 120g，炙白薇 120g，女贞子 120g，旱莲草 100g，胡黄连 50g，广郁金 120g，甘杞子 300g，制首乌 200g，南沙参 200g，五味子 90g，苏梗木各 120g，瓜蒌皮 90g，天麦冬各 120g，川桂枝 100g，生黄芪 200g，生白术 100g，防风 90g，炒赤白芍各 120g，豨莶草 200g，宣木瓜 120g，鸡血藤 200g，炒杜仲 120g，川续断 120g，桑椹子 200g，枫斗 120g，黑乌梅 90g，灵芝草 120g，潼白蒺藜各 100g，陈皮 90g。

一料。

水煎浓缩，加入龟甲胶 300g，阿胶 100g，冰糖 500g，黄酒 250g 收膏，冷藏备用。早晚各一匙开水冲服，遇感冒、腹泻时停服。

三诊：2004 年 11 月 19 日。

经两冬调治，胃气得和，正气渐复，但毕竟将入花甲，气血阴阳渐亏，肝肾不足，筋脉失养，气不能伸展，则脉络不和。症见：头发胀麻，胸闷心慌，夜寐多梦，腰酸膝软。舌质红，苔薄白，脉细小数。给予：益气柔肝，养血宁心，益肾舒筋，活血安神之法。

生熟地各150g，怀山药200g，山萸肉90g，粉丹皮150g，白茯苓100g，泽泻100g，川芎100g，西党参300g，天麦冬各120g，五味子90g，制玉竹120g，淡竹叶90g，肥知母120g，广郁金120g，制首乌200g，苏梗木各120g，瓜蒌皮150g，参三七80g，明天麻120g，绞股蓝200g，灵芝草150g，鸡血藤200g，桑椹子200g，豨莶草200g，潼白蒺藜各120g，枫斗120g，菟丝子120g，益智仁150g，佛手片120g，陈皮90g。

一料。

水煎浓缩，加入龟甲胶300g，阿胶100g，冰糖500g，黄酒250g收膏，冷藏备用。早晚各一匙开水冲服，遇感冒、腹泻时停服。

四诊：2005年11月25日。

经去冬调治后，诸症缓解，纳便正常，夜寐欠安。舌质淡红，苔薄白，脉细缓。给予：益气柔肝，养血宁心，益肾舒筋，活血安神之法。

生熟地各150g，怀山药200g，山萸肉90g，粉丹皮150g，白茯苓100g，泽泻100g，川芎100g，西党参300g，天麦冬各120g，五味子90g，制玉竹120g，淡竹叶90g，炒杜仲120g，广郁金120g，制首乌藤各300g，苏梗木各120g，瓜蒌皮150g，参三七90g，明天麻120g，绞股蓝200g，灵芝草150g，鸡血藤200g，桑椹子200g，红景天150g，潼白蒺藜各120g，枫斗120g，菟丝子120g，益智仁150g，佛手片120g，陈皮90g。

一料。

水煎浓缩，加入龟甲胶300g，阿胶100g，冰糖500g，黄酒250g收膏，冷藏备用。早晚各一匙开水冲服，遇感冒、腹泻时停服。

五诊：2007年12月8日。

虽经四冬调治，胃气得和，正气渐复，但毕竟已入花甲，气血阴阳渐亏，肝肾不足，筋脉失养，阳气不能伸展，则脉络不和，心血不足，心失所养，髓海少充，神难守舍，肌腠失濡。症见：头发胀麻，目糊口干，胸闷心慌，夜寐难入，腰酸膝软，容易疲劳，偶见潮热。舌质红，苔薄偏少，脉细缓。给予：益气通阳，养血柔肝，宽胸宁心，补肾舒筋，活血安神之法。

制黄精300g，炒白术120g，生熟地各150g，怀山药300g，山萸肉120g，粉丹皮150g，白茯苓100g，泽泻100g，川芎150g，西党参300g，天麦冬各120g，五味子90g，制玉竹120g，淡竹叶90g，肥知母120g，广郁金120g，制首乌200g，苏梗木各120g，瓜蒌皮150g，参三七120g，煨葛根300g，枸杞子300g，明天麻120g，绞股蓝200g，淡竹叶90g，灵芝草150g，鸡血藤200g，桑椹子200g，女贞子12g，潼白蒺藜各120g，生龙牡各120g，枫斗120g，菟丝子120g，益智仁150g，佛手片120g，女贞子120g，陈皮90g，佛手片120g，绿梅花120g，砂蔻仁各90g。

一料。

水煎浓缩，加入龟甲胶500g，冰糖500g，黄酒250g收膏，冷藏备用。早晚各一匙开水冲服，遇感冒、腹泻时停服。

病例4

张某，女，40岁，浙江杭州市人。初诊日期：2002年11月27日。

症见：食后脘胀，嗳气频作。胃镜：浅表性胃炎伴HP（＋）。腹部发胀，大便秘烂交替出现，头晕目糊，胸闷心慌，而且心烦，腰酸脚软，月经提前，量少。舌质红，苔前少，脉细缓。此仍肝胃失和，水不涵木，气血失调，血不养心，心阴心阳同亏。法当：疏肝理气，健脾和胃，益肾养血，通阳宁心。

炒当归120g，生熟地各120g，川芎120g，苏梗120g，炒赤白芍各120g，柏子仁120g，西党参200g，寸麦冬120g，紫丹参200g，广郁金120g，明天麻120g，川黄连40g，佛手片120g，砂蔻仁各60g，降香90g，制香附120g，绿梅花90g，川桂枝90g，甘杞子 200g，白茯苓 100g，怀山药 200g，粉丹皮 120g，泽泻 100g，山萸肉 90g，炒杜仲 120g，川续断 120g，千年健 300g，金狗脊 120g，菟丝子 120g，巴戟肉 120g，桑椹子 200g，灵芝草 100g，枫斗 120g，制首乌 200g，绞股蓝 150g，陈皮 90g，潼白蒺藜各 100g。

一料。

水煎浓缩，加入龟甲胶 400g，阿胶 100g，冰糖 500g，黄酒 250g 收膏，冷藏备用。早晚各一匙开水冲服，遇感冒、腹泻时停服。

二诊：2004 年 12 月 8 日。

五脏六腑，十二经脉大盛，气血充盈，以达平定。今出现肝脾失和，肝疏泄、条达失司，阴血不足，与肾相互不能资生，髓血难以上荣于脑，又加曾头部外伤，瘀血未化，更致髓海不足，时而横逆犯胃，脾之生化无权，与肾难以温煦水液，聚而成湿，下注带脉，影响冲任。经去冬调治食后脘痛、嗳气减少，症见：头晕胀痛，腰背板痛，胸闷心悸，脚酸便干，月经提前 2～3 天，量少行前腹痛，带多色白，肠鸣矢气。舌淡红苔白，脉细缓。法当：疏肝理气，健脾和胃，益肾柔肝，调和冲任。

炒当归 120g，炒白芍 120g，软柴胡 120g，白茯苓 100g，生白术 120g，制香附 120g，佛手片 120g，紫丹参 200g，川芎 120g，苏梗木各 120g，瓜蒌皮 120g，火麻仁 150g，蔓荆子 120g，女贞子 120g，益智仁 120g，绿梅花 90g，玫瑰花 100g，煨葛根 300g，明天麻 120g，炒天虫 120g，五灵脂 120g，小茴香 120g，延胡索 150g，独活 120g，生熟蒲黄各 120g，炒杜仲 120g，川续断 120g，桑椹子 300g，制玉竹 150g，灵芝草 120g，制黄精 300g，柏子仁 120g，陈皮 90g，潼白蒺藜各 120g。

一料。

水煎浓缩，加入龟甲胶 400g，阿胶 100g，冰糖 500g，黄酒 250g 收膏，冷藏备用。早晚各一匙开水冲服，遇感冒、腹泻时停服。

三诊：2005 年 12 月 19 日。

三阳脉皆衰于上，面皆焦，发稀斑白，气血懒惰，平时肝胃失和，肝疏泄条达失职，藏血不足，营阴暗耗，易郁而化热，下移于肾，精血郁结胞宫，胃本失和，腐熟困难，湿阻中焦，脾运失司，气不化津，传化失职。症见：胃胀嗳气减轻，身冷肢寒，大便干燥，月经提前，量少兼块，经前乳胀，带黄白相兼。舌质红泛紫，苔薄，脉细缓。法当：疏肝解郁，理气和胃，健脾养血，益肾调经。

炒当归 120g，软柴胡 90g，白茯苓 100g，炒冬术 100g，炒白芍 120g，广郁金 120g，制香附 120g，蒲公英 300g，佛手片 120g，川朴花 100g，绿梅花 100g，砂蔻仁各 60g，西党参 200g，怀山药 300g，生炒米仁各 120g，制首乌 300g，制黄精 300g，炒杜仲 120g，川续断 120g，紫丹参 120g，山慈菇 120g，蚤休 120g，橘核 120g，桑椹子 300g，川芎 120g，小茴香 100g，独活 120g，仙灵脾 200g，菟丝子 120g，甜苁蓉 120g，瓜蒌仁 240g，枫斗 120g，女贞子 100g，陈皮 90g，潼白蒺藜各 120g。

一料。

水煎浓缩，加入龟甲胶 400g，阿胶 100g，冰糖 500g，黄酒 250g 收膏，冷藏备用。早晚各一匙开水冲服，遇感冒、腹泻时停服。

病例 5

陈某，男，55 岁，浙江杭州人。初诊日期：2007 年 11 月 26 日。

素体脾胃失调，现年半百已过，肝叶早薄，肝气亦虚，肝脾失和，肝疏泄条达受阻，营阴自衰，肝火常横逆犯胃，胃郁生火，循经上炎，又刑肺金，内外之风缠绵咽喉，时而虚风内动，上扰清窍，髓海失充，筋脉失养。症见：胃中嘈杂，时而反酸，胃镜提示糜烂性胃炎伴肠化、反流性食道炎，头晕物转，发作 2

次/年，咽喉常痒，如有黏痰，颈项板滞，肩酸背胀，左耳如塞。舌质红，苔薄少，脉缓小弦。给予：清胃火，健脾气，养肝血，润肺络，潜肝阳，益肾气，通筋络之法。

　　川黄连60g，吴茱萸15g，生黄芪200g，生白术120g，防风90g，西党参200g，蒲公英300g，制香附120g，野荞麦根300g，射干90g，白桔梗120g，桑白皮120g，浙贝母200g，炒米仁300g，乌贼骨200g，佛手片120g，砂蔻仁各90g，八月札120g，绿梅花120g，川朴花90g，生枳壳120g，炒白芍120g，广郁金120g，煨葛根300g，炒天虫120g，明天麻120g，女贞子200g，旱莲草120g，双钩藤150g，桑椹子300g，怀山药300g，生熟地各120g，白茯苓120g，泽泻120g，山萸肉90g，仙灵脾300g，嫩桂枝90g，淡竹叶90g，枫斗120g，巴戟天120g，炒杜仲120g，川续断120g，覆盆子120g，陈皮90g，潼白蒺藜各120g。

　　一料。

　　水煎浓缩，加入龟甲胶500g，鹿角胶100g，冰糖500g，黄酒250g收膏，冷藏备用。早晚各一匙开水冲服，遇感冒、腹泻停服。

　　二诊：2008年12月21日。

　　经去冬调治后木火刑金稍有改善，外风缠于咽喉已解，体质增强，一年中外感明显减少。但肝胃仍有不和，胃中嘈杂时作，反酸偶存，头晕未发，颈项板滞，肩酸背胀，左耳如塞。舌质红苔薄白，脉弦缓。给予：清胃健脾，养血柔肝，潜肝阳，益气补肾，舒筋通络之法。

　　川黄连60g，吴茱萸15g，生黄芪300g，生白术120g，防己120g，西党参200g，蒲公英300g，制香附120g，野荞麦根300g，射干90g，白桔梗120g，桑白皮120g，扁豆花120g，炒米仁300g，乌贼骨200g，佛手片120g，砂蔻仁各90g，八月札120g，绿梅花120g，川朴花90g，生枳壳120g，炒白芍120g，广郁金120g，煨葛根300g，炒天虫120g，明天麻120g，女贞子200g，旱莲草 120g，双钩藤 150g，桑椹子 300g，怀山药 300g，生熟地各 120g，白茯苓 120g，泽泻 120g，山萸肉 90g，仙灵脾 300g，嫩桂枝 90g，淡竹叶 90g，枫斗 120g，巴戟天 120g，炒杜仲 120g，川续断 120g，覆盆子 120g，陈皮 90g，潼白蒺藜各 120g。

一料。

水煎浓缩，加入龟甲胶 500g，鹿角胶 100g，冰糖 500g，黄酒 250g 收膏，冷藏备用。早晚各一匙开水冲服，遇感冒、腹泻停服。

【按语】

《素问·至真要大论》云："谨察阴阳之所在而调之，以平为期。"针对胃病我们亦可采用平调阴阳的方法，如：胃阳虚则温脾阳，胃阴虚则滋胃阴。然而胃阳虚每有湿阻气滞，胃阴虚每可旁及肝肾。所以还应结合人体脏腑气血阴阳虚实的变化、寒热不同，及脏腑相互影响，辨证用药。这也就是我们中医学所强调的整体观念。病例 1 患者，肝经郁热，横逆犯脾，胃失和降，湿蕴化热，木难生火，土反侮火，使肝脾心同病。方中先以逍遥散为主疏肝解郁，后以参苓白术散为主健脾助运，加六味之类补肾，所以肝得疏能血藏，脾健运则胃和降，血活瘀行心安宁。病例 2 先有脾不统血病史，虽血已止，但脾胃仍然失和，脾运失职，聚液成湿灼炼成脂，沉积于肝，窜走脉络之季给予调治。此案以调理气机为重，使脾健运湿祛，清胃热得降，脾胃健才能使肝完成疏泄条达之功。所以选用蒲公英等清胃热，五花汤合参苓白术散为主，理气健脾法理。病例 3、4 均为肝阴不足，肝火盛，横犯脾气，胃代受之，胃火上炎，所以先治以疏肝理气和胃，后改成六味地黄丸。加用佛手片、制香附、广木香、枳壳、乌贼骨及花类药，达补气防滞，养血当行；杜仲、川断、菟丝子、枸杞子、潼白蒺藜、女贞子、天麻、桑椹子等助肝藏血，益肾生髓，达到治病防病的目的。病例 5 是肺肝脾三脏同病，经曰"风气通于肝"，其内外之风相夹，痰湿随风循经而上扰，停滞之处发而为病。从本方中可以看出用左金丸清胃热，玉屏合祛风利咽，固卫阻外风；六味二至加补肾活血之药，滋水涵木息内风，辛开苦降清胃火，脾健胃和肝。五脏六腑气血和，阴平阳秘，精神乃治。

第二节　慢性腹泻

慢性腹泻是指大便次数增多，粪便不成形，稀烂、溏薄甚至为稀水样粪便，病程持续超过两个月或间歇 2～4 周内反复发作。其中罗马Ⅲ对功能性腹泻诊断标准为至少 75% 的排便为不伴有腹痛的松散（糊状）便或水样便。诊断前症状出现至少 6 个月，近 3 个月满足以上标准。腹泻可由多种原因引起，许多消化道的器质性病变或功能性病证均有腹泻的临床表现，如慢性结肠炎、糖尿病性腹泻、肠道易激综合征、消化道肿瘤、肠结核、肠道菌群失调、小肠吸收不良、功能性消化不良等。本病可发生于任何年龄、性别、地区、种族等，发病无明显差异。

本病中医属"泄泻"的范畴。关键病变脏腑在脾胃、大肠、小肠，同时与肝、肾有密切关系。中医学认为泄泻的病因病机有：外感风寒暑湿燥火六淫之邪，导致脾胃损伤而发生泄泻，但以湿邪最为重要，湿为阴邪，易困脾土，运化不利，升降失司，水湿清浊不分，混杂而下而成泄泻，其他邪气亦多与湿邪兼杂乃成泄泻；或饮食不节或不洁，损伤脾胃，或肥甘厚味，腻滞脾胃，脾胃损伤，纳运失职，水谷不能化为精微营养，反成痰浊水湿，阻碍中焦气机升降，影响大肠传导功能而发生泄泻；或情志失调，肝气横逆乘脾，脾胃受制，运化失常而成泄泻；或素有脾胃虚弱，逢郁怒时进食，土虚木乘，亦可致泻；脾胃虚弱，清气不升，化生内湿，清气在下则生泄泻；或脾肾阳虚，命门之火不足，不能助脾阳腐熟水谷，以致脾胃失去受纳腐熟健运功能，水谷不化，湿滞内停，清浊不分而成泄泻。

此外，在泄泻病程中，外邪与内伤、外湿与内湿常相互影响。外湿最易困脾伤脾，脾虚又生内湿，均可形成脾虚湿盛。此为泄泻发生之关键病机。

慢性腹泻是消化系统常见病，也可以是其他系统疾病的常见症状，部分患者属于疑难病症，疑是因为腹泻的病因复杂，难是治疗困难。因病因众多，中医古籍对泄泻命名亦有多种。加之临床上可见脏腑之间相生相克、相乘相侮异常，所以应辨证调治结合。慢性腹泻病程较长，除有病邪留恋外，往往存在脏腑失调，正气虚弱。《灵枢·百病始生》说："风雨寒热，不得虚邪，不能独伤人。"所以正虚是邪恋的关键因素。治宜固本驱邪，缓治求功。膏方剂型药多量少，且可久服，不易伤脾胃，对慢性腹泻患者十分合适。

病例 1

马某，男，44 岁，浙江杭州市人。初诊日期：2004 年 12 月 31 日。

原乙肝病史已 10 余年，现步入半百，肝叶开始变薄，肝气随之逐渐衰减，疏泄条达容易失职，难以与心制约，阻碍胸阳，阳气失展，横逆犯脾，脾胃失调，运化失司。症见：便稀次多，便前腹痛，解后则舒，纳可口臭，胸闷且痛，心悸如惷，平时易感。舌质红，苔薄，脉细滑。法当：疏肝理气，健脾和胃，宽胸宁心，佐以益肾固表。

炒当归 120g，软柴胡 90g，炒白芍 120g，炒白术 120g，白茯苓 120g，佛手片 120g，绿梅花 90g，生枳壳 200g，防风 90g，地锦草 300g，砂蔻仁各 90g，娑罗子 120g，八月札 120g，西党参 200g，生炒米仁各 120g，苏梗木各 120g，延胡索 150g，绞股蓝 150g，姜半夏 120g，怀山药 300g，炒杜仲 120g，川桂枝 60g，生黄芪 150g，寸麦冬 120g，五味子 90g，川芎 150g，淡竹叶 90g，柏子仁 120g，灵芝草 120g，女贞子 100g，制首乌 300g，陈皮 90g，潼白蒺藜各 120g。

一料。

水煎浓缩，加入龟甲胶400g，鹿角胶100g，冰糖500g，黄酒250g收膏，冷藏备用。早晚各一匙开水冲服，遇感冒、腹泻停服。

二诊：2005年12月6日。

经去冬调治后，脾气渐振，运化初健，肝脾协调，诸症明显好转；偶有胸闷，痛已消失，口臭解除，纳便正常。舌质红，苔薄，脉细缓。为巩固治疗，再给予：健脾理气，养血柔肝，益肾活血之法。

西党参200g，白茯苓120g，扁豆花120g，砂蔻仁各90g，炒苍白术各120g，炒米仁300g，怀山药300g，白桔梗90g，莲子肉300g，生熟地各120g，粉丹皮150g，泽泻120g，山萸肉90g，炒杜仲120g，川续断120g，生枳壳200g，防风90g，炒白芍120g，炒当归120g，制香附120g，佛手片120g，川朴花100g，绿梅花120g，菟丝子120g，仙灵脾300g，娑罗子120g，八月札120g，生黄芪200g，灵芝草120g，桑椹子300g，女贞子120g，青陈皮各120g，潼白蒺藜各120g。

一料。

水煎浓缩，加入龟甲胶400g，鹿角胶100g，冰糖500g，黄酒250g收膏，冷藏备用。早晚各一匙开水冲服，遇感冒、腹泻停服。

病例2

郑某，男，27岁，浙江杭州市人。初诊日期：2007年11月8日。

三十而立之年，当"五脏大定，肌肉坚固，血脉盛满"之时，是"正气内存，邪不可干"体质。因肺、脾二脏气虚，无力"天人相应"。肺气虚则无力抗邪，常使风寒之邪缠于咽鼻，脾失健运，水液聚结，郁而化热，灼炼成湿，阻于肠中，腐蚀伤络，故致土不生金，金反侮土的病机。症见：大便稀溏，腹痛肠鸣，痛而即便，便后痛减，便兼黏液，诊断为克罗恩病，入暮怕冷，形体消瘦，容易感冒，鼻塞流涕，低热不解，或有烘热，咳嗽痰少，冬天皮肤干燥。舌质淡红，苔时厚腻，或白腻，脉细滑，时有小数或弦。经近一年按急则治标原则，得以缓解，今正值冬令，利用收藏之季给予：健脾化湿，理气和胃，通阳补肾，益气固卫，通鼻利咽之法。

西党参 200g，炒苍术 150g，防风 100g，怀山药 300g，白茯苓 120g，泽泻 100g，粉丹皮 120g，山萸肉 120g，炒白芍 150g，生枳壳 200g，佛手片 120g，绿梅花 100g，川朴 100g，荠菜花 300g，白蔹 120g，生黄芪 200g，广木香 120g，野荞麦根 200g，射干 90g，鹅不食草 40g，木蝴蝶 90g，香白芷 120g，苍耳子 100g，白桔梗 120g，炒米仁 300g，浙贝母 150g，皂角刺 90g，藤梨根 300g，山慈菇 120g，白芥子 90g，仙灵脾 300g，淡附子 90g，草果仁 90g，叶下珠 300g，地锦草 300g，紫草 120g，菟丝子 120g，炒杜仲 120g，桑椹子 300g，仙茅 120g，嫩桂枝 90g，红藤 300g，女贞子 90g，陈皮 90g，潼白蒺藜各 120g。

一料。

水煎浓缩，加入龟甲胶 400g，鹿角胶 100g，冰糖 500g，黄酒 250g 收膏，冷藏备用。早晚各一匙开水冲服，遇感冒、腹泻停服。

二诊：2008 年 12 月 1 日。

经去冬治疗和调治后病情得以缓解，大便腹痛未见，便质稍软，成形 1 次/日，基本未发生外感，寒热已解，体重增加，精神明显好转，怕冷之感减轻。舌质红苔薄白，脉细缓。再给予：健脾化湿，理气和胃，养血柔肝，温肾通阳之法。

西党参 200g，炒苍术 150g，防风 100g，怀山药 300g，白茯苓 120g，泽泻 100g，粉丹皮 120g，山萸肉 120g，炒白芍 150g，生枳壳 200g，佛手片 120g，绿梅花 100g，川朴 100g，荠菜花 300g，白蔹 120g，生黄芪 200g，广木香 120g，野荞麦根 200g，

射干 90g，槐角 120g，莲子肉 300g，香白芷 120g，炒扁豆 120g，白桔梗 90g，炒米仁 300g，皂角刺 90g，藤梨根 300g，山慈菇 120g，仙灵脾 300g，淡附子 100g，草果仁 90g，叶下珠 300g，地锦草 300g，紫草 120g，菟丝子 120g，炒杜仲 120g，桑椹子 300g，仙茅 120g，嫩桂枝 90g，红藤 300g，女贞子 90g，陈皮 90g，潼白蒺藜各 120g。

一料。

水煎浓缩，加入龟甲胶 400g，鹿角胶 100g，冰糖 500g，黄酒 250g 收膏，冷藏备用。早晚各一匙开水冲服，遇感冒、腹泻停服。

病例3

林某，女，65 岁，浙江玉环楚门人。初诊日期：2007 年 11 月 18 日。

素体脾胃虚弱，饮食不节，多食海鲜，化生寒湿之邪，损伤脾胃，致运化失职，气机升降失调，脾胃难以受纳水谷，运化精微，故小肠无以分清别浊，大肠无以传导变化，水反为湿，谷反为滞，寒湿之邪郁而化热，合污而下，始成泄泻。按急则治标原则，已经清泄积滞，健脾和胃，腹泻已止，但毕竟花甲之余，肝脾开始衰减，尚需巩固。给予：益气健脾，理气和胃，养血柔肝，补肾通阳之法。

西党参 200g，炒白术 120g，白茯苓 150g，怀山药 300g，炒扁豆 120g，砂蔻仁各 90g，炒白芍 150g，制香附 120g，生枳壳 200g，生炒米仁各 150g，防风 90g，白蔻 120g，制黄精 300g，鸡内金 120g，炒当归 150g，炙远志 100g，炒杜仲 120g，枫斗 120g，佛手片 120g，姜半夏 120g，北秫米 300g，浙贝母 150g，仙灵脾 200g，煨葛根 300g，川续断 120g，肉桂 30g，川芎 120g，灵芝草 100g，桑椹子 300g，菟丝子 120g，大红枣 300g，陈皮 90g，潼白蒺藜各 120g。

一料。

水煎浓缩，加入龟甲胶 400g，阿胶 100g，冰糖 500g，黄酒 250g 收膏，冷藏备用。早晚各一匙开水冲服，遇感冒、腹泻停服。

二诊：2008 年 12 月 15 日。

经去冬调治，未见泄泻现象，目前无殊症状。为巩固治疗，再给予：益气健脾，理气和胃，养血柔肝，补肾通阳之法。

西党参 200g，炒白术 120g，白茯苓 150g，怀山药 300g，炒扁豆 120g，砂蔻仁各 90g，炒白芍 150g，制香附 120g，生枳壳 200g，生炒米仁各 150g，防风 90g，白蔹 120g，制黄精 300g，鸡内金 120g，炒当归 150g，炙远志 100g，炒杜仲 120g，枫斗 120g，佛手片 120g，姜半夏 120g，北秫米 300g，菟丝子 150g，仙灵脾 200g，煨葛根 300g，川续断 120g，肉桂 30g，川芎 120g，灵芝草 100g，桑椹子 300g，菟丝子 120g，槐角 150g，大红枣 300g，陈皮 90g，潼白蒺藜各 120g。

一料。

水煎浓缩，加入龟甲胶 400g，阿胶 100g，冰糖 500g，黄酒 250g 收膏，冷藏备用。早晚各一匙开水冲服，遇感冒、腹泻停服。

病例 4

周某，男，33 岁，浙江杭州市人。初诊日期：2007 年 12 月 8 日。

五脏六腑、十二经脉大盛，气血满盈，肌肉方坚，当"阴平阳秘，精神乃治"。今因肝脾失调，疏泄条达失职，阴血难藏，心失所养，与肾不能相互制约、相互资生。肾精亏少，髓海少充，筋脉、腰脊、督脉失濡；脾虚胃弱，虚火内生，上炎于口，脾运失司，大肠受之，湿浊蕴结。症见：食后脘胀，大便日行 2～3 次，质烂，伴有黏液，头昏且晕，精疲健忘，颈板腰酸，口腔溃疡，尿正常，或有早泄。舌质红，苔根白，脉右弦滑，左细缓。给予：健脾化湿，养血柔肝，引火归原，补肾填髓之法。

生晒参60g，寸麦冬120g，清炙黄芪200g，炒白术120g，白茯苓120g，砂蔻仁各90g，广郁金120g，银柴胡90g，炒白芍120g，淡竹叶90g，制首乌300g，川朴花100g，绿梅花120g，佛手片120g，生炒米仁各120g，川黄连60g，官桂30g，鹿衔草300g，生熟地各120g，怀山药300g，粉丹皮150g，山萸肉120g，制玉竹150g，煨葛根300g，炒天虫120g，明天麻120g，炒杜仲120g，川续断120g，菟丝子120g，桑椹子300g，金樱子300g，白芡实120g，锁阳120g，仙灵脾300g，地锦草300g，生枳壳150g，防风90g，白蔹120g，香白芷120g，潼白蒺藜各120g，女贞子100g，陈皮90g。

一料。

水煎浓缩，加入龟甲胶400g，鹿角胶100g，冰糖500g，黄酒250g收膏，冷藏备用。早晚各一匙开水冲服，遇感冒、腹泻停服。

病例5

方某，女，40岁，浙江杭州市人。初诊日期：2002年11月24日。

五脏六腑、十二经脉气血盈满，均已大定，三阳皆衰于上，面皆焦，太冲脉少，任脉衰。肝阴暗耗，肝失疏泄条达，肝郁犯脾，脾失健运，清气不升，浊气难降。肺气虚弱则宗气生成不足，运血无力，心气不足血行不畅，则气血为患，而肺气虚弱表卫不固，容易外感，邪犯心气，心阳不振，心阴不降于肾，肾阴难上济于心，则心肾不交。症见：大便烂，腹痛而便，解后痛减，劳累和醒后胸闷如塞，心悸，夜寐易醒，又难入寐，颈板腰酸，血小板减少。舌质淡红，苔薄白，脉细缓。法当：益气固表，健脾养血，宁心安神，抑肝扶脾，交通心肾。

生黄芪200g，生白术120g，防风90g，西党参200g，白茯苓120g，广木香120g，怀山药300g，白桔梗100g，砂蔻仁各60g，苏梗木各120g，炒白芍150g，生枳壳120g，寸麦冬120g，五味子90g，柏子仁120g，制玉竹120g，川芎150g，炒当归120g，绞股蓝150g，生熟地各120g，煨葛根300g，紫丹参200g，五灵脂120g，嫩桂枝100g，淮小麦300g，川黄连40g，淡附子100g，枸杞子200g，炒杜仲120g，川续断120g，菟丝子120g，巴戟天120g，女贞子120g，灵芝草120g，潼白蒺藜各120g，降香90g，陈皮90g。

一料。

水煎浓缩，加入龟甲胶300g，阿胶200g，冰糖500g，黄酒250g收膏，冷藏备用。早晚各一匙开水冲服，遇感冒、腹泻停服。

二诊：2003年12月5日。

去冬以益气固表，健脾养血，宁心安神，抑肝扶脾之法调治后诸症减轻。但已六七之年，三阳脉衰于上，而皆焦，发始白，气血和五脏开始衰减，故症见：胃胀便前腹痛，大便烂，耳塞腰酸，胸闷心悸，肢冷，面色㿠白，月经提前2～3天，腹隐痛，量多兼块，经前乳胀，带下少。舌质红苔薄，脉细缓。再拟：益气固表，健脾养血，疏肝理气，通阳宁心，补肾活血之法。

生黄芪200g，生白术100g，防风90g，炒当归120g，生熟地各120g，炒赤白芍120g，川芎120g，西党参200g，茯苓100g，炙远志100g，炒枣仁150g，广木香100g，枳壳150g，麦冬120g，制玉竹150g，苏梗木各120g，佛手片120g，砂蔻仁各60g，马齿苋300g，五味子90g，桂枝100g，柴胡90g，广郁金120g，炒杜仲120g，川断120g，菟丝子120g，巴戟天120g，桑椹子300g，延胡索150g，独活120g，枸杞子300g，山慈菇120g，灵芝草120g，生米仁300g，仙灵脾200g，女贞子100g，陈皮90g，潼白蒺藜各100g。

一料。

水煎浓缩，加入龟甲胶300g，阿胶200g，冰糖500g，黄酒

250g 收膏，冷藏备用。早晚各一匙开水冲服，遇感冒、腹泻停服。

三诊：2004 年 11 月 24 日。

经两年调治体质有所增强，但未能恢复，又因气血瘀滞，气机不畅，互结阻于胞宫，诊为多发性子宫肌瘤。此乃肝经郁热而致，肝郁时横逆犯及脾胃，胃气中阻，清气不升，浊气难降，阳气不能伸展。经治疗肝郁减轻，脾运渐健，大便已转干燥。症见：胸闷心悸，上梯加剧，胃痛腹胀，面色㿠白，腰酸怕冷，脱发，经行腹胀，经前乳胀。舌质紫红，苔白少，脉细弦。给予：疏肝理气，健脾和胃，养血宁心，佐以益肾之法。

西党参 200g，白茯苓 100g，制黄精 300g，炒当归 120g，银柴胡 100g，生白芍 120g，生白术 100g，制香附 120g，广郁金 120g，寸麦冬 120g，五味子 90g，苦参 100g，生熟地各 120g，川芎 150g，紫丹参 150g，延胡索 150g，独活 120g，蚤休 120g，山慈菇 120g，柏子仁 120g，炙远志 120g，制玉竹 150g，炒杜仲 120g，皂角刺 90g，川续断 120g，桑椹子 300g，制首乌 200g，佛手片 120g，砂蔻仁各 90g，生枳壳 200g，嫩桂枝 90g，火麻仁 150g，枫斗 120g，灵芝草 120g，橘核 120g，失笑散（包）90g。

一料。

水煎浓缩，加入龟甲胶 500g，冰糖 500g，黄酒 250g 收膏，冷藏备用。早晚各一匙开水冲服，遇感冒、腹泻停服。

四诊：2005 年 11 月 27 日。

经三年膏滋调治后，已有恢复，目前，仍有心阳不振，无力鼓动脉律之象。平时肝气郁滞，疏泄条达失职，常横逆犯胃，胃火上炎，灼伤肝胃之阴，郁火下移与湿浊互结，积于胞宫，任脉失调。症见：胸闷心悸，上梯明显，头昏脱发，胃痛腹胀，口臭，腰酸怕冷，夜寐易醒，大便正常，子宫肌瘤，经前乳胀。舌质红苔薄少，脉细缓。给予：疏肝解郁，健脾和胃，益肾平肝之法。

　　炒当归120g，软柴胡90g，土茯苓300g，生白术100g，炒白芍120g，川芎150g，制香附120g，藤梨根300g，广郁金120g，山慈菇120g，橘核120g，生米仁300g，苏梗木各120g，明天麻120g，西党参200g，怀山药300g，寸麦冬120g，五味子90g，皂角刺90g，炙鳖甲120g，炮甲90g，枫斗120g，炒杜仲120g，川续断120g，桑椹子300g，灵芝草120g，夜交藤300g，合欢花200g，绿梅花90g，川朴花90g，玫瑰花100g，失笑散（包）90g，粉丹皮120g，川黄连60g，淡竹叶90g，女贞子100g，生枳壳120g，陈皮90g，潼白蒺藜各120g。

　　一料。

　　水煎浓缩，加入龟甲胶500g，冰糖500g，黄酒250g收膏，冷藏备用。早晚各一匙开水冲服，遇感冒、腹泻停服。

　　五诊：2007年11月24日。

　　由于湿浊之体，肝脾失调，疏泄条达失职，肝阴暗耗，易郁而化热，虚火上扰清窍，脾失健运，聚津成湿，痰气互结，阻于络脉，积于胞宫、乳房。原又肺阴亏虚，造成气机不利，精血濡养脑脉不足，各窍失养，神不守舍，胸阳不展。症见：头晕目糊，耳鸣脱发，胸闷痛心悸，胃胀或痛，口臭嗳气，心烦易醒，大便2～3次/天。月经提前3～5天，量中兼块，行时腹痛，腰酸如折。舌质红苔少，脉细缓。冬季又值，给予：疏肝解郁，健脾理气，清胃化湿，滋阴益肾，养血活血之法。

　　炒当归120g，银柴胡100g，白茯苓120g，制香附120g，炒苍白术各100g，广郁金120g，佛手片120g，绿梅花100g，砂蔻仁各90g，炒赤白芍各120g，山慈菇120g，石见穿120g，藤梨根300g，生米仁300g，草果仁100g，苏梗木各120g，川黄连60g，淡竹叶90g，粉丹皮150g，焦山栀60g，煨葛根300g，炒天虫120g，明天麻120g，制首乌300g，制玉竹150g，延胡索150g，嫩桂枝90g，枫斗120g，枸杞子300g，失笑散（包）90g，炒杜仲120g，川续断120g，夜交藤300g，合欢花200g，女贞子200g，旱莲草 120g，夏枯草 120g，王不留行 120g，橘核络各 120g，潼白蒺藜各 120g。

一料。

水煎浓缩，加入龟甲胶 500g，冰糖 500g，黄酒 250g 收膏，冷藏备用。早晚各一匙开水冲服，遇感冒、腹泻停服。

六诊：2008 年 11 月 24 日。

经调治胃胀、口臭、嗳气已除，仍症见：大便 2～3 次/天，头晕目糊，耳鸣脱发，胸闷痛心悸突发两次，心烦易醒，月经提前 3～5 天，量中兼块，行时腹痛，子宫肌瘤，腰酸。舌质红苔少，脉细缓。给予：疏肝解郁，健脾理气，滋阴益肾，养血宁心之法。

生晒参 100g，炒当归 120g，银柴胡 100g，白茯苓 120g，炒苍白术各 100g，制香附 120g，广郁金 120g，佛手片 120g，绿梅花 100g，炒赤白芍各 120g，砂蔻仁各 90g，寸麦冬 120g，五味子 90g，苦参 90g，桃仁 120g，山慈菇 120g，石见穿 120g，藤梨根 300g，生米仁 300g，草果仁 100g，苏梗木各 120g，柏子仁 120g，淡竹叶 90g，粉丹皮 150g，焦山栀 60g，煨葛根 300g，炒天虫 120g，明天麻 120g，制首乌 300g，制玉竹 150g，仙灵脾 200g，嫩桂枝 100g，枫斗 120g，灵芝草 120g，枸杞子 300g，炒杜仲 120g，川续断 120g，夜交藤 300g，合欢花 200g，女贞子 200g，旱莲草 120g，夏枯草 120g，桑椹子 300g，橘核络各 120g，潼白蒺藜各 120g。

一料。

水煎浓缩，加入龟甲胶 400g，鹿角胶 100g，大胡桃肉 250g，冰糖 500g，黄酒 250g 收膏，冷藏备用。早晚各一匙开水冲服，遇感冒、腹泻停服。

【按语】

慢性腹泻往往时发时止，或迁延不愈，不易求速效，应缓图，持之以恒。《素问·标本病传论》提出："先病而后泄者，治其本；先泄而后生他病者，治其本。"以上5例都出现泄泻，由于病因不一，发生五脏相互资生和制约失司，故各例的症状多变。病例1邪犯肝脉，络伤叶薄，疏泄条达失司，肝阴必损，营血亏虚，难以滋养心阴，心阳同虚，阳虚不展，阻塞胸中，故肝心同病，肝阴亏而易生火，横犯脾胃，故常见口臭，侮脾则痛而泻，泻后痛减，最后心脾肝三脏同病。方以逍遥散合四君子汤调和肝脾，生脉饮并桂枝汤加理气之品以养心阴，通心阳，宽胸气，再配痛泻要方抑肝扶脾，使肝复疏泄条达，脾升胃降，血生营和，阳展心宁而病解。病例2患者有虚中夹实之证，其湿邪留滞，经汤药调理近一年方得缓解。患者肺脾气虚，因虚致实，生湿化痰，伤及肠络，生湿炼痰成积。脾气虚则生化乏源，土不生金，肺气虚则宣降不利，影响脾运，致泄日久损伤肾阳，肺脾肾三脏相互影响。同时泄泻日久还伤及阴液，故见皮肤干燥，长期低热。方用玉屏风合四君散加用健脾利肺之药补脾肺之气。同时肺脏辅用通鼻利咽之野荞麦根、射干、鹅不食草、木蝴蝶、香白芷、苍耳子；脾脏辅用炒白芍、生枳壳、佛手片、绿梅花、川朴等调和脾胃之药。阴虚内热以六味地黄加减调之，肾虚用桑椹子、菟丝子、女贞子、炒杜仲、潼白蒺藜等补之。余下的为温通之药，祛肠中之湿、痰、积。本方扶正祛邪、平调阴阳、调理脏腑诸法体现得较为典型。病例3小肠无以分清别浊，大肠无以传际变化，水反为湿，谷反为滞，寒湿之邪郁而化热，合污而下，始成泄泻。又身居海边水湿寒食为主，故以健脾通阳温肾治后病得缓解。病例4是为肝脾肾三脏同病，肝火引动心火行于上，而肾虚于下，以健脾化湿、养血柔肝、引火归原、补肾填髓之法起到作用。病例5是因病久五脏六腑无法协调，包括气虚、阳衰，阴液无所依附，聚而成湿，注于大肠，无力传化水液精津，故产生了一系列症状。经多年调治病情达到稳定，还待继续调治。

第三节　慢　性　便　秘

　　慢性便秘主要是指粪便干结、排便困难或不尽感以及排便次数减少等，时间持续 3 个月以上。这几种症状在患者身上所表现的程度不同，可以只表现为一项或几项同时出现。慢性便秘可分为器质性便秘和功能性便秘，多数属功能性便秘，如食物残渣不足、肠道应急减退、排便动力缺乏、肠腔闭塞，或神经精神病变等均可导致慢性便秘。该病好发于老年人及体弱多病的人，由于其便秘发生时间较长，对人体的危害较大。

　　便秘在中医学中名称众多，如：脾约、肠结、阳结、阴结、风秘、风燥、气秘、虚秘、实秘、热秘等等，现统称为便秘。其病位主要在大肠，发病与肝、脾、肺、肾诸脏相关。其中大肠的气机失常，传导失司为关键病机。发病多因素体阳盛或过食辛热炙煿厚味，嗜饮酒浆，以致肠胃积热，热盛津伤，或热病高热伤津，以及热病之后余邪留恋，耗伤津液，肠道干涩，大便燥结；或忧愁思虑过度，坐卧过久，过少活动，致肝脾气滞，气机不畅，或虫积肠中，均可导致腑气不通，形成便秘；年老精气衰退，津血亏耗或久病、产后气血亏虚，或发汗攻下太过，导致气血津液受损，肠道失于濡润，气虚传导无力以致虚秘；苦寒太过，伐伤阳气或素体阳虚，或病后阳气虚衰，均可导致阳虚阴盛，阴寒凝聚，阳气不通，腑气壅遏，形成便秘。同时与肺脾肝肾各脏腑关系密切。如：肺热可下移大肠而致大肠津伤便秘，脾虚运化失常，肝气失舒或郁而化火，肾精亏耗或肾阳不足均可影响大肠气机传导而导致便秘。

　　便秘的病因是复杂的，在疾病的发展过程中，各种证候可相兼出现，或互相转化。辨证应以虚实为纲，阴阳气血为目。其病位在大肠，病机与脾胃肺肝肾有关。西医疾病分型与中医辨证分型有其内在规律可循，但因为疾病本身的多变性和复杂性，故不能拘泥于此。治疗时应审证求因，审因论治。

病例1

应某，女，54岁，浙江永康人。初诊日期：2007年11月26日。

太冲脉衰，任脉虚，天癸竭，肝叶已薄，肝气已衰，肝肾失调，精血虚少，储藏输泄无力，肝阴自耗，阳气无所依附，虚热内生，夹风上扰，脑脉失充，心失所养，胸阳不振，肝又横逆犯土，脾失健运，胃失和降。症见：大便干结，胃脘胀满，稍有反酸，口干纳可，头晕耳鸣，目痛且干，肌肉、关节疼痛，胸闷心慌。舌质红苔少，脉细缓。给予：养血平肝，健脾和胃，益肾滋阴，活血通络之法。

炒当归120g，炒白芍120g，生熟地各120g，川芎150g，女贞子200g，旱莲草120g，煨葛根300g，炒天虫120g，明天麻120g，白茯苓120g，怀山药300g，制首乌300g，制黄精300g，鸡血藤300g，红花120g，丝瓜络90g，千年健300g，路路通120g，枫斗120g，南北沙参各150g，紫丹参300g，枸杞子300g，青葙子120g，冬葵子120g，炒杜仲120g，川续断120g，巴戟天120g，蔓荆子120g，苏梗木各120g，川黄连60g，吴茱萸15g，乌贼骨150g，瓜蒌皮120g，粉丹皮120g，淡竹叶90g，制玉竹150g，陈皮90g，砂蔻仁各90g，佛手片120g，潼白蒺藜各120g。

一料。

水煎浓缩，加入龟甲胶500g，冰糖500g，黄酒250g收膏，冷藏备用。早晚各一匙开水冲服，遇感冒、腹泻停服。

二诊：2008年12月2日。

经去冬调治症状明显改善，大便调顺，但肝肾仍然失调，虚火上扰，耳鸣牙龈，胸闷心慌改善，夜寐难入，足底痛，胃纳尚可。舌质红，苔薄少中裂，脉小弦缓。再给予：养血平肝，健脾和胃，益肾滋阴，活血通络之法。

炒当归120g，炒白芍120g，生熟地各120g，川芎150g，女贞子200g，旱莲草120g，煨葛根300g，炒天虫120g，明天麻120g，白茯苓120g，怀山药300g，制黄精300g，鸡血藤300g，红花120g，制首乌藤各300g，丝瓜络90g，五味子90g，寸麦冬120g，枫斗120g，南北沙参各150g，紫丹参300g，枸杞子300g，珠儿参60g，淡竹叶120g，炒杜仲120g，川续断120g，巴戟天120g，蔓荆子120g，苏梗木各120g，覆盆子120g，仙灵脾300g，薤白头150g，瓜蒌皮120g，合欢花300g，粉丹皮120g，淡竹叶90g，制玉竹150g，陈皮90g，砂蔻仁各90g，潼白蒺藜各120g，佛手片120g，怀牛膝120g，鹿角片90g。

一料。

水煎浓缩，加入龟甲胶300g，鳖甲胶200g，冰糖500g，黄酒250g收膏，冷藏备用。早晚各一匙开水冲服，遇感冒、腹泻停服。

三诊：2008年2月26日。

经两冬调治后诸症缓解，现见症：大便调顺，稍有反酸，口干纳可，夜寐欠安。舌质淡红，苔薄中裂，脉细缓。给予：养血平肝，健脾和胃，益肾滋阴，活血通络之法。

炒当归120g，炒白芍120g，生熟地各120g，川芎150g，女贞子200g，旱莲草120g，煨葛根300g，炒天虫120g，白茯苓120g，山萸肉120g，怀山药300g，制首乌300g，制黄精300g，鸡血藤300g，红花120g，丝瓜络90g，千年健300g，广郁金120g，石菖蒲120g，南北沙参各150g，紫丹参300g，枸杞子300g，青葙子120g，炒枣仁300g，炒杜仲120g，川续断120g，巴戟天120g，蔓荆子120g，苏梗木各120g，川黄连60g，吴茱萸15g，乌贼骨200g，瓜蒌仁200g，夜交藤300g，合欢花300g，粉丹皮120g，淡竹叶90g，制玉竹150g，陈皮90g，潼白蒺藜各120g，砂蔻仁各90g，佛手片120g，绿梅花120g，玫瑰花120g，覆盆子120g。

一料，浸膏。

西洋参 120g，生晒参 80g，冬虫夏草 30g，桑椹子 200g，参三七 150g，明天麻 120g，枫斗 120g，芦荟 40g。

一料，研粉。

上浸膏与粉共制成胶囊，每日 3 次，每次 6 粒，先开始 3 粒/次，3～4 天后，无不适可加量，再经 3～4 天加量逐渐达要求即可。遇感冒、腹泻停服。

病例 2

王某，男，45 岁，安徽人。初诊日期：2007 年 9 月 25 日。

五脏六腑，十二经脉大盛，气血满盈以达平定，开始步入半百，肝气始衰，气血失调，肝阴暗耗，阴亦自半衰减，难以濡养五脏六腑，肝阴不足，难养脾土，脾主肌肉，运化水液，脾气虚无力濡养肌肤，润滋肠腑，常自服清凉药。目前大便干燥难下，全身皮肤瘙痒，色素沉着明显，红疹粗糙，夜寐欠安。舌质红苔白，脉细缓。按急则治标，缓则治本原则，经调治结合，症状得以缓解，改服胶囊巩固。给予：养血柔肝，健脾益气，滋阴生津，祛风化湿，温肾活血之法。

炒当归 150g，生熟地各 120g，川芎 150g，桃仁 120g，炒赤白芍各 150g，制黄精 300g，制首乌 300g，怀山药 300g，粉丹皮 150g，泽泻 120g，山萸肉 90g，生米仁 300g，广郁金 120g，生白术 120g，防风 90g，决明子 400g，生枳壳 200g，葛花 300g，煨葛根 300g，炒天虫 120g，炒枣仁 300g，夜交藤 300g，合欢花 300g，炒杜仲 150g，川续断 150g，紫草 150g，白蔹 120g，香白芷 120g，绿梅花 120g，紫背浮萍 150g，玫瑰花 120g，川朴花 100g，佛手片 120g，鬼箭羽 120g，淡竹叶 90g，女贞子 120g，地肤子 120g，白鲜皮 150g，槐米 300g，潼白蒺藜各 120g，仙灵脾 300g，仙茅 120g，陈皮 90g。

一剂，浸膏。

西洋参 120g，山参 20g，冬虫夏草 40g，明天麻 150g，绞股蓝 100g，苦丁茶 100g，芦荟 80g，参三七 120g，桑椹子 200g，铁皮枫斗 150g。

一剂，研粉。

以上浸膏和研粉共打粉，制成胶囊。每日 3 次，每次 6 粒，也可根据大便次数每天保持 2～3 次。凡遇外感和腹泻停服，即改煎剂稳定后再服。

二诊：2008 年 8 月 15 日。

自服用胶丸已不另服清凉药。大便已调，背部皮肤瘙痒已解，色素沉着仍然明显，夜寐早醒，夜尿稍频。舌质淡红苔白，脉细缓。再给予：养血柔肝，健脾益气，滋阴生津，祛风化湿，温肾活血之法。

炒当归 150g，生熟地各 120g，川芎 150g，桃仁 120g，炒赤白芍各 150g，制黄精 300g，制首乌 300g，怀山药 300g，粉丹皮 150g，泽泻 120g，山萸肉 120g，生米仁 300g，广郁金 120g，生白术 120g，防风 90g，决明子 400g，生枳壳 200g，金樱子 300g，煨葛根 300g，炒天虫 120g，生黄芪 200g，夜交藤 300g，合欢花 300g，炒杜仲 150g，川续断 150g，紫草 150g，白蔹 120g，香白芷 120g，绿梅花 120g，紫背浮萍 150g，玫瑰花 120g，川朴花 100g，佛手片 120g，鬼箭羽 120g，淡竹叶 90g，女贞子 200g，蛇床子 120g，白鲜皮 150g，槐米 300g，潼白蒺藜各 120g，仙灵脾 300g，仙茅 120g，白芡实 200g，陈皮 90g。

一剂，浸膏。

西洋参 120g，山参 20g，冬虫夏草 40g，明天麻 150g，绞股蓝 100g，苦丁茶 100g，铁皮枫斗 150g，芦荟 80g，参三七 120g，桑椹子 200g，鹿茸片 10g。

一剂，研粉。

以上浸膏和研粉共打粉，制成胶囊。每日 3 次，每次 6 粒，也可根据大便次数每天保持 2～3 次。凡遇外感和腹泻停服，即改煎剂稳定后再服。

三诊：2009 年 3 月 12 日。

症见夜寐早醒，面色改善，后背皮肤干燥结痂瘙痒，夜尿频多，大便久润，尿酸升高。舌质红苔薄白，脉细缓。调治结合，症状得以缓解，仍服胶囊巩固。再给予：养血柔肝，健脾益气，滋阴生津，祛风活血，温肾固摄之法。

炒当归 150g，生熟地各 120g，川芎 150g，桃仁 120g，炒赤白芍各 150g，制黄精 300g，制首乌 300g，怀山药 300g，粉丹皮 150g，泽泻 120g，山萸肉 90g，生米仁 300g，广郁金 120g，生白术 120g，防风 90g，决明子 400g，生枳壳 300g，红景天 150g，煨葛根 300g，炒天虫 120g，炒枣仁 300g，夜交藤 300g，合欢花 300g，炒杜仲 150g，川续断 150g，紫草 150g，紫背浮萍 150g，白芡实 300g，香白芷 120g，绿梅花 120g，玫瑰花 120g，川朴花 100g，佛手片 120g，鬼箭羽 120g，淡竹叶 90g，女贞子 120g，地肤子 120g，白鲜皮 150g，蛇床子 150g，潼白蒺藜各 120g，仙灵脾 300g，骨碎补 120g，陈皮 90g，桑螵蛸 150g，金樱子 300g。

一剂，浸膏。

西洋参 120g，山参 20g，冬虫夏草 40g，明天麻 150g，绞股蓝 100g，苦丁茶 100g，铁皮枫斗 150g，芦荟 100g，参三七 120g，桑椹子 200g，鹿茸片 10g。

一剂，研粉。

以上浸膏和研粉共打粉，制成胶囊。每日 3 次，每次 6 粒，也可根据大便次数每天保持 2～3 次。凡遇外感和腹泻停服，即改煎剂稳定后再服。

四诊：2009 年 10 月 12 日。

经四年来调治结合，体质增强，精力充足，原尿酸升高已达正常，夜寐尚安，面色已润，色素亦除，后背及手皮肤色素减淡，仍干燥结痂无瘙痒，夜尿 2～3 次，大便偏干，口腔溃疡。舌质红苔薄少，脉细缓。调治结合，仍服胶囊巩固。再给予：养血柔肝，健脾益气，滋阴生津，祛风活血，温肾固摄佐以清肺之法。

炒当归 150g，生熟地各 120g，川芎 150g，桃仁 120g，炒赤白芍各 150g，制黄精 300g，怀山药 300g，粉丹皮 150g，泽泻 120g，制首乌藤各 300g，山萸肉 90g，生米仁 300g，广郁金 120g，生白术 120g，防风 90g，决明子 400g，生枳壳 300g，红景天 150g，煨葛根 300g，水牛角 150g，炒枣仁 300g，槐角 300g，合欢花 300g，炒杜仲 150g，川续断 150g，紫草 150g，白芡实 300g，香白芷 120g，绿梅花 120g，紫背浮萍 150g，蚕砂 300g，川朴花 100g，佛手片 120g，鬼箭羽 120g，淡竹叶 90g，女贞子 120g，地肤子 120g，白鲜皮 150g，蛇床子 150g，潼白蒺藜各 120g，仙灵脾 300g，生侧柏叶 300g，陈皮 90g，桑螵蛸 150g，金樱子 300g。

一剂，浸膏。

西洋参 120g，山参 20g，冬虫夏草 40g，明天麻 150g，绞股蓝 100g，苦丁茶 100g，铁皮枫斗 150g，芦荟 100g，参三七 120g，桑椹子 200g，鹿茸片 10g。

一剂，研粉。

以上浸膏和研粉共打粉，制成胶囊。每日 3 次，每次 6 粒，也可根据大便次数每天保持 2～3 次。凡遇外感和腹泻停服。

病例 3

周某，女，41 岁，浙江杭州市人。初诊日期：2007 年 11 月 18 日。

脾胃素虚，曾因脾不统血而胃出血，并行胃切除手术。脾气更虚，生化之源无力，气血失调，难以营养各脏腑，使其失职。症见：大便干燥，2 日 1 次，形体消瘦，纳食一般，夜寐多梦，目赤干涩，身寒肢冷。舌质红苔白，脉细弦。法当：健脾和胃，益气养血，补肾安神，调和阴阳平衡。

西党参 200g，炒冬术 100g，白茯苓 100g，怀山药 200g，炒扁豆 120g，佛手片 120g，砂蔻仁各 60g，川桂枝 90g，炒白芍

120g，制香附 120g，绿梅花 90g，玫瑰花 90g，甘杞子 200g，生熟地各 120g，泽泻 100g，山萸肉 100g，菟丝子 120g，淡附子 100g，覆盆子 120g，青葙子 100g，茺蔚子 100g，炒当归 120g，制黄精 200g，制首乌 200g，炒杜仲 120g，川续断 120g，桑椹子 200g，仙灵脾 200g，女贞子 100g，陈皮 90g。

一料。

水煎浓缩，加入龟甲胶 400g，鹿角胶 100g，冰糖 500g，黄酒 250g 收膏，冷藏备用。早晚各一匙开水冲服，外感或腹泻时停服。

病例 4

王某，女，39 岁，浙江杭州市人。初诊日期：2007 年 12 月 10 日。

肝脾失和，胃火偏盛之体，湿浊互结，阻碍气血畅行。原有胃出血史、甲亢史。现三阳脉开始衰减，肝疏泄条达失职，营阴暗耗，藏血不足，与肾互不资生，互不制约。精血亏少，无力上荣于脑，髓海不足，神不守舍，筋脉、督肾二经、胞宫均失于濡养。症见：便干难下，容易疲劳，颈板手麻，腰酸背痛，或有心悸，夜寐易醒，甚则彻夜不寐，心烦怕冷，月经对月，量多兼块。舌质红苔白糙，脉弦滑。给予：疏肝理气，健脾和胃，养血安神，调和五脏，益肾填髓之法。

炒当归 120g，软柴胡 90g，白茯苓 120g，炒白术 120g，炒白芍 120g，制香附 120g，广郁金 120g，佛手片 120g，石菖蒲 120g，炒枣仁 300g，夜交藤 300g，合欢花 300g，炙远志 120g，紫贝齿 120g，淡竹叶 90g，生晒参 80g，枫斗 120g，玫瑰花 100g，绿梅花 120g，北秫米 300g，姜半夏 120g，草果仁 90g，炒杜仲 120g，川续断 120g，益智仁 120g，金狗脊 120g，桑椹子 300g，煨葛根 200g，鸡血藤 300g，芦荟 10g，川黄连 60g，肉桂 30g，红景天 150g，皂角刺 90g，生枳壳 150g，枸杞子 300g，制黄精 200g，山慈菇 120g，灵芝草 120g，仙灵脾 200g，女贞子 200g，陈皮 90g，潼白蒺藜各120g。

一料。

水煎浓缩，加入龟甲胶400g，鹿角胶100g，冰糖500g，黄酒250g收膏，冷藏备用。早晚各一匙开水冲服，外感或腹泻时停服。

【按语】

《素问·灵兰秘典论》云："大肠者，传导之官，变化出焉。"《素问·五脏别论》又提出"六腑者，传化物而不藏。"六腑以通为用，便秘不论虚实、寒热，其直接原因为大肠传导失职，肠中积滞为患，因此治疗便秘时所用药物必须具备恢复肠道传导功能、软化粪便、促进肠道排空作用，然而便秘与肺、脾、肝、肾等脏腑的功能失调有关，也有阴结寒凝所致，日久又可兼瘀。所以对于慢性便秘治疗时攻下之法应慎用，即便用之也宜缓下，而应补益于脏腑之不足，标本兼治。如《谢映庐医案》所言："治大便不通，仅用大黄、巴霜之药，奚难之有？但攻法颇多，古人有通气之法，有逐血之法，有疏风润燥之法，有流行肺气之法，气虚多汗，则有补中益气之法；阴气凝结，则有开冰解冻之法；且有导法、熨法。无往而非通也，岂仅大黄、巴霜哉。"所以临证应辨证施药，膏方治疗慢性便秘，虚实兼顾，使补虚而不壅滞，通腑而不伤正。病例1患者为肝肾不足、肝经郁热之体，郁热伤阴，肝气犯胃则脾胃失和，阴血不足则心神失养。药先用四物汤合二至丸为主，后用归芍地黄丸等，再加潼白蒺藜、何首乌、枸杞子等补益肝肾，解郁清热，再加左金丸、陈皮、砂蔻仁、佛手片等和胃理气，使脾胃健运，大便自调。病例2患者肝阴不足，脾失健运，气血失调，郁热夹风外越肌肤，皮肤失于濡养，日久及肺，肺津不能下达大肠，而致大便燥结难下，方中除应用养血柔肝、滋阴补肾之剂外加强益气生津之品，如山参、西洋参、枫斗、制黄精等，使脾肺得补，肃降有权，运肠有力，便自通畅。因需长期服药又工作难以煎药，坚持胶囊调治。病例3

素有脾胃气虚，术后更伤气血，使脾肾两虚，气血不足，导致大肠传送无力，肠道干枯，故大便燥结难下，治疗以参苓白术丸合金匮肾气丸加女贞子、枸杞子、何首乌、当归等，健脾温肾益气，养血润肠通便。病例4胃火偏盛，精血又亏少，心火与肾水不交，但又夹湿，故采用逍遥丸、交泰丸合半夏秫米加减而达到效果，并以少量芦荟润肠，郁热、虚热随粪便而下，起到"陈莝祛而肠胃清"之作用。

第四节　慢性胆囊炎

慢性胆囊炎是胆囊的慢性炎症性病变。多为慢性起病，可由结石、慢性感染、化学刺激及急性胆囊炎反复迁延发作而致。许多患者可持续多年无症状，或表现为反复发作性上腹部疼痛或胀闷不适，疼痛可向右侧肩胛下区放射，同时可伴有消化不良等症状。由于长期反复炎症常导致胆囊纤维组织增生，囊壁增厚，囊腔变小或胆囊萎缩，胆囊浆膜面可与周围组织发生粘连。本病70%以上患者合并胆囊结石，胆囊管或胆总管结石嵌顿时，可发生胆绞痛。

慢性胆囊炎在中医属"胆胀"、"胁痛"等病证范畴。其病位在肝胆，与脾胃、肾关系密切。其主要病因病机：嗜食油腻炙煿之物，伤及脾胃，土壅木郁，肝胆疏泄失司，而成胆胀；或忧思恼怒，肝气郁久，气机阻滞，肝胆疏泄失司，发为胁痛、胆胀；或外邪内侵使肝胆气机郁滞不畅，日久形成湿热痰瘀或结石阻滞肝胆，或素有肝胆湿热，受外邪引动发为胆胀、胁痛；或虫邪惊扰，损伤胆腑，胆道为湿热痰瘀阻滞，胆失通降发为胆胀。胆失通降则肝气被郁，发为胁痛。由于肝胆通降失司，肝气常横逆进犯脾胃，脾胃受损又可生湿化热，更使病情复杂，迁延难愈。日久则可出现气滞血瘀之证，加之脾胃生化不足，后期可出现肝肾阴虚或脾肾阳虚夹有瘀阻，虚中夹实或虚证为主之证。

膏方调治慢性胆囊炎适合后期虚中夹实或以虚为主的阶段，在治疗过程中，治胆勿忘疏肝健脾，通利必须兼顾气血阴阳，从而使补而不滞，利而不伤，这是调治慢性胆囊炎的关键。

病例1

郑某，男，50岁，浙江杭州市人。初诊日期：2003年12月11日。

年已半百，脾肾功能失调，脾不健运，水液输布失常，肾气不足，温煦失司，以致水液内停，郁而成湿，灼炼成痰、成脂，阻于脉络，影响气血运行，气滞血瘀。症见：时有腹胀，胆囊息肉，血脂、血黏度升高，腰酸肢麻。舌质红，苔黄稍厚，脉弦滑。按急则治标，先以清化湿浊引路后再按秋冬养阴的原则，给予：健脾化湿，行气活血，益气补肾，清胆消浊之法。

西党参150g，姜半夏120g，白茯苓150g，制胆星120g，炒苍白术各120g，生枳壳120g，炒黄芩150g，决明子300g，苦丁茶150g，生炒米仁各120g，绞股蓝150g，炒当归150g，川芎120g，紫丹参200g，炒赤白芍各120g，参三七80g，广郁金120g，金钱草300g，制香附120g，煨葛根300g，怀山药200g，粉丹皮120g，泽泻120g，炒杜仲120g，川续断120g，川厚朴100g，菟丝子120g，女贞子100g，鸡血藤200g，青陈皮各90g。

一料。

水煎浓缩，加入龟甲胶400g，鹿角胶100g，冰糖500g，黄酒250g收膏，冷藏备用。早晚各一匙开水冲服，外感或腹泻时停服。

二诊：2004年12月6日。

经冬令调治后，体质明显增强，但年过半百，阴已半衰，肝阴首先不足，疏泄条达失职，又可横逆犯脾，脾胃失调，运化失司，水液停聚，灼炼成脂，沉积于肝，流窜脉络，郁而化热，熏蒸胆汁。胆络受损，日久影响肾气，精血不足，骨失充养。故症见：腹胀已除，胆囊息肉，时有腹痛，或伴腹泻，大便 2～3 次/日。血脂升高，腰背酸痛，下肢发胀，纳可寐安。舌质红苔薄，脉细缓。再给予：疏肝利胆，健脾消浊，益肾固摄。

　　西党参 200g，白茯苓 120g，生白术 120g，陈皮 90g，怀山药 300g，山萸肉 90g，粉丹皮 120g，泽泻 120g，生熟地各 120g，生炒米仁各 150g，炒当归 120g，炒白芍 120g，软柴胡 90g，制香附 120g，佛手片 120g，绞股蓝 150g，苦丁茶 150g，决明子 300g，制首乌 200g，潼白蒺藜各 120g，桑椹子 300g，菟丝子 120g，枸杞子 300g，制黄精 300g，嫩桑枝 90g，川续断 120g，青葙子 120g，金钱草 300g，蛇舌草 300g，垂盆草 300，生枳壳 200g，防风 90g，玫瑰花 100g，皂角刺 90g。

　　一料。

　　水煎浓缩，加入龟甲胶 400g，鹿角胶 100g，冰糖 500g，黄酒 250g 收膏，冷藏备用。早晚各一匙开水冲服，外感或腹泻时停服。

　　病例 2

　　朱某，女，48 岁，浙江杭州市人。初诊日期：2002 年 11 月 15 日。

　　湿浊之体，湿浊常蕴结肝胆，肝失疏泄、条达，肝络失和，胆汁郁结化热，灼炼胆汁成砂成石，同时横逆犯胃，影响脾胃水谷精微输布，水聚液停化成痰，灼炼成脂窜走血脉之中，阻碍气血运行，土虚生痰，伏于膈下，不能生金，肝旺郁结，木火刑金。症见：胆囊炎伴结石，脂肪肝，夜寐多梦。入冬咳嗽，痰白量少，感有气上冲，咽喉干燥，痒而咳嗽加重，平时头痛，颈项板滞，血糖升高。舌质红，苔薄白，脉细缓。法当：清肝利胆，祛湿化浊，健脾助运，益气固表，利咽化饮，佐以益肾。

　　炒当归 120g，炒苍术 120g，生黄芪 200g，粉丹皮 120g，桑椹子 300g，绞股蓝 200g，白茯苓 120g，川黄连 90g，玉米须 200g，枫斗 120g，决明子 300g，苦丁茶 200g，怀山药 300g，煨葛根 300g，鬼箭羽 120g，软柴胡 90g，制香附 120g，防风 90g，皂角刺 90g，浙贝母 250g，桑白皮 120g，炒杜仲 120g，制首乌 200g，参三七 90g，川芎 200g，枸杞子 300g，女贞子 120g，地骨皮 120g，广郁金 120g，炒枣仁 200g，炙鳖甲 120g，橘核 120g，潼白蒺藜各 120g。

一料。

水煎浓缩，加入龟甲胶 500g，木糖醇 250g，黄酒 250g 收膏，冷藏备用。早晚各一匙开水冲服，外感或腹泻时停服。

二诊：2003 年 12 月 10 日。

经去冬调治咳痰减少，体质有所好转。现症见：胆囊结石，脂肪肝，血糖升高，颈背板滞，背冷手麻，潮热腰酸，时有汗出，月经先期，量少，反复尿感。舌质红苔薄，脉细缓。再拟：清热利胆，健脾助运，通阳祛湿，活血消脂，养阴益肾。

生黄芪 300g，川黄连 90g，苦丁茶 150g，决明子 300g，土茯苓 150g，煨葛根 300g，鬼箭羽 120g，金钱草 300g，生枳壳 150g，炒当归 120g，炒白术 120g，桑椹子 300g，绞股蓝 300g，粉丹皮 120g，泽泻 100g，山萸肉 100g，怀山药 300g，玉米须 200g，西党参 150g，软柴胡 90g，炒天虫 120g，蔓荆子 120g，川芎 150g，皂角刺 80g，浙贝母 120g，白桔梗 100g，桑白皮 120g，炒杜仲 120g，川桂枝 100g，炒白芍 120g，川续断 120g，参三七 90g，女贞子 120g，甘杞子 200g，生熟地各 120g，广郁金 120g，小茴香 100g，紫丹参 200g，炒枣仁 200g，潼白蒺藜各 100g，佛手片 120g，金狗脊 120g。

一料。

水煎浓缩，加入龟甲胶 500g，木糖醇 250g，黄酒 250g 收膏，冷藏备用。早晚各一匙开水冲服，外感或腹泻时停服。

三诊：2004 年 11 月 25 日。

经两年调治，从体质上明显改善，无疲劳感。但毕竟湿浊之体，肝脾仍易失和，胆汁疏泄欠畅通，胆囊结石存在，湿蕴化热时时灼炼津液，成脂成石，脂肪肝较前改善，颈背板滞、潮热汗出今年内未见，尿感症状未出现，纳可寐安。舌质红苔白，脉细小弦。再给予：清热利胆，健脾助运，通阳祛湿，活血消脂，养阴益肾。

生黄芪300g，川黄连90g，苦丁茶150g，决明子300g，土茯苓150g，煨葛根300g，鬼箭羽120g，金钱草300g，生枳壳200g，炒当归120g，炒白术120g，桑椹子300g，绞股蓝300g，粉丹皮120g，泽泻100g，山萸肉100g，怀山药300g，玉米须200g，西党参150g，软柴胡90g，炒天虫120g，蔓荆子120g，川芎150g，皂角刺80g，石韦120g，桃仁120g，炒杜仲120g，嫩荷叶150g，川桂枝100g，炒白赤芍各120g，川续断120g，参三七90g，女贞子120g，甘杞子200g，生熟地各120g，广郁金120g，小茴香100g，紫丹参200g，炒枣仁200g，潼白蒺藜各100g，佛手片120g，金狗脊120g。

一料。

水煎浓缩，加入龟甲胶500g，木糖醇250g，黄酒250g收膏，冷藏备用。早晚各一匙开水冲服，外感或腹泻时停服。

四诊：2005年12月18日。

经三年调治，体质已恢复正常，无疲劳感。但毕竟步入更年，肝叶始薄，肝气始衰，胆汁仍疏泄欠畅，胆囊结石存在，虽湿蕴化热减轻，肝阴亏乏，与肾输转泄泻减弱，脂肪肝B超基本消失，颈背板滞、潮热汗出今年内未见，纳可便调寐安。舌质红苔白，脉细缓。再给予：健脾助运，养血柔肝，通阳祛湿，活血益肾，佐以利胆。

生黄芪300g，川黄连90g，苦丁茶150g，决明子300g，土茯苓150g，煨葛根300g，鬼箭羽120g，金钱草300g，生枳壳200g，炒当归120g，炒白术120g，桑椹子300g，绞股蓝300g，粉丹皮150g，泽泻100g，山萸肉100g，怀山药300g，玉米须200g，西党参150g，软柴胡90g，炒天虫120g，蔓荆子120g，川芎150g，皂角刺80g，石韦120g，桃仁120g，炒杜仲120g，嫩荷叶150g，川桂枝100g，炒赤白芍各120g，川续断120g，参三七90g，女贞子120g，甘杞子200g，生熟地各120g，广郁金120g，小茴香100g，紫丹参200g，炒枣仁200g，潼白蒺藜各100g，佛手片120g，红景天150g，金狗脊120g。

一料。

水煎浓缩，加入龟甲胶500g，木糖醇250g，黄酒250g收膏，冷藏备用。早晚各一匙开水冲服，外感或腹泻时停服。

病例3

楼某，男，72岁，浙江杭州市人。初诊日期：2002年12月2日。

湿浊之体，肝脾失调，疏泄、条达无力，脾湿更盛，易郁而化热，犯及胆腑，灼炼胆汁，凝结成石，储于胆中，痰浊成脂，窜走血脉之中，致气血失调。平素肺气不足，常感外邪，肺失肃降，日久伤脾涉肾，造成气虚血瘀，痰瘀互成因果。症见：胆囊炎伴结石，咳嗽痰少，平时气短，上梯加剧，双耳失聪，腰酸足跟痛。舌质红苔薄少，脉细缓。法当：益气固表，祛痰消脂，益肾活血。

生黄芪200g，生白术100g，防风90g，白桔梗120g，生炒米仁各120g，浙贝母150g，桑白皮120g，皂角刺80g，制胆星120g，生枳壳100g，苦丁茶150g，绞股蓝150g，决明子200g，枫斗120g，金钱草200g，桑椹子200g，炒当归120g，苏子梗各120g，红苏木100g，炒白芍150g，川芎150g，西党参200g，寸麦冬120g，五味子90g，仙灵脾200g，覆盆子120g，补骨脂120g，参三七80g，灵芝草100g，制首乌200g，化橘红100g，潼白蒺藜各100g。

一料。

水煎浓缩，加入龟甲胶400g，鹿角胶100g，冰糖500g，黄酒250g收膏，冷藏备用。早晚各一匙开水冲服，外感或腹泻时停服。

二诊：2003 年 12 月 2 日。

古稀之年，中焦失运，肝失疏泄，影响胆腑，枢机不利，胆汁郁久，炼成砂石，湿浊不解，聚液灼成膏脂，贻于肝脏，窜走脉络，致肝阴暗耗，水不涵木，肝阳上亢。又咳嗽多年，造成肺脾肾三脏气血失调，阴阳失衡。去冬经调治后，胆石仍存，无腹胀痛，咳嗽得解，血压正常，无腰酸，足痛除，唯活动后气急，口干。舌质红中裂，苔薄，脉弦滑。再拟益气固表，健脾助运，祛痰消脂，益肾活血之法。

生黄芪 200g，生白术 120g，川桂枝 90g，防风 90g，西党参 200g，寸麦冬 120g，五味子 90g，苦丁茶 150g，绞股蓝 150g，决明子 300g，炒当归 120g，泽泻 100g，山萸肉 120g，粉丹皮 120g，白茯苓 100g，生熟地各 120g，怀山药 200g，金钱草 200g，广郁金 120g，生枳壳 120g，苏梗木各 120g，仙灵脾 200g，皂角刺 90g，生山楂 300g，生炒米仁各 120g，枫斗 120g，参三七 80g，浙贝母 120g，川芎 150g，潼白蒺藜各 120g，炒白芍 150g，制首乌 200g，化橘红 120g，苏子 120g，巴戟肉 120g，陈皮 90g。

一料。

水煎浓缩，加入龟甲胶 400g，鹿角胶 100g，冰糖 500g，黄酒 250g 收膏，冷藏备用。早晚各一匙开水冲服，外感或腹泻时停服。

病例 4

戴某，女，72 岁，浙江杭州市人。初诊日期：2002 年 11 月 30 日。

古稀之年，五脏俱虚，又湿浊内蕴，郁热熏蒸胆汁，灼炼成沙石，肝胆失司，肝疏泄、条达失职，肝阴暗耗，肾水不能滋涵肝木，肝阳偏亢，上扰于脑，肝肾精血不足，筋脉失于濡养。症见：脘腹胀满，嗳气则舒，大便烂，头晕耳鸣，颈背板滞，上肢发麻，腰酸脚软，足底疼痛，夜寐欠安，多梦易醒，醒后汗出。舌质红苔白厚，脉细滑。法当：养血滋阴，平肝潜阳，健脾化湿，益肾安神，活血通络。

双钩藤200g，夏枯草120g，旱莲草100g，炒当归150g，生熟地各120g，煨葛根300g，女贞子120g，炒天虫120g，川芎150g，泽泻100g，甘杞子200g，决明子300g，明天麻120g，生白芍120g，白茯苓100g，粉丹皮100g，山萸肉100g，怀山药200g，桑寄生120g，炒杜仲120g，川续断120g，川牛膝100g，绞股蓝150g，炒枣仁200g，合欢花200g，佛手片120g，砂蔻仁各90g，生枳壳100g，秦艽60g，生炒米仁各120g，制黄精200g，金钱草200g，陈皮90g。

一料。

水煎浓缩，加入龟甲胶500g，冰糖500g，黄酒250g收膏，冷藏备用。早晚各一匙开水冲服，外感或腹泻时停服。

二诊：2003年12月18日。

经去冬调治，诸症有所减轻。舌质红，苔薄白，脉细缓。再拟：养血柔肝，滋阴潜阳，益肾健脾，宁心安神，活血舒筋。

西党参200g，天麦冬各100g，五味子100g，白茯苓150g，怀山药200g，山萸肉90g，泽泻100g，粉丹皮120g，生熟地各120g，炒当归150g，炒白芍120g，川芎100g，煨葛根300g，炒天虫120g，明天麻120g，甘杞子200g，决明子300g，桑寄生150g，桑椹子300g，潼白蒺藜各120g，合欢花200g，女贞子120g，旱莲草150g，夏枯草120g，双钩藤200g，怀牛膝120g，绞股蓝150g，炒枣仁200g，炒杜仲120g，生炒米仁各150g，陈皮90g。

一料。

水煎浓缩，加入龟甲胶500g，冰糖500g，黄酒250g收膏，冷藏备用。早晚各一匙开水冲服，外感或腹泻时停服。

【按语】

"胆者，中精之府"，其功能既依赖肝的疏泄，储存胆汁，又能促进脾胃运化，以转输通降为顺。慢性胆囊炎的病证，多为寒热错杂，阴阳失其平衡，肝胆气滞日久，疏泄条达不利，脾胃升降受阻，湿浊内蕴，日久化热，常熏蒸胆腑，煎熬胆汁，可成息肉、结石之属。徐老师认为湿热熏蒸胆腑是形成胆胀的关键。为什么湿是主要原因呢？因为湿有留滞、黏滞不去的特点，易郁而化热，湿是水液聚而致成，依靠脾的运化，脾气虚是水液运化失职，肝乘而横犯，如果没有湿，肝经郁热直接循经而传，或传于他经，也就不会反复熏蒸。由于长期蕴郁不愈可耗伤正气，胆受而代之。故治疗上既要疏利肝胆以治其实，又要调和脾胃以固其本。本案 4 例均为湿浊之体，肝失疏泄条达，郁而化热，到形成"胆胀"，中间与"湿"有很大关系，同时兼有肝肾亏虚的表现。药用逍遥散加用调气和胃药，疏肝理气，调和肝脾。徐老师常用桔梗宣肺气来调肝气，因为肝郁火旺容易刑金，金也易侮木，同时宣肺气来醒脾气，起到肝、脾、肺同调达到满意效果。并加用川芎、紫丹参、参三七、郁金、皂角刺、金钱草解郁利胆、活血软坚，起到清消软化作用。六味地黄加用炒杜仲、川断、桑椹子、制黄精、女贞子、潼白蒺藜补益肝肾，达到藏精泄泻之功。她认为肝胆系统之病虽然症状得到缓解，最后应该治脾，因为脾胃为后天之本，若脾胃不强还是会导致肝胆失司，故方中常以四君合平胃散、左金加减，以健脾化湿，清泄胃火。并用枳壳、青陈皮、葛根、炒天虫、秦艽等以舒通脉络，湿随风散，使肝得气疏，血得气行。对肺胃不和者加玉屏风益气固表，以金强木不刑，培土又生金。这就灵活应用了《金匮要略》中的"夫治未病者，见肝之病，知肝传脾，当先实脾，四季脾旺不受邪，即勿补之。"在此类的膏方中还配用了益肾活血之药，达五脏协调，气血和顺，阴阳平衡，使脾得肾阳温煦而升，加强了输津之力，同时又起到养血柔肝的作用，再加活血化瘀之品，药半功倍。

第五节 慢性病毒性肝炎

慢性病毒性肝炎，多系乙型或非甲非乙型急性肝炎迁延不愈，移行而成。在我国主要以乙型和丙型为主。一般病程在 6 个月以上，主要包括慢性迁延性肝炎和慢性活动性肝炎两类。其发病因素尚未完全清楚。可能和患者年龄、营养及免疫状态、治疗延误、过于劳累、继发感染等因素有关。近年来研究发现人体感染病毒后，除病毒本身在肝内复制对肝细胞产生破坏作用外，其所引起的细胞免疫和体液免疫应答、自身免疫反应和免疫调节紊乱，是造成肝细胞及肝外组织、器官损伤的主要原因。

本病中医属"胁痛"、"郁证"、"鼓胀"、"积聚"等范畴。病变部位主要在肝胆，与脾胃、肾关系密切。本病的病因病机：正气不足，邪毒侵袭机体致湿热为患，若病重药轻，祛邪不力，湿热不净，余邪残留蕴积脾胃，寄于肝胆，迁延日久；或不辨湿热轻重，滥用苦寒清热，则湿热难化，留恋不去，致湿热未净，余邪残留；或急性期治疗失当，加之情志失调，肝失条达，或饮食不节，过食肥甘，助湿生热，湿热郁结，肝郁日久，肝病及脾，损伤正气，脾胃虚弱，正不胜邪；或七情内伤，肝郁化火，暗耗阴液，或痰热内阻，阴液受损，或禀赋不足，阴血素亏，湿热疫毒深入阴血，郁久化热，损伤阴精；或急性期脾胃功能受损，迁延不愈，脾胃之气未得及时恢复，继续受肝木所乘及湿热壅阻，加之饮食不节，起居失调，思虑过度，所欲不遂，导致脾气更虚，日久累及肾阳，或过用寒凉药物，寒与湿互结不化，损伤脾阳，脾阳不振，寒湿加重，累及肾阳；或湿热疫毒久稽，清阳被遏；或脾肾气虚，清阳不升，脏腑功能衰退，抗邪力不足，日久必损及脾肾之阳。或外邪、内伤致脏腑失和，气机阻滞，气不行则血亦不行，瘀血内停，日久成痛。

由于慢性肝炎以虚中夹实者为多，病机为正虚邪留，既有肝郁和脾肾气血亏虚的方面，又有痰瘀内阻。治疗以扶正祛邪为原则，应注意疏通气血，调和肝脾。冬令膏方调治该病，一可扶助正气，二可清除肝内余邪，适合于各型病毒性肝炎的恢复期，或病毒携带者。

病例 1

沈某，男，41 岁，浙江杭州市人。初诊日期：2003 年 11 月 27 日。

素有乙肝病史，又到不惑之年，操劳过度，伤及心脾，加之饮食不节，脾胃更伤，水谷精微运化失司，水液内停，蕴而化热，灼炼成脂，窜走脉络之中，阻碍气血畅运，不能荣养五脏六腑，心失所养，脑失所充，筋失所濡，营阴暗耗，气无所附，郁热迫津外越。症见：血脂升高，血尿酸上升，颈板肢麻，耳鸣腰酸，夜间汗出，胸闷心悸。舌质红苔薄，脉滑数，偶结代。给予疏肝理气，健脾助运，滋阴益肾，活血通络，祛浊消脂之法。

西党参 200g，白茯苓 120g，软柴胡 90g，炒当归 120g，炒苍白术各 100g，炒白芍 120g，生熟地各 120g，煨葛根 200g，全天麻 120g，炒天虫 120g，五味子 100g，紫丹参 150g，怀山药 200g，粉丹皮 120g，女贞子 120g，川续断 120g，炒杜仲 120g，绞股蓝 200g，苦丁茶 200g，潼白蒺藜各 120g，玉米须 200g，枫斗 120g，制黄精 200g，皂角刺 100g，桑椹子 200g，制首乌 200g，佛手片 120g，广木香 120g，砂蔻仁各 60g，川黄连 90g，生枳壳 200g，生山楂 300g，豨莶草 300g，碧桃干 120g，陈皮 90g。

一料。

水煎浓缩，加入龟甲胶 500g，冰糖 500g，黄酒 250g 收膏，冷藏备用。早晚各一匙开水冲服，外感或腹泻时停服。

病例 2

张某，男，35 岁，上海人。初诊日期：1996 年 11 月 30 日。

外邪直犯肝脏，疏泄条达失职，横逆犯脾，运化失司，蕴湿化热久而难化，故长期 GPT 不下，肝络受损胀痛不适。舌质红淡紫，苔白薄腻。经中药治疗后湿浊初化，正值冬令，给予：疏肝理气，健脾化湿，活血化瘀之法，制成膏滋缓调治。

垂盆草 300g，蛇舌草 200g，白毛藤 300g，炒当归 120g，炒赤白芍各 120g，白茯苓 120g，制香附 120g，广郁金 120g，软柴胡 90g，炒苍白术各 120g，佛手片 120g，川朴花 90g，绿梅花 100g，川芎 150g，生炒米仁各 120g，紫丹参 300g，女贞子 120g，生熟地各 120g，粉丹皮 150g，潼白蒺藜各 120g，怀山药 300g，藤梨根 300g，陈皮 90g，泽泻 120g。

一料。

水煎浓缩，加入龟甲胶 400g，冰糖 500g，黄酒 250g 收膏，冷藏备用。早晚各一匙开水冲服，外感或腹泻时停服。

二诊：1997 年 12 月 20 日。

经去年调治后，复查肝功能已正常，时有肝区胀痛，仍有疲劳感，纳便正常，夜寐欠安，或有腰酸。舌质红苔白，脉细缓。此乃肝脾失和，湿蕴虽化，脾运未健，肝疏泄条达未复，气血失于和顺，气滞血瘀继续存在。给予：疏肝理气，健脾化湿，活血化瘀之法。

太子参 200g，垂盆草 200g，蛇舌草 150g，白毛藤 200g，炒苍白术各 120g，软柴胡 90g，白茯苓 120g，炒当归 120g，制香附 120g，炒赤白芍各 120g，广郁金 120g，佛手片 120g，川朴花 90g，绿梅花 100g，生炒米仁各 120g，川芎 150g，紫丹参 300g，女贞子 120g，生熟地各 120g，潼白蒺藜各 120g，粉丹皮 150g，泽泻 120g，怀山药 300g，藤梨根 300g，参三七 90g，陈皮 90g。

一料。

水煎浓缩，加入龟甲胶 400g，冰糖 500g，黄酒 250g 收膏，冷藏备用。早晚各一匙开水冲服，外感或腹泻时停服。

三诊：1998 年 12 月 25 日。

两年来复查肝功能均正常，时有肝区胀痛，仍有疲劳感，纳便正常，夜寐欠安，或有腰酸。舌质红苔白，脉细缓。再给予：疏肝理气，健脾化湿，活血化瘀之法。

太子参 200g，垂盆草 150g，蛇舌草 150g，白毛藤 150g，炒苍白术各 120g，软柴胡 90g，白茯苓 120g，炒当归 120g，制香附 120g，炒赤白芍各 120g，广郁金 120g，佛手片 120g，川朴花 90g，绿梅花 100g，生炒米仁各 120g，川芎 150g，紫丹参 300g，女贞子 120g，生熟地各 120g，参三七 90g，粉丹皮 150g，炙鳖甲 120g，泽泻 120g，怀山药 300g，藤梨根 300g，陈皮 90g，潼白蒺藜各 120g。

一料。

水煎浓缩，加入龟甲胶 400g，冰糖 500g，黄酒 250g 收膏，冷藏备用。早晚各一匙开水冲服，外感或腹泻时停服。

四诊：1999 年 12 月 15 日。

三年来肝功能均属正常，肝区胀痛消失，纳便正常，但夜寐欠安，或有腰酸。舌质红苔白，脉细缓。此乃长久肝脾失和，脾运虽健，肝疏泄条达欠畅，气血失于和顺，气滞血瘀继续存在，给予：疏肝理气，健脾化湿，活血化瘀之法。

太子参 200g，垂盆草 150g，白毛藤 150g，炒当归 120g，炒苍白术各 120g，白茯苓 120g，软柴胡 90g，制香附 120g，广郁金 120g，炒赤白芍各 120g，佛手片 120g，川朴花 90g，绿梅花 100g，紫丹参 300g，生炒米仁各 120g，川芎 150g，炒杜仲 120g，川续断 120g，决明子 300g，女贞子 120g，生熟地各 120g，参三七 90g，粉丹皮 150g，炙鳖甲 120g，泽泻 120g，怀山药 300g，藤梨根 300g，陈皮 90g，潼白蒺藜各 120g。

一料。

水煎浓缩，加入龟甲胶 400g，冰糖 500g，黄酒 250g 收膏，冷藏备用。早晚各一匙开水冲服，外感或腹泻时停服。

五诊：2000 年 11 月 30 日。

五脏六腑、十二经脉气血满以达平定，原因肝气疏泄条达失职，经多年治调结合，阴阳和气血基本和顺，目前无明显殊症。舌质淡红，苔薄白，脉细缓。给予：健脾养血，疏肝理气，益肾填髓，活血通络之法。

西党参 200g，垂盆草 150g，白毛藤 150g，炒当归 120g，软柴胡 90g，白茯苓 120g，炒白术 120g，制香附 120g，广郁金 120g，炒赤白芍各 120g，佛手片 120g，川朴花 90g，绿梅花 100g，紫丹参 300g，生炒米仁各 120g，川芎 150g，炒杜仲 120g，川续断 120g，决明子 300g，女贞子 120g，生熟地各 120g，参三七 90g，粉丹皮 150g，炙鳖甲 120g，泽泻 120g，制黄精 200g，粉丹皮 150g，桑椹子 300g，生枳壳 150g，草果仁 120g，怀山药 300g，藤梨根 300g，陈皮 90g，潼白蒺藜各 120g。

一料。

水煎浓缩，加入龟甲胶 400g，冰糖 500g，黄酒 250g 收膏，冷藏备用。早晚各一匙开水冲服，外感或腹泻时停服。

六诊：2001 年 12 月 5 日。

经五年治调结合，阴阳和气血基本和顺，目前无明显殊症。舌质淡红，苔薄白，脉细缓。再给予：健脾养血，疏肝理气，益肾填髓，活血通络之法。

西党参 200g，垂盆草 150g，仙灵脾 200g，炒当归 120g，软柴胡 90g，白茯苓 120g，炒白术 120g，制香附 120g，广郁金 120g，炒赤白芍各 120g，佛手片 120g，川朴花 90g，绿梅花 100g，紫丹参 300g，生炒米仁各 120g，川芎 150g，炒杜仲 120g，川续断 120g，决明子 300g，女贞子 120g，生熟地各 120g，参三七 90g，粉丹皮 150g，炙鳖甲 120g，泽泻 120g，制黄精 200g，粉丹皮 150g，桑椹子 300g，生枳壳 150g，草果仁 120g，怀山药 300g，藤梨根 300g，陈皮 90g，潼白蒺藜各 120g。

一料。

水煎浓缩，加入龟甲胶 400g，冰糖 500g，黄酒 250g 收膏，冷藏备用。早晚各一匙开水冲服，外感或腹泻时停服。

七诊：2002 年 11 月 30 日。

肝疏泄、条达失职，湿浊内蕴，致成乙肝，经 6 年治疗，得已缓解，但湿浊未清，加之饮食不节，膏粱厚味伤及脾气，脾失健运，聚湿炼灼，成膏成脂，窜走脉络，形成脂肪肝，气血不畅，肝肾失调。目前虽无他症，仍按秋冬养阴原则，以达巩固。现症见：腰酸，便烂 1～2 次/天，舌质红苔薄，脉细缓。再治以健脾助运，养血益肾，祛湿消脂。

生黄芪 200g，西党参 200g，炒苍术 100g，白茯苓 100g，砂蔻仁各 90g，炒扁豆 100g，制香附 120g，广郁金 120g，白桔梗 90g，生炒米仁各 120g，怀山药 200g，炒当归 120g，决明子 300g，桑椹子 200g，苦丁茶 150g，绞股蓝 150g，枫斗 120g，芦荟 20g，川朴花 90g，玫瑰花 90g，玉米须 150g，制首乌 200g，制黄精 200g，炙鳖甲 120g，甘杞子 200g，广木香 90g，生枳壳 100g，金樱子 200g，参三七 80g，覆盆子 120g，皂角刺 60g，陈皮 90g，潼白蒺藜各 100g。

一料。

水煎浓缩，加入龟甲胶 400g，冰糖 500g，黄酒 250g 收膏，冷藏备用。早晚各一匙开水冲服，外感或腹泻时停服。

八诊：2003 年 12 月 12 日。

乙肝病史，经 7 年治疗，得已缓解，但湿浊未清，加之饮食不节，膏粱厚味，又伤脾气，脾失健运，聚湿炼灼，成膏成脂，窜走脉络，形成脂肪肝，又经三年消脂祛湿方法调治，明显消失。体检各项指标均正常，脂肪肝轻度。目前仍按秋冬养阴原则，以达巩固。现症见：腰酸，便烂 1～2 次/天。舌质红苔薄，脉细缓。治以健脾助运，养血益肾，祛湿消脂。

西党参 200g，炒白术 100g，白茯苓 100g，砂蔻仁各 90g，佛手片 120g，白桔梗 90g，制香附 120g，炒白芍 120g，绿梅花 90g，白蔹 120g，决明子 200g，苦丁茶 150g，绞股蓝 150g，芦荟 20g，皂角刺 90g，生枳壳 120g，怀山药 200g，制首乌 200g，煨葛根 200g，鸡血藤 200g，川桂枝 60g，怀牛膝 120g，炒杜仲 120g，川续断 120g，桑椹子 200g，枫斗 120g，生山楂 200g，女贞子 120g，巴戟肉 120g，潼白蒺藜各 120g，制黄精 200g，益智仁 120g，陈皮 90g。

一料。

水煎浓缩，加入龟甲胶 500g，冰糖 500g，黄酒 250g 收膏，冷藏备用。早晚各一匙开水冲服，外感或腹泻时停服。

九诊：2004 年 12 月 15 日。

乙肝病史，经 4 年治疗，得已临床痊愈，但湿浊未清，膏粱厚味，伤及脾气，脾失健运，聚湿炼灼，成膏成脂，窜走脉络，形成脂肪肝，又经 4 年治疗后，症状明显消失。体重保持在 70kg 左右。体检各项指标均正常，脂肪肝转为轻度。目前仍按秋冬养阴原则，以达巩固。现症见：便烂 1～2 次/天，舌质红苔薄，脉细缓。治以健脾助运，养血益肾，祛湿消脂。

西党参 200g，炒白术 100g，白茯苓 100g，砂蔻仁各 90g，佛手片 120g，白桔梗 90g，制香附 120g，炒白芍 120g，绿梅花 90g，白蔹 120g，决明子 200g，苦丁茶 150g，绞股蓝 150g，皂角刺 90g，生枳壳 120g，怀山药 200g，制首乌 200g，煨葛根 200g，鸡血藤 200g，川桂枝 60g，怀牛膝 120g，炒杜仲 120g，川续断 120g，桑椹子 200g，枫斗 120g，生山楂 200g，女贞子 120g，巴戟肉 120g，制黄精 200g，潼白蒺藜各 120g，益智仁 120g，陈皮 90g。

一料。

水煎浓缩，加入龟甲胶 500g，冰糖 500g，黄酒 250g 收膏，冷藏备用。早晚各一匙开水冲服，外感或腹泻时停服。

十诊：2006 年 5 月 17 日。

年已不惑，阳明脉衰，阳明者胃也，乃多气多血之腑，腐熟水谷，助脾输运。自认乙肝病已痊愈，故多膏粱厚味，脾气受伤，失于运化，水液聚停，蕴成湿浊，沉于肝脏，窜走脉络，阻碍气血畅行，气滞血瘀。1 年来体重又超重 17kg，头晕乏力，血压升高，脂肪肝，肝功能损害，尿酸增高，血脂高，胆固醇高，大便 1～2 次/日，纳佳。舌质红苔厚腻，脉弦滑。经 4 个月汤药治疗后，各项生化指标已正常，血压稳定，为巩固治疗改成胶囊缓缓调治。

枸杞子 300g，生熟地各 120g，怀山药 300g，白茯苓 120g，泽泻 100g，炒当归 120g，决明子 400g，皂角刺 90g，鬼箭羽 120g，煨葛根 300g，嫩荷叶 150g，川黄连 90g，双钩藤 300g，夏枯草 120g，垂盆草 300g，制首乌 300g，制黄精 300g，紫丹参 300g，川芎 150g，炒杜仲 120g，川续断 120g，巴戟天 120g，桃仁 120g，生枳壳 120g，白蔻 120g，绿梅花 100g，佛手片 120g，玫瑰花 100g，川朴花 90g，生米仁 200g，女贞子 100g，苦参 90g，陈皮 90g，草果 90g，潼白蒺藜各 120g。

一料，浸膏。

西洋参 150g，苦丁茶 100g，绞股蓝 100g，桑椹子 200g，芦荟 60g，参三七 60g，枫斗 120g。

一料，研粉。

以上药研粉与上浸膏、打粉，制成胶囊。每日 3 次，每次 5 粒，大便保持 2～3 次/天。凡遇外感停服，即改煎剂稳定后再服。

十一诊：2007 年 12 月 6 日。

经调理后，体重已明显下降，但仍超重 4kg，头晕时有，血压升高，脂肪肝好转，肝功能恢复正常，尿酸正常，血脂仍高；血压稳定，大便 1～2 次/日，纳佳。舌质红苔白，脉弦滑。为巩固治疗守方制成胶囊继续缓缓调治。

病例 3

朱某，男，41 岁，上海人。初诊日期：2002 年 11 月 30 日。

湿浊之体，肝脾失和，疏泄、条达失职，郁而化热，乙肝病史。现脾失健运，水液凝滞，炼成膏脂，窜走脉络，沉积肝脏。肝藏血不足，无力濡养筋脉，清阳被困，不能上达清窍。脾气虚亏，涉及肾阳，难以温煦脾阳。症见：面色萎黄，容易感冒，颈背板滞，甚至活动不利，纳食可，寐易醒又再难入睡。血脂、胆固醇升高，脂肪肝，GPT 升高。舌质红，苔厚腻且焦黑，脉滑数。先以清化湿浊引路，再治以清化湿浊，健脾助运，益气消脂，养血柔肝，佐以温肾煎膏缓图之。

藿苏梗各 120g，炒苍术 120g，白茯苓 100g，怀山药 200g，砂蔻仁各 90g，炒扁豆 120g，佛手片 120g，川朴花 90g，绿梅花 90g，玫瑰花 90g，淡附子 90g，西党参 200g，广木香 100g，广郁金 120g，生炒米仁各 150g，石菖蒲 120g，煨葛根 200g，白桔梗 90g，升麻 30g，生枳壳 120g，泽泻 100g，紫丹参 200g，决明子 300g，苦丁茶 150g，绞股蓝 150g，桑椹子 200g，枫斗 120g，玉米须 150g，炒枣仁 200g，夜交藤 200g，合欢花 150g，灵芝草 100g，陈皮 90g。

一料。

水煎浓缩，加入龟甲胶 500g，冰糖 500g，黄酒 250g 收膏，冷藏备用。早晚各一匙开水冲服，外感或腹泻时停服。

二诊：2003 年 12 月 16 日。

经去冬调治，湿浊仍甚，肝脾失和，清阳被困，涉及肾阳。症见：颈背板滞，腰酸乏力，夜寐欠安，又容易醒，尿色深黄，血脂、胆固醇、尿酸升高，脂肪肝，肝功能恢复正常。舌质红，苔厚腻，脉细弦缓。再拟：健脾助运，利湿消脂，益肾活络。

西党参 200g，炒苍术 120g，白茯苓 100g，砂蔻仁各 90g，生枳壳 200g，煨葛花 200g，枳椇子 120g，决明子 300g，苦丁茶 150g，绞股蓝 150g，煨葛根 200g，豨莶草 200g，皂角刺 90g，玉米须 200g，制首乌 200g，怀山药 300g，粉丹皮 150g，生地黄 120g，制黄精 300g，川黄连 90g，紫丹参 200g，川芎 150g，炙鳖甲 120g，枫斗 120g，桑椹子 200g，炒杜仲 120g，川续断 120g，女贞子 100g，垂盆草 200g，潼白蒺藜各 100g，陈皮 90g。

　　一料。

　　水煎浓缩，加入龟甲胶 500g，冰糖 500g，黄酒 250g 收膏，冷藏备用。早晚各一匙开水冲服，外感或腹泻时停服。

　　三诊：2004 年 12 月 16 日。

　　经二冬调治，湿浊初化，脾运仍未健全，肾阳难以温煦脾阳，肝脾疏泄条达还待继续协调。虽然症状明显改善，颈背板滞，腰酸乏力时存，夜寐已安，尿色淡黄，血脂、胆固醇仍然升高、尿酸正常，脂肪肝，肝功能已恢复正常。舌质红苔厚腻，脉细弦缓。再给予：健脾助运，利湿消脂，疏肝理气，益肾活络。

　　西党参 200g，炒苍术 120g，白茯苓 100g，砂蔻仁各 90g，生枳壳 200g，煨葛花 200g，枳椇子 120g，决明子 300g，苦丁茶 150g，绞股蓝 150g，煨葛根 200g，豨莶草 200g，皂角刺 90g，玉米须 200g，制首乌 200g，怀山药 300g，粉丹皮 150g，生地黄 120g，制黄精 300g，川黄连 90g，紫丹参 200g，川芎 150g，炙鳖甲 120g，枫斗 120g，桑椹子 200g，佛手片 120g，鬼箭羽 120g，绿梅花 120g，参三七 120g，嫩荷叶 150g，炒杜仲 120g，川续断 120g，女贞子 100g，垂盆草 200g，潼白蒺藜各 100g，陈皮 90g。

　　一料。

　　水煎浓缩，加入龟甲胶 500g，冰糖 500g，黄酒 250g 收膏，冷藏备用。早晚各一匙开水冲服，外感或腹泻时停服。

病例 4

许某，男，40 岁，浙江海宁人。初诊日期：2007 年 12 月 8 日。

五脏六腑、十二经脉大盛，气血满盈以达平定。原肝叶早薄，肝气受损，脉络瘀滞，营阴暗耗，藏血不足，虚热内生，时而横犯脾胃，生化亏乏，胃气中阻，血无余发不长，腠理疏松，肝肾失调，髓亏血少，难充髓海。症见：乙肝史 16 年，胃脘发胀，午后纳差，面色灰暗，头皮发麻或痛，脱发，口苦咽痒，容易疲劳，腰酸背板，二便正常。舌质红紫，苔稍厚前偏少，脉弦缓。给予：疏肝理气，滋阴养血，健脾和胃，补肾壮腰，活血通络之法。

炒当归 120g，软柴胡 90g，白茯苓 120g，炒白术 120g，炒赤白芍各 120g，制香附 120g，广郁金 120g，紫丹参 300g，生熟地各 120g，制首乌 300g，怀山药 300g，山萸肉 120g，生枳壳 200g，鬼箭羽 120g，决明子 200g，女贞子 200g，王不留行 120g，藤梨根 300g，生米仁 300g，佛手片 120g，淡竹叶 90g，金钱草 200g，枫斗 120g，旱莲草 120g，制玉竹 150g，绿梅花 120g，川朴花 90g，香白芷 120g，骨碎补 120g，菟丝子 120g，威灵仙 100g，桑椹子 300g，仙灵脾 300g，陈皮 90g，潼白蒺藜各 120g。

一料。

水煎浓缩，加入龟甲胶 400g，鹿角胶 100g，冰糖 500g，黄酒 250g 收膏，冷藏备用。早晚各一匙开水冲服，遇感冒、腹泻停服。

病例 5

宋某，男，61 岁，浙江余姚人。初诊日期：2007 年 12 月 21 日。

肝胆失司之体，湿热蕴结，气血不畅，日久肝阴亏耗，影响藏血功能，与肾不能相互制约、相互资生，储精输泄无力，又加上年入花甲，肝叶早薄，肝气更衰，心气始减，心失所养，清气难以随气血上升，各窍、筋脉失于濡养。症见：头晕目糊，颈肩板滞，时有心慌，乙肝、胆息肉病史，寐易醒，大便干燥。舌质红苔白，脉弦迟。给予：清利肝胆，健脾化湿，活血通络，养血益肾之法。

炒当归120g，软柴胡90g，猪茯苓各120g，炒白术120g，制香附120g，广郁金120g，金钱草300g，蛇舌草200g，白毛藤300g，粉丹皮150g，怀山药300g，生熟地各120g，川芎200g，紫丹参200g，王不留行120g，山慈菇120g，生米仁300g，生枳壳200g，煨葛根200g，枸杞子300g，制首乌300g，炒杜仲120g，川续断120g，菟丝子120g，佛手片120g，砂蔻仁各90g，女贞子200g，旱莲草120g，鸡血藤300g，西党参200g，柏子仁120g，炙远志120g，仙灵脾300g，补骨脂120g，潼白蒺藜各120g，陈皮90g。

一料。

水煎浓缩，加入龟甲胶400g，鹿角胶100g，冰糖500g，黄酒250g收膏，冷藏备用。早晚各一匙开水冲服。遇感冒、腹泻停服。

【按语】

慢性病毒性肝炎患者由于肝失疏泄，往往首先及脾，再涉肾脏，后期不论如何变证，肝、脾、肾三脏同治是必要的。所以膏方中应做到疏、健、补，离不开逍遥散、参苓白术散、六味地黄丸等。因病程多缠绵，瘀阻脉络，或因余邪未清而兼有湿热内蕴之证，酌加活血化瘀、养阴清热之品，如王不留行、川芎、炙鳖甲、参三七、炒当归、紫丹参、枫斗、旱莲草、制玉竹等等，病久不能一味苦寒清肝。病例1患者素有肝郁，日久伤及心脾，成心肝阴虚，脾胃虚弱之证。加之饮食不节，湿浊内停，郁热内生，灼炼成脂成膏，生出诸多变证。方用四君子汤健脾、逍遥散疏肝理气、生熟地、女贞子、首乌、桑椹子等滋水涵木、黄连清泄胃火。通过疏、泄、健、滋，寒凉并用，动静结合，使气血生化有源，五脏得气血而和。同时加用煨葛根、天麻、炒天虫使气血引于头窍，髓海得养，虚风自息。病例 2 外邪直犯肝脏，疏泄条达失职，横逆犯脾及肾，湿热内蕴，气血失和，气滞血瘀，经逍遥散合六味地黄汤加垂盆草、蛇舌草、白毛藤、藤梨根等疏肝益肾清湿热，后又加四君子汤健脾助运，参三七、炒当归、紫丹参等活血化瘀，经多年调治，使肝功能保持正常。病例 3 患者湿浊之体，肝脾失和，日久脾气虚亏，涉及肾阳，以参苓白术散加附子、菖蒲郁金汤等健脾化湿为先，当湿浊初化后加六味地黄汤等补肾，丹参、川芎、炙鳖甲等活血化瘀，使肝功能和体征均改善。病例 4 肝气郁滞，日久而成肝肾阴亏，肝脾失调，脉络瘀滞之证。药用逍遥散合六味地黄疏肝柔肝，滋阴养肝；由于肝病日久疏泄条达失职，胆腑同时受害，故加用利胆理气之药协助肝脏通达。"久病必瘀"，故见面色晦暗，以王不留行、鬼箭羽、藤梨根活血通络。此方中威灵仙起到通十二经脉之作用。病例 5 患者以心肝阴虚为主，旁及脾肾，肝胆湿热留滞，日久耗及心阳，肝脾失和，脾肾亏虚。肾水不涵木，肝肾不能制约。方用逍遥散合六味地黄丸加减，肝肾同治。因胆湿留滞加金钱草、舌蛇草、白毛藤疏肝利胆；以枸杞子、旱莲草、女贞子、首乌、潼白蒺藜、滋益肝肾；党参、柏子仁、远志调理心阴助阳气。最后达到五脏得养，气血和顺，阴阳平衡的目的。

第六节　脂　肪　肝

　　脂肪肝是指由于各种原因引起的肝细胞内脂肪堆积过多的病变。正常肝内脂肪占肝重的 2% ~ 4%，如果脂肪含量超过肝湿重的 5%，或在组织学上有 50% 以上肝细胞脂肪化即为脂肪肝，严重者脂肪量可达 40% ~ 50%，有些达 60% 以上。轻度病变可无明显症状或偶有乏力及肝区闷胀感，严重者可出现瘙痒、食欲减退、恶心、呕吐等症状。实验室检查可见肝功能异常、高脂血症等。影像学检查可见肝脏脂肪沉积、肝脾肿大等。脂肪肝是现代社会的多发病、常见病。大多数患者可通过药物治疗、饮食控制和运动等措施得到缓解。

　　本病中医属"痰证"、"瘀证"、"积证"、"痰湿"等病证。病位在肝，与脾肾关系密切。以脾失健运，湿浊内聚，灼炼成脂，沉积于肝为关键病机。痰、湿、瘀、热、寒、气郁、食郁为标，脾虚、肾虚为本。常由于过食辛辣、膏粱厚味之品，助湿生热，湿热酒毒内蕴，致使肝失条达，脾失健运，气机郁滞，以致肥脂湿浊内停，积于肝内，酿成斯疾。日久可血脉瘀阻，痰浊内生，气血痰瘀结于胁下；或情志失调，或湿热毒邪侵及肝脏，肝失条达，气机郁结，正常脂肥之气转运欠畅，遂积而发病；或营养过剩，代谢障碍，加之多逸少劳，导致湿热壅结中焦，日久不解，化为痰湿，肝胆疏泄失常，气血壅滞，脂浊内生，脉络被阻，停于胁下，而成本病；或脾虚水湿运化失司，肾虚则不能温煦，脏腑气化不利，水湿蓄积，气机不畅，痰湿瘀血诸物，均可内停于肝而发病。

　　中医中药在脂肪肝的防治中显示了明显的优势，关于脂肪肝的治疗，应在辨病和辨证相结合的基础上进行。临床观察发现中医药治疗脂肪肝，能显著降低血脂，改善肝功能，修复肝损伤，减轻肝纤维化等，从而达到祛邪而不伤正、扶正而不留邪之目的。对脂肪肝做到早期诊断、及时治疗，对预后极为重要，可达到中医"治未病"的目的，膏方是其方便、有效的剂型。

病例 1

　　钱某，女，71 岁，浙江杭州市人。初诊日期：2004 年 12 月 14 日。

经八年调治后，一直身体健康。前年停服，出现反复感冒。毕竟已入古稀，肝、心之气均开始衰减，肝叶已薄，心血不足，血虚气无所依附，肝阴暗耗，肝阳上亢，又难濡养筋脉，同时横逆犯脾，脾失健运，水液风聚，灼炼成脂，窜走血脉之中，更伤气血，心气虚加重，心失所养。症见：颈背板滞，上肢发麻，关节酸痛，夜寐欠安，腰膝酸软，血脂升高。舌质红苔白，脉细缓。法当：疏肝气，健脾气，运水液，益心气，养营阴，补肾髓。按秋冬养阴的原则，今冬再以膏滋调治。

炒当归120g，炒白芍120g，软柴胡90g，白茯苓100g，炒苍术100g，西党参200g，广木香120g，佛手片120g，煨葛根300g，生炒米仁各120g，决明子300g，苦丁茶200g，绞股蓝200g，枫斗120g，宣木瓜120g，广郁金120g，炒枣仁200g，合欢花200g，制首乌300g，甘杞子200g，桑椹子300g，炒杜仲120g，川续断120g，寸麦冬120g，五味子90g，制香附120g，生枳壳120g，柏子仁120g，川桂枝90g，制黄精200g，防风90g，女贞子100g，陈皮90g，潼白蒺藜各100g。

一料。

水煎浓缩，加入龟甲胶400g，阿胶150g，冰糖500g，黄酒250g收膏，冷藏备用。早晚各一匙开水冲服，外感或腹泻时停服。

二诊：2005年12月15日。

年逾古稀，肝、心、脾三脏之气逐年衰减，其功能相继衰减，肝藏血不足，心养血转薄，脾健运变差。湿聚炼成脂质，沉积于肝，窜走脉络之中，阻碍气血畅行，难以上荣于脑，髓海不足，神不守舍，肝与肾不相涵制。症见：血脂升高，血压波动，腰酸背痛，足跟疼痛，夜寐欠安，容易醒且醒后再难入睡同存。舌质红苔厚白，脉细弦。给予：健脾助运，清浊消脂，养血安神，滋水涵木之法。

西党参200g，炒白术120g，白茯苓120g，姜半夏120g，佛手片 120g，川厚朴 120g，决明子 300g，苦丁茶 150g，绞股蓝 150g，皂角刺 90g，嫩荷叶 150g，生山楂 300g，炒杜仲 120g，川续断 120g，桑椹子 300g，粉丹皮 150g，制香附 120g，广郁金 120g，枫斗 120g，夜交藤 300g，炒枣仁 300g，炒当归 120g，双钩藤 200g，夏枯草 120g，甘杞子 300g，生熟地各 120g，泽泻 100g，垂盆草 300g，生枳壳 200g，女贞子 100g，草果仁 90g，制首乌 300g，参三七 90g，陈皮 90g，潼白蒺藜各 120g。

一料。

水煎浓缩，加入龟甲胶 500g，冰糖 500g，黄酒 250g 收膏，冷藏备用。早晚各一匙开水冲服，外感或腹泻时停服。

三诊：2006 年 12 月 11 日。

气血失和，阴阳失衡。今肝肾相互不能资生，制约储精疏泄之功亏乏，脾运失司，聚液成湿，灼炼成脂，沉积于肝，窜走脉络，阻碍气血，上不充脑，脑脉失养，神不守舍，外不达四肢，筋脉失养。症见：头晕目糊，飞蚊症，手足发肿，腰酸足底痛，夜寐易早醒，纳便正常，血脂、胆固醇升高。舌质红苔白，脉细小弦。法当：养血柔肝，健脾助运，化浊消脂，补肾通络。

炒当归 120g，生熟地各 120g，川芎 150g，枸杞子 300g，炒赤白芍各 120g，怀山药 300g，粉丹皮 150g，白茯苓 120g，山萸肉 100g，泽泻 120g，制黄精 300g，决明子 300g，苦丁茶 150g，嫩荷叶 150g，绞股蓝 150g，生山楂 300g，生米仁 200g，生枳壳 150g，垂盆草 200g，煨葛根 300g，明天麻 120g，炒天虫 120g，鸡血藤 300g，枫斗 120g，炒枣仁 300g，合欢花 200g，参三七 120g，女贞子 120g，佛手片 120g，绿梅花 90g，香白芷 120g，西党参 200g，寸麦冬 120g，五味子 90g，炒杜仲 120g，川续断 120g，桑椹子 300g，陈皮 90g。

一料。

水煎浓缩，加入龟甲胶 500g，冰糖 500g，黄酒 250g 收膏，冷藏备用。早晚各一匙开水冲服，外感或腹泻时停服。

四诊：2007年11月22日。

血脂升高、血压波动有改善，仍见腰酸背痛，足跟疼痛，夜寐欠安，容易醒难入睡同存。舌质红苔厚白，脉细弦。给予：健脾助运，清浊消脂，养血安神，滋水涵木之法。

西党参200g，炒白术120g，白茯苓120g，姜半夏120g，佛手片120g，川朴花100g，决明子300g，苦丁茶150g，绞股蓝150g，皂角刺90g，嫩荷叶150g，生山楂300g，炒杜仲120g，川续断120g，桑椹子300g，粉丹皮150g，制香附120g，广郁金120g，枫斗120g，夜交藤300g，炒枣仁300g，合欢花200g，炒当归120g，炒白芍150g，双钩藤200g，夏枯草120g，枸杞子300g，生熟地各120g，泽泻100g，怀山药300g，垂盆草300g，煨葛根300g，参三七120g，生枳壳200g，鸡血藤300g，女贞子100g，草果仁90g，制首乌300g，灵芝草120g，潼白蒺藜各120g，陈皮90g。

一料。

水煎浓缩，加入龟甲胶500g，百令孢子粉100g，冰糖500g，黄酒250g收膏，冷藏备用。早晚各一匙开水冲服，外感或腹泻时停服。

五诊：2008年11月22日。

经过数年调治，诸症稳定，睡眠有改善。舌质红苔稍厚，脉细弦滑。再给予：健脾助运，清浊消脂，养血活血，滋水涵木之法。

西党参200g，炒白术120g，白茯苓120g，姜半夏120g，佛手片120g，川朴花100g，决明子300g，苦丁茶150g，绞股蓝150g，皂角刺90g，嫩荷叶150g，苦参100g，炒杜仲120g，川续断120g，桑椹子300g，粉丹皮150g，制香附120g，广郁金120g，枫斗120g，制首乌藤各300g，香白芷150g，鹿角片90g，炒当归120g，炒白芍150g，双钩藤200g，夏枯草120g，枸杞子 300g，生熟地各 120g，泽泻 100g，怀山药 300g，炒天虫 120g，煨葛根 300g，参三七 120g，生枳壳 200g，鸡血藤 300g，女贞子 100g，草果仁 90g，明天麻 120g，灵芝草 120g，潼白蒺藜各 120g，桃仁 120g，陈皮 90g，公丁香 90g，小茴香 90g。

一料。

水煎浓缩，加入龟甲胶 500g，百令孢子粉 100g，木糖醇 250g，黄酒 250g 收膏，冷藏备用。早晚各一匙开水冲服，外感或腹泻时停服。

病例 2

陈某，男，46 岁，浙江杭州市人。初诊日期：2007 年 12 月 12 日。

年近半百，肝叶早薄，肝气早衰，肝脾失调，疏泄条达失职，藏血亏少，营阴暗耗，与肾相互制约、相互资生困难。脾又运化失健，聚精成湿，在肝郁生火基础上灼炼成脂，沉积于肝，窜走脉中，阻碍气血畅行，筋失濡养，肾督二经亏虚。症见：血脂、胆固醇、载脂蛋白均上升，乙肝病史。颈板滞，腰酸痛，足发麻，夜寐安，纳佳便调。舌质红淡紫，稍胖中裂，脉细弦滑。给予：疏肝理气，健脾化浊，清胃消脂，养血活血，益肾壮腰之法。

生熟地各 120g，炒白芍 120g，川芎 150g，炒当归 150g，软柴胡 90g，制香附 120g，广郁金 120g，垂盆草 300g，金钱草 300g，生米仁 300g，生枳壳 200g，决明子 400g，嫩荷叶 150g，绞股蓝 150g，苦丁茶 150g，苦参 100g，枳椇子 120g，煨葛根 300g，皂角刺 90g，枸杞子 300g，制首乌 300g，鸡血藤 300g，炒杜仲 120g，川续断 120g，菟丝子 120g，巴戟天 120g，益智仁 120g，佛手片 120g，砂蔻仁各 90g，白毛藤 300g，粉丹皮 150g，怀山药 300g，泽泻 100g，仙灵脾 300g，桑椹子 300g，参三七 120g，草果仁 120g，生晒参 50g，女贞子 100g，潼白蒺藜各 120g，陈皮 90g。

一料。

水煎浓缩，加入龟甲胶400g，鹿角胶100g，冰糖500g，黄酒250g收膏，冷藏备用。早晚各一匙开水冲服，外感或腹泻时停服。

二诊：2008年11月26日。

经去冬调治，湿浊已化，症见：血脂、胆固醇、载脂蛋白改善，颈板腰酸痛减，夜寐安，纳佳便调。舌质红淡，中裂，脉弦滑。再给予：疏肝理气，健脾化浊，清胃消脂，养血活血，益肾壮腰之法。

生熟地各120g，炒白芍120g，川芎150g，炒当归150g，软柴胡90g，制香附120g，广郁金120g，垂盆草300g，金钱草300g，生米仁300g，生枳壳200g，决明子400g，嫩荷叶150g，绞股蓝150g，苦丁茶150g，苦参100g，枳椇子120g，煨葛根300g，皂角刺90g，枸杞子300g，制首乌300g，鸡血藤300g，炒杜仲120g，川续断120g，菟丝子120g，巴戟天120g，益智仁120g，佛手片120g，砂蔻仁各90g，白毛藤300g，粉丹皮150g，怀山药300g，泽泻100g，仙灵脾300g，桑椹子300g，参三七120g，草果仁120g，生晒参90g，女贞子100g，潼白蒺藜各120g，红景天150g，陈皮90g。

一料。

水煎浓缩，加入龟甲胶400g，鹿角胶100g，木糖醇250g，黄酒250g收膏，冷藏备用。早晚各一匙开水冲服，外感或腹泻时停服。

病例 3

赵某，男，49岁，浙江杭州市人。初诊日期：2006年7月11日。

年近半百，素有咳嗽，肺失清肃，日久及脾，脾气受损，聚液成痰伏于膈下，郁而化热，聚湿成脂，伏于肝脏，窜走脉络，影响气血行走。症见：反复咳嗽，血脂上升，手麻，纳便正常，寐安。

舌质红苔薄白，脉弦滑。给予：益气固表，清肺祛痰，健脾助运，化湿消脂，补肾养血之法，制成胶囊长期缓调治。

生黄芪300g，生白术100g，防风90g，野荞麦根300g，炒当归120g，炒黄芩120g，桑白皮120g，浙贝母200g，粉丹皮150g，垂盆草300g，决明子400g，白芥子120g，藤梨根300g，皂角刺100g，生炒米仁各150g，嫩荷叶150g，佛手片120g，炒杜仲120g，川续断120g，佛手片120g，绿梅花100g，山慈菇120g，橘络120g，枸杞子300g，金钱草200g，紫丹参300g，灵芝草120g，女贞子200g，制首乌300g，潼白蒺藜各120g，化橘红120g，仙灵脾300g，制玉竹120g，粉丹皮150g，鸡血藤200g，煨葛根300g，金狗脊120g，夏枯草150g。

一剂，浸膏。

山参20g，西洋参150g，枫斗120g，苦丁茶100g，绞股蓝100g，桑椹子200g，川贝母100g，参三七90g，冬虫夏草40g，芦荟80g。

一剂，研粉。

以上药研粉与上浸膏、打粉，制成胶囊。每日3次，每次5粒，凡遇外感腹泻停服，即改煎剂稳定后再服。

二诊：2006年7月11日。

经一年调治，症状好转，守上诊方继续胶囊调治。

三诊：2007年12月18日。

经两年调治肺气得固。但毕竟肝叶已薄，肝气衰减，目窍失聪，肾阳衰减。症见：今年仅感冒一次，血脂未检，目糊，手麻消失，纳便正常，思睡怕冷。舌质红胖苔薄白，脉弦缓。给予：益气固表，健脾助运，化湿消脂，养血通络，温肾填髓之法，制成膏滋缓缓调治。

生黄芪300g，生白术100g，防风90g，野荞麦根200g，炒当归120g，炒黄芩120g，桑白皮120g，浙贝母200g，粉丹皮150g，垂盆草300g，决明子400g，白芥子120g，藤梨根300g，皂角刺

100g，生炒米仁各 150g，嫩荷叶 150g，佛手片 120g，炒杜仲 120g，川续断 120g，绿梅花 100g，山慈菇 120g，橘络 120g，枸杞子 300g，金钱草 200g，紫丹参 300g，灵芝草 120g，女贞子 200g，制首乌 300g，化橘红 120g，潼白蒺藜各 120g，仙灵脾 300g，制玉竹 120g，鸡血藤 200g，煨葛根 300g，金狗脊 120g，夏枯草 150g，枫斗 120g，苦丁茶 100g，淡附子 100g，桑椹子 200g，菟丝子 120g，参三七 120g，甜苁蓉 120g。

一料。

水煎浓缩，加入龟甲胶 300g，鹿角胶 200g，百令孢子粉 50g，冰糖 500g，黄酒 250g 收膏，冷藏备用。早晚各一匙开水冲服，外感或腹泻时停服。

四诊：2008 年 4 月 23 日。

经三年来调治，肺卫得固，恢复洁净肃降功能；脾运渐复，伏痰亦清；气血和顺，阴阳平衡。目前无殊症见；纳便正常，寐安。舌质红苔白，脉细缓。再给予：益气固表，健脾助运，养血柔肝，补肾活血之法，制成胶囊长期缓调治，以达养生保健目的。

生黄芪 300g，生白术 100g，防风 90g，生熟地各 150g，炒当归 120g，怀山药 300g，桑白皮 120g，浙贝母 200g，粉丹皮 150g，垂盆草 300g，决明子 400g，白芥子 120g，藤梨根 300g，皂角刺 100g，生炒米仁各 150g，嫩荷叶 150g，佛手片 120g，炒杜仲 120g，川续断 120g，绿梅花 100g，山慈菇 120g，橘络 120g，枸杞子 300g，金钱草 200g，紫丹参 300g，女贞子 200g，制首乌 300g，化橘红 120g，仙灵脾 300g，潼白蒺藜各 120g，制玉竹 120g，仙茅 150g，鸡血藤 200g，煨葛根 300g，金狗脊 120g，夏枯草 150g。

一剂，浸膏。

山参 100g，西洋参 150g，枫斗 120g，苦丁茶 100g，绞股蓝 100g，桑椹子 200g，川贝母 100g，参三七 120g，蛤蚧 2 对，灵芝孢子粉6g，冬虫夏草40g，芦荟60g，百令孢子粉200g。

一剂，研粉。

以上药研粉与上浸膏、打粉，制成胶囊。每日三次，每次6粒，可先从3粒开始，逐渐加量达6粒即可。凡遇外感腹泻停服。

五诊：2008年11月26日。

经调治肺气得固。今年仅感冒一次，咳嗽已解，体质增强，颈板手麻，纳便正常，寐安多梦。舌质红胖，苔薄白，脉弦缓。给予：益气固表，健脾助运，养血柔肝，活血通络，温肾填髓之法，制成膏滋缓缓调治。

生黄芪300g，生白术100g，防风90g，生晒参100g，炒当归120g，白茯苓120g，桑白皮120g，浙贝母200g，粉丹皮150g，垂盆草300g，决明子400g，红景天150g，藤梨根300g，生米仁300g，皂角刺100g，嫩荷叶150g，佛手片120g，炒杜仲120g，川续断120g，绿梅花100g，山慈菇120g，橘络120g，枸杞子300g，金钱草200g，紫丹参300g，灵芝草120g，女贞子200g，制首乌300g，化橘红120g，潼白蒺藜各120g，仙灵脾300g，制玉竹120g，鸡血藤300g，煨葛根300g，金狗脊120g，夏枯草150g，枫斗120g，苦丁茶100g，淡附子100g，桑椹子200g，菟丝子120g，参三七120g，甜苁蓉120g。

一料。

水煎浓缩，加入龟甲胶300g，鹿角胶200g，百令孢子粉50g，冰糖500g，黄酒250g收膏，冷藏备用。早晚各一匙开水冲服，外感或腹泻时停服。

病例4

汪某，男，56岁，浙江杭州市人。初诊日期：2006年12月20日。

年近花甲，肝叶已薄，肝气早衰，藏血无力，营阴暗耗，与肾不能相互制约，相互资生，肝之疏泄条达、肾之储精泻下失职，影响脾气运化，故湿浊内蕴，伏于膈下。加之脾肾失职，蕴湿灼炼成脂，沉积于肝，窜走脉络，阻碍气血畅行，使心气不足，心阴同亏。症见：脂肪肝、血脂高、胆固醇高、血压升高，头晕耳鸣，手足发麻，夜寐易醒。舌质红苔薄白，脉缓滑。给予：益气健脾，理气和胃，养血柔肝，祛湿消脂，温肾滋阴之法。

枸杞子 300g，生熟地各 120g，怀山药 300g，白茯苓 120g，泽泻 100g，炒当归 120g，决明子 400g，皂角刺 90g，鬼箭羽 120g，煨葛根 300g，荷叶 150g，川黄连 120g，夜交藤 300g，夏枯草 120g，垂盆草 300g，明天麻 120g，制首乌 300g，制黄精 300g，紫丹参 300g，川芎 150g，炒杜仲 120g，川续断 120g，巴戟天 120g，桃仁 120g，生枳壳 120g，白蔹 120g，绿梅花 100g，佛手片 120g，玫瑰花 100g，川朴花 90g，生米仁 200g，女贞子 100g，陈皮 90g，仙灵脾 300g，潼白蒺藜各 120g。

一料。

水煎浓缩，加入龟甲胶 400g，鹿角胶 100g，木糖醇 250g，黄酒 250g 收膏，冷藏备用。早晚各一匙开水冲服，外感或腹泻时停服。

【按语】

脂肪肝的发病其本虚主要涉及肝脾肾三脏，标实在痰湿血瘀，因此疏肝健脾、温阳益肾、活血化瘀、祛湿泄浊是治疗脂肪肝的主要治法。此类病者虽然以血脂升高、B超脂肪肝为表现，但往往合并各种症状，如头晕乏力，面浮肿胀，胃脘胀满，手足发麻，胸闷心悸，容易出汗，夜寐不安等，也可伴有慢性咳嗽，咽部有痰，舌苔多厚腻或浊，脉弦滑或沉细，所以在治疗的时候要充分考虑脏腑之间的功能失调，浊邪瘀血等因素而产生的相关症状，在用药上以调整脏腑功能、截断浊生之源或清除已存在的浊邪为目标，扭转已有的病理趋势。

病例 1 古稀老人，肝肾脾心气血皆不足，脂浊内生，先以柴胡疏肝散合四君子汤等疏肝健脾，加女贞子、枸杞子、桑椹子、六味地黄丸等补肾滋水，使肝肾协调，脾运得健，决明子、苦丁茶、绞股蓝等消脂泄浊，正本清源，经过数年整体调治，病情稳定，症状改善。病例2肝脾失调，湿浊之体难化，影响督脉，在疏肝健脾、化湿消脂的基础上，加入仙灵脾、女贞子、桑椹子、杜仲、川断、巴戟天、益智仁等补肾养督、滋水涵木之品，参三七、鸡血藤、炒当归、川芎等活血通络，获得良好效果。病例3素体肺虚，影响脾运，土不生金，痰热内郁，聚湿成脂之体，故方中用玉屏风散、山参、生米仁等益气固表、补肺健脾；桔梗、桑白皮、贝母、炒黄芩、野荞麦根、皂角刺、白芥子等利肺祛痰；仙灵脾、冬虫夏草等加强补肺肾，苦丁茶、绞股蓝、荷叶等消脂降浊，用胶囊和膏方交替长期服用，脾肾得养，肺气通调，五脏和顺，气血通畅，病解而和。病例4表现在肝肾不足并影响脾之运化、胃之和降，同样影响了水液聚而化热灼炼成脂，故除用滋肾温肾为主外，加天麻、钩藤、夏枯草、枸杞子泻肝柔肝，茯苓、生米仁等健脾化浊，枳壳、陈皮、玫瑰花、川朴花等理气和胃，达到气血和顺，阴阳平衡，五脏协调。

第七节　肝　硬　化

　　肝硬化是一种常见的各种原因所致的肝脏慢性、进行性的弥漫性病变。其特点是一种病因或数种病因反复、长期损伤肝细胞，导致肝细胞变性和坏死。广泛的肝细胞变性坏死后，肝内结缔组织再生，出现纤维组织弥漫性增生。同时肝内肝细胞再生，形成再生结节，正常肝小叶结构和血管形成遭到破坏，形成假小叶。经过一个相当长的时期后，肝脏逐渐发生变性，质地变硬，临床上称这一生理病理改变为肝硬化。临床上早期可无症状，晚期则可有肝功能损害、门静脉高压和多种并发症。

　　在我国肝硬化比较常见，大多数为肝炎后肝硬化，少部分为酒精性肝硬化和血吸虫性肝硬化。由于肝硬化早期经过积极防治，可以逆转或不再进展，但晚期将严重影响患者生活质量，甚至危及生命，因此肝硬化的防治非常重要。

中医学认为肝硬化的病因在外有感受湿热之邪，在内有情志郁结、饮酒过度、虫积等因素，导致肝郁气滞，肝失藏血之职，瘀血阻滞，久则血瘀肝络，肝体变硬，癥积形成，病程迁延日久，使肝、脾、肾功能失调，气、血、水、瘀积于腹内，三焦运化失常，导致肝硬化腹水。

早期肝硬化可以无症状或症状轻微，治疗上应遵循张仲景"见肝之病，知肝传脾"的思想，以疏肝健脾为大法；中期肝脾肿大，肝体失用，肝阴多虚，脾不健运，气血互结，血络阻滞，或胆汁瘀滞，出现黄疸，治疗宜养肝健脾，活血化瘀，或利胆退黄；后期腹水形成，如《灵枢·水胀》说："腹胀身皆大，大与肤胀等也。色苍黄，腹筋起，此其候也。"其病以腹胀大如鼓、皮色苍黄、脉络暴露为主要临床表现。喻嘉言在《医门法律》中概括说："胀病亦不外水裹、气结、血瘀。"此时脾脏功能受损，运化失职，遂致水湿停聚，同时肾脏的气化功能失常，不能蒸化水湿加重水湿停滞，湿浊可寒化、热化，变化无穷，湿热还可内扰心神、引动肝风出现猝生神昏、痉厥、出血等危证，治疗颇为棘手，用药主要以调和肝脾、益肾温通为主，兼化瘀利水，或清湿热。

总之，采用膏方调治本病前必须先治病，待病情稳定后再予以膏方巩固疗效，才能延缓病情，提高患者生活质量。

病例 1

王某，男，50 岁，浙江湖州人。初诊日期：2005 年 12 月 12 日。

肝胆失司，湿浊内蕴，郁而化热，熏蒸胆汁，发为黄疸，日久成臌，并从寒化，水、气、血、瘀互结，腹大如鼓，面色黧黑，肢冷如冰，指青皮黑。经三年中药治疗，诸症得以缓解，寒湿之邪已逐渐化解，脾肾阳气开始恢复，肝胆之瘀减轻，腹水已消失，面色开始趋于正常，纳可便调，并已工作。各项生化指标已转正常。舌质淡红带紫，苔薄少，脉细缓。今正值冬令，给予：养血柔肝，健脾理气，活血软坚，滋阴益肾之法。

　　垂盆草 300g，蛇舌草 300g，白毛藤 300g，藤梨根 300g，炒当归 120g，鬼箭羽 120g，软柴胡 90g，白茯苓 100g，制香附 120g，广郁金 120g，山慈菇 120g，橘络 120g，生枳壳 300g，生白术 150g，紫丹参 200g，石见穿 120g，莪术 120g，炙鳖甲 120g，炙炮甲 90g，炒枣仁 300g，夜交藤 300g，合欢花 200g，制黄精 200g，枸杞子 300g，制首乌 200g，佛手片 120g，玫瑰花 100g，生米仁 300g，仙灵脾 200g，桑椹子 300g，炒杜仲 120g，灵芝草 120g，潼白蒺藜各 120g。

　　一料。

　　水煎浓缩，加入龟甲胶 500g，冰糖 500g，黄酒 250g 收膏，冷藏备用。早晚各一匙开水冲服，外感或腹泻时停服。

　　二诊：2007 年 11 月 19 日。

　　经三年中药治疗，一年冬令调治，诸症得以缓解，寒湿之邪已化解，脾肾阳气恢复，肝胆之瘀解除，面色正常，纳便正常。两年来各项生化指标均正常，能正常工作，舌质淡红，苔薄白，脉弦滑。再给予：养血柔肝，健脾理气，活血软坚，滋阴益肾之法，制成膏滋缓调治。

　　西党参 200g，生白术 120g，白茯苓 120g，五味子 90g，垂盆草 200g，蛇舌草 200g，白毛藤 200g，藤梨根 300g，炒当归 120g，鬼箭羽 120g，软柴胡 90g，制香附 120g，广郁金 120g，山慈菇 120g，橘络 120g，生枳壳 200g，紫丹参 120g，石见穿 120g，莪术 120g，炙鳖甲 120g，炙炮甲 90g，炒枣仁 120g，夜交藤 300g，制黄精 300g，枸杞子 300g，制首乌 300g，佛手片 120g，玫瑰花 100g，生米仁 300g，仙灵脾 300g，桑椹子 300g，淡附子 100g，益智仁 120g，炒杜仲 120g，灵芝草 120g，女贞子 120g，陈皮 90g，王不留行 120g，川续断 120g，潼白蒺藜各 120g。

一料。

水煎浓缩，加入龟甲胶 200g，鳖甲胶 200g，鹿角胶 50g，木糖醇 250g，黄酒 250g 收膏，冷藏备用。早晚各一匙开水冲服，外感或腹泻时停服。

三诊：2008 年 12 月 15 日。

经三年中药治疗，两年冬令调治，诸症得以缓解，寒湿之邪已化解，脾肾阳气恢复，肝胆之瘀解除，面色正常，纳便正常，并已工作，各项生化指标均正常。舌质淡红带淡紫，苔薄少，脉细缓。给予：养血柔肝，健脾理气，活血软坚，滋阴益肾之法。

西党参 200g，生白术 120g，白茯苓 120g，五味子 90g，垂盆草 200g，蛇舌草 200g，白毛藤 200g，藤梨根 300g，炒当归 120g，鬼箭羽 120g，软柴胡 90g，制香附 120g，广郁金 120g，山慈菇 120g，橘络 120g，生枳壳 200g，紫丹参 120g，石见穿 120g，莪术 120g，炙鳖甲 120g，炙炮甲 90g，炒枣仁 120g，夜交藤 300g，制黄精 300g，枸杞子 300g，制首乌 300g，佛手片 120g，玫瑰花 100g，生米仁 300g，仙灵脾 300g，桑椹子 300g，淡附子 100g，益智仁 120g，炒杜仲 120g，灵芝草 120g，女贞子 120g，陈皮 90g，王不留行 120g，川续断 120g，潼白蒺藜各 120g。

一料。

水煎浓缩，加入龟甲胶 500g，鹿角胶 50g，冰糖 500g，黄酒 250g 收膏，冷藏备用。早晚各一匙开水冲服，外感或腹泻时停服。

病例 2

缪某，男，63 岁，浙江杭州市人。初诊日期：2002 年 11 月 21 日。

原肝硬化病史 20 余年，经八年膏方调治，体质明显增强。现已入花甲，肝肾二脏功能开始衰减，藏血不足，肝肾时有不调，今年体检 B 超肝硬化体征明显改善。但因饮食膏粱厚味，反伤脾气，运化失职，液停成湿，灼炼成脂，窜走脉络，阻碍气血，肝失疏泄，肝脾失调，影响肝之藏血，上不荣脑。症见：血压升高，血脂增高，颈背板滞，纳佳便调。舌质红苔白，脉缓。今冬令正值，再以益气健脾，助运化湿，益肾活血，平肝消脂之法膏滋调治。

制黄精 200g，制首乌 200g，土茯苓 300g，西党参 200g，炒苍术 120g，生熟地各 120g，怀山药 200g，泽泻 120g，粉丹皮 150g，山萸肉 100g，甘杞子 300g，决明子 300g，双钩藤 150g，苦丁茶 150g，绞股蓝 150g，皂角刺 90g，生枳壳 120g，佛手片 120g，煨葛根 300g，夏枯草 120g，女贞子 100g，炙鳖甲 120g，枫斗 120g，桑椹子 300g，紫丹参 300g，制香附 120g，广木香 100g，生米仁 150g，制胆星 90g，玉米须 200g，参三七 90g，炒杜仲 120g，仙灵脾 200g，陈皮 90g，潼白蒺藜各 100g。

一料。

水煎浓缩，加入龟甲胶 400g，鹿角胶 100g，阿胶 100g，冰糖 500g，黄酒 250g 收膏，冷藏备用。早晚各一匙开水冲服，外感或腹泻时停服。

二诊：2003 年 11 月 16 日。

症见：血压升高，血脂增高，目赤腹胀，颈背板滞，纳佳便调。舌质红苔白，脉弦缓。今冬令正值，再以疏肝理气，健脾化浊，益肾活血，平肝潜阳，制成膏滋调治。

甘杞子 300g，生熟地各 120g，猪茯苓各 100g，粉丹皮 150g，山萸肉 120g，泽泻 100g，怀山药 300g，双钩藤 200g，煨葛根 300g，炒天虫 120g，夏枯草 120g，川牛膝 120g，鹿衔草 300g，炒杜仲 120g，川续断 120g，苦丁茶 150g，绞股蓝 200g，决明子 300g，皂角刺 100g，玉米须 200g，佛手片 120g，炙鳖甲 120g，参三七 80g，枫斗 120g，桑椹子 300g，豨莶草 200g，鬼箭羽 120g，制首乌 300g，青葙子 120g，潼白蒺藜各 100g，台乌药 120g，陈皮 90g。

一料。

水煎浓缩，加入龟甲胶400g，鹿角胶100g，阿胶100g，冰糖500g，黄酒250g收膏，冷藏备用。早晚各一匙开水冲服，外感或腹泻时停服。

三诊：2004年12月6日。

肝郁气滞，疏泄条达失司之体，又男子八八，肝心之气血衰减，肝阴不足无以制阳，阳气逆于上，使气机失利，脾失健运，水液停滞，灼炼成脂成膏，窜注入脉络之中，结成砂石。症见：胆结石，肝区胀痛时作，原肝硬化加上脂肪肝，颈板心悸，胸闷头晕，高血压，血脂、尿酸高，左下肢怕冷，夜寐安，纳佳便调。舌质红苔边白，脉弦缓。再拟：疏肝理气，健脾助运，化浊消脂，益肾养心之法。

炒当归120g，炒白芍120g，白茯苓120g，生白术120g，制香附120g，绿梅花90g，明天麻120g，双钩藤200g，炒杜仲120g，怀山药300g，桑寄生120g，绞股蓝150g，苦丁茶150g，决明子300g，西党参200g，寸麦冬120g，五味子90g，粉丹皮120g，苏梗木各120g，生炒米仁各150g，山萸肉90g，泽泻120g，生熟地各120g，怀牛膝120g，潼白蒺藜各120g，桑椹子300g，枸杞子300g，女贞子300g，煨葛根300g，鬼箭羽120g，青葙子120g，佛手片120g，川续断120g，蛇舌草300g，垂盆草300g，仙灵脾300g，紫丹参300g，川芎150g，陈皮90g。

一料。

水煎浓缩，加入龟甲胶400g，鹿角胶100g，冰糖500g，黄酒250g收膏，冷藏备用。早晚各一匙开水冲服，外感或腹泻时停服。

四诊：2005年11月25日。

素有肝病，常失于疏泄条达，气滞血瘀，致成肝硬化，经十余年调治，B超证实已转为正常，近年来因膏粱厚味，脾胃受损，运化失职，聚液成湿，灼炼成脂，沉积于肝，窜走脉中，气血不畅，营阴日耗，虚风内动，木不生火，心血不足，心阳不振。故症见：血脂升高，胆固醇也高，血压升高，脂肪肝，胸闷心慌，手抖腰酸。舌质红苔薄白，脉细缓。法当：健脾助运，化浊消脂，宽胸理气，平肝益肾。

枸杞子 300g，生熟地各 120g，土茯苓 300g，怀山药 300g，粉丹皮 120g，泽泻 120g，山萸肉 90g，决明子 300g，苦丁茶 150g，绞股蓝 150g，嫩荷叶 150g，桑椹子 300g，枫斗 120g，芦荟 15g，皂角刺 90g，煨葛根 300g，炙鳖甲 120g，明天麻 120g，双钩藤 200g，夏枯草 120g，藤梨根 300g，生米仁 300g，鬼箭羽 120g，制香附 120g，制首乌 300g，淡竹叶 90g，炒杜仲 120g，川续断 120g，北秦艽 40g，制黄精 300g，灵芝草 120g，千年健 200g，女贞子 100g，陈皮 90g，潼白蒺藜各 120g。

一料。

水煎浓缩，加入龟甲胶 400g，鹿角胶 100g，冰糖 500g，黄酒 250g 收膏，冷藏备用。早晚各一匙开水冲服，外感或腹泻时停服。

五诊：2006 年 11 月 8 日。

近年来又见关节发胀活动受牵，伴上下肢冷感，行走不便，腰酸背痛，纳便正常。舌质红苔薄白，脉弦缓。再拟：疏肝理气，健脾助运，化浊消脂，益肾养心，活血通络之法。

生黄芪 300g，炒当归 120g，炒白芍 120g，白茯苓 120g，生白术 120g，制香附 120g，绿梅花 90g，明天麻 120g，双钩藤 200g，炒杜仲 120g，怀山药 300g，桑寄生 120g，绞股蓝 150g，苦丁茶 150g，决明子 300g，西党参 200g，寸麦冬 120g，粉丹皮 120g，山萸肉 120g，生炒米仁各 150g，泽泻 120g，生熟地各 120g，豨莶草 300g，桑椹子 300g，潼白蒺藜各 120g，枸杞子 300g，女贞子 300g，煨葛根 300g，鬼箭羽 120g，嫩桑枝 120g，嫩桂枝 90g，天仙藤 150g，佛手片 120g，川续断 120g，灵芝草 120g，垂盆草 300g，仙灵脾 300g，紫丹参 300g，川芎 150g，陈皮 90g。

一料。

水煎浓缩，加入龟甲胶400g，鹿角胶100g，冰糖500g，黄酒250g收膏，冷藏备用。早晚各一匙开水冲服，外感或腹泻时停服。

六诊：2007年11月8日。

去冬调治后，诸症基本缓解，又值冬令，再拟：养血柔肝，健脾助运，理气化浊，益肾养心，活血通络之法。

生黄芪300g，炒当归120g，炒白芍120g，白茯苓120g，生白术120g，制香附120g，绿梅花90g，明天麻120g，双钩藤200g，炒杜仲120g，怀山药300g，桑寄生120g，绞股蓝150g，苦丁茶150g，决明子300g，生晒参100g，寸麦冬120g，粉丹皮120g，生米仁300g，山萸肉120g，泽泻120g，生熟地各120g，豨莶草300g，桑椹子300g，潼白蒺藜各120g，枸杞子300g，女贞子300g，煨葛根300g，鬼箭羽120g，嫩桑枝120g，嫩桂枝90g，红景天150g，佛手片120g，川续断120g，灵芝草120g，垂盆草300g，仙灵脾300g，紫丹参300g，川芎150g，陈皮90g，参三七120g。

一料。

水煎浓缩，加入龟甲胶400g，鹿角胶100g，冰糖500g，黄酒250g收膏，冷藏备用。早晚各一匙开水冲服，外感或腹泻时停服。

病例3

徐某，男，45岁，浙江杭州市人。初诊日期：2007年11月12日。

肝胆失司之体，邪犯肝络，疏泄条达失职，营阴暗耗，藏血亏乏，郁而化热，气滞血瘀，横逆犯脾，运化失司，聚精成湿，阻碍气血，致成肝硬化。平时湿阻中焦，经两年余治疗，湿浊已解，脾运未复，瘀阻尚存。目前症见：容易乏力，饮食不顺，易出现腹泻，肝区胀偶有刺痛，夜寐欠安，生化全套和B超复查均正常。舌质淡紫红，苔白根厚，脉弦滑。给予：疏肝解郁，健脾理气，养血柔肝，益肾活血之法。

　　炒当归120g，软柴胡100g，白茯苓120g，制香附120g，炒赤白芍各150g，佛手片120g，绿梅花100g，砂蔻仁各90g，草果仁120g，炒苍白术各120g，紫丹参300g，生熟地各120g，广郁金120g，川芎150g，王不留行120g，藤梨根300g，生米仁300g，怀山药300g，粉丹皮150g，垂盆草300g，金钱草300g，生枳壳300g，泽泻120g，山萸肉90g，炙炮甲90g，皂角刺90g，山慈菇120g，石见穿120g，制黄精300g，制首乌300g，炒杜仲120g，川续断120g，菟丝子120g，决明子300g，生山楂300g，仙灵脾300g，女贞子120g，青陈皮各90g，潼白蒺藜各120g。

　　一料。

　　水煎浓缩，加入龟甲胶400g，鹿角胶100g，冰糖500g，黄酒250g收膏，冷藏备用。早晚各一匙开水冲服，外感或腹泻时停服。

　　二诊：2008年12月26日。

　　湿浊已解，脾运未复，瘀阻尚存。目前仍症见：容易乏力，饮食不顺易出现腹泻，肝区胀偶有刺痛，夜寐已安。舌质淡紫红，苔白根厚，脉弦滑。再给予：疏肝解郁，健脾理气，养血柔肝，益肾活血之法。

　　炒当归120g，软柴胡100g，白茯苓120g，制香附120g，炒赤白芍各150g，佛手片120g，绿梅花100g，砂蔻仁各90g，草果仁120g，炒苍白术各120g，紫丹参300g，生熟地各120g，广郁金120g，川芎150g，王不留行120g，藤梨根300g，生米仁300g，怀山药300g，粉丹皮150g，垂盆草300g，金钱草300g，生枳壳300g，泽泻120g，山萸肉90g，炙炮甲90g，皂角刺90g，山慈菇120g，石见穿120g，制黄精300g，制首乌300g，炒杜仲120g，川续断120g，菟丝子120g，决明子300g，生山楂300g，仙灵脾300g，女贞子120g，青陈皮各90g，槐角150g，潼白蒺藜各 120g。

一料。

水煎浓缩，加入龟甲胶 400g，鹿角胶 100g，冰糖 500g，黄酒 250g 收膏，冷藏备用。早晚各一匙开水冲服，外感或腹泻时停服。

【按语】

鼓胀之证，于本而言有肝脾肾三脏之虚，于标而言有水裹、气结、血瘀之实。此证每有肝脾两脏互相乘侮，肝郁则可气结血瘀，脾虚则可水裹痰瘀，日久及肾，肝多因阴虚而损及肾阴，脾多因阳虚而损及肾阳。肾中水火不济则诸症蜂起。《金匮要略》云："夫肝之病，补用酸，助用焦苦，益用甘味之药调之。"并在其后作了五行生克理论的剖析。如果我们用药性五味去理解它，则又别有洞天。补用酸，酸性能敛，可敛肝气肝阴。焦香之药有健脾之用，许多药物炒用后多可健脾，这是厚味入中焦之故，焦苦入心，心属火，火能生土。甘味之药入脾，可与酸味药酸甘化阴，可滋肝阴之不足。从此可以看出，调补肝脾在本病中十分重要。病例 1 肝胆失司，肝脾两虚，成水、气、血、瘀互结寒化之证。经中药治疗病情得以稳定，为巩固疗效故用膏滋调治。方中以四君合柴胡疏肝汤加减健脾助运，疏肝理气；由于肝胆湿热仍重，故仍加垂盆草、舌蛇草、白毛藤清肝利胆中湿热；肝病者肝阴必损，藏血不足，髓海易失充，神不守舍，故用五味子、炒枣仁、夜交藤、灵芝草、制黄精、枸杞子、制首乌、女贞子、桑椹子起酸甘敛阴，宁心安神，养血柔肝的作用。"久病必瘀"在肝硬化患者中表现最为突出，所以必需重用活血散瘀之药，丹参、石见穿、莪术、王不留行、炙鳖甲、炙炮甲、藤梨根、山慈菇、橘络等活血散结，通络软坚；因本案病从寒化，为继续振奋脾肾之阳，所以不能缺少温补脾肾的仙灵脾、淡附子、鹿角胶之类。病例 2 肝脾肾失调，肝不藏血，营阴暗耗，肝阳上亢，肾虚于下，脾不健运，湿浊内生之体。以西党参、制黄精、炒苍术合六味地黄丸健脾补肾，天麻、钩藤、女贞子、枸杞子、潼白蒺藜等平肝息风，滋水涵木，合用川芎、紫丹参、参三七等加强活血化瘀；配绞股蓝、苦丁茶、决明子、鬼箭羽清泄脂浊。经多年治疗使病情稳定，症状、体征和 B 超复查均改善。病例 3 肝郁脾虚，湿热蕴盛，日久气血阻滞，成聚成积。方用逍遥散加健脾化湿泄浊之品调和肝脾；加用六味地黄及女贞子、潼白蒺藜滋肾平肝；仙灵脾、菟丝子除温补脾肾外，合丹参、川芎、王不留行、炙炮甲、皂角刺、山慈菇、石见穿等起活血祛瘀，通络软坚作用；为达阴阳平衡，佐以温阳通阳的仙灵脾、菟丝子、鹿角胶等。

第四章　新陈代谢疾病

　　新陈代谢疾病是由于过食肥甘膏粱、生活起居失常、缺少合理运动、精神紧张或抑郁、先天遗传因素等原因引起的营养障碍性疾病，临床常见的有糖尿病、高脂血症、高尿酸血症、脂肪肝、肥胖症、代谢综合征等。随着生活水平的提高和饮食结构的变化，新陈代谢疾病发病率有逐年增高的趋势，也增加了心脑血管疾病的发病率和病死率，加强对新陈代谢疾病的防治越来越引起人们的重视。

　　中医认为新陈代谢疾病是由于脏腑机能减退，阴阳失衡，祛除体内代谢产物的能力下降，引起水湿、痰浊、瘀热蕴积，郁阻血脉络道而成，属本虚标实之证。

　　膏方全面考虑了人体气血阴阳及邪正关系，具有"未病先防"、"既病防变"的作用，通过健旺脏腑，补益虚损，以祛邪疗疾，延年益寿。膏方对新陈代谢疾病的防治有很好的作用，但由于患者同时可伴有多种代谢病，病机往往错综复杂。膏方调治立法从脏腑机能减退这个根本点入手，通过调补脏腑功能，增强祛邪能力，防止代谢产物的积聚，以达到治疗疾病，稳定病情，减少和控制各种并发症的作用。应注意的是膏方调治时须把握适应证和禁忌证，并非所有新陈代谢疾病都适合膏方调治，一般适用于病之初期，自觉症状少，或病情控制稳定，无严重并发症患者。临证治疗最常见的是运用于糖尿病、高脂血症、代谢综合征的调治。

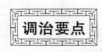

调治要点

1. 调阴阳健脏腑

新陈代谢疾病好发于中老年患者，"年四十而阴气自半也，起居衰矣"；又"人年五十以上，阳气日衰，损与日至"。年至四五十，整体机能日渐衰退，脏腑功能减退，阴阳气血失调，防御外邪侵袭及清除体内废物能力下降，机体代谢障碍，易致痰、瘀、水、食的蓄聚，呈现虚、瘀、痰夹杂之证。膏滋调治，立足以"虚"为本，临床根据气、血、阴、阳的虚损和不足，进行综合调补，以黄芪、怀山药、党参、太子参、白术等补气；沙参、天冬、麦冬、玄参、枫斗、川石斛养阴；仙灵脾、仙茅、补骨脂、菟丝子温肾阳；桑椹子、制黄精、女贞子、枸杞子滋肾阴。通过健旺脏腑功能，调整气血、精津、阴阳的不足及失衡，清除体内虚热痰瘀，而达到动态平衡。即所谓"调其气血，各守其乡，以平为期"，"阴平阳秘，精神乃治"。

2. 立法健脾益肾

新陈代谢疾病的特点是"精气过剩则为内生之邪"。正如《外台秘要》云："人食之后，滋味皆甜，流在膀胱。若腰肾气盛，则上蒸精气，气则下入骨髓，其次以为脂膏，其次为血肉也。"按此"下入骨髓"者当是阴精，即先天肾藏之精的物质补充。阴精、膏脂、血肉均为人体生命活动的物质基础，是为正气。脾肾虚弱，不能"散精"上行，下入"骨髓"，游溢的精气则变生为"浊气"，积聚体内，化成脂浊，凝滞脉络，作为致病因素进一步影响气机运行及水谷代谢，化成热、毒、瘀、浊、虚而变生百病。因此新陈代谢疾病立法十分重视脾肾功能的调补，如糖尿病肾虚、胃热、肺燥病机中，以肾虚为本，强调滋补肾元为要；高脂血症脂浊积聚，则以健脾化浊为先。因此，膏滋处方多以六味地黄丸或四君子汤作为基本方进行加减，说明调补脾肾的重要性。

3. 须兼顾肝心肺

人的精神意识活动，气血的运行，饮食的消化、吸收，糟粕的排泄，津液的宣发、输布等代谢过程，都需要通过肝的疏泄功能来调理。朱丹溪曰："气血冲和，诸疾不生，一有怫郁，百病生焉。"若抑郁、恼怒，又加上现代人缺少运动，气血运行受限，肝脏调节血液的功能及消除有害物质的能力下降，引起肝郁气滞，气机不畅，三焦气化失常，气血津液运行不畅，气滞血瘀。可见肝脏在新陈代谢疾病中起着非常重要的作用。新陈代谢疾病痰瘀内阻，脉络受阻，进一步影响心主血脉功能，常出现心悸胸痹证，如代谢综合征易并发心、脑血管疾病，糖尿病虚火灼津，可伤及肺阴，影响肺的宣发、输布。因此新陈代谢疾病与肝、心、肺密切相关，调治时必须主次兼顾，在健脾益肾基础上兼顾肝心肺，以求防病于未然。

4. 贯穿化瘀消滞

新陈代谢疾病的基本病机为脏腑功能低下，体内代谢失衡，而出现气滞、血瘀、痰浊蓄积体内，为虚实夹杂之证。现代医学研究提示新陈代谢疾病血液黏稠度的增加、脂肪的堆积、血管壁内膜的改变、内脏细小血管的淤阻或不全变性、末梢循环差等，均与瘀滞有关。因此膏滋立法处方应攻补兼施，在补益的同时运用行气、消滞、解郁、活血、散瘀之法，临床常以枳壳、砂仁、蔻仁、草蔻、米仁行气化湿消滞；香附、郁金、柴胡、绿萼梅疏

肝解郁;当归、川芎、桃仁、红花、苏木活血化瘀;山慈菇、王
不留行、鬼箭羽、皂角刺等消瘀散积。针对具体病证,如糖尿病
多用玉米须、枸杞子、桑椹子等泄浊降血糖,高脂血症则以决明
子、荷叶、苦丁茶、绞股蓝、生山楂等通便降脂。通过消除体内
瘀滞之邪,疏通周身气机经络,稳定和改善病情。

5. 引路开通先行

新陈代谢疾病调治需注重"引路方"的运用。膏方进补前预
引路开通,一方面稳定病情,以期"缓则治其本";另一方面使
机体处于最佳状态,通过引路开通,达到陈菀去而肠胃清,便于
吸收,以防积滞。此外"开路方"尚可探知进补者体质及其对药
物的反应,以确保膏方疗效。患者初诊时若表现为精气过剩化为
湿浊蕴阻而见头昏、肢困、苔腻者,先以理气化湿祛浊,用半
夏、陈皮、枳壳、厚朴、苍术、蔻仁、神曲等,开胃醒脾,理气
化湿;若热灼阴津,精气耗伤较重,表现为神疲、口干、五心烦
热、舌红、苔光少津者,当先养阴清热,益气布津,药选沙参、
玄参、生地、天冬、麦冬、石斛、女贞子、杞子、黄芪等,以防
膏滋久服后滋补太过,变生积滞。

第一节 糖 尿 病

糖尿病是常见的内分泌代谢病,其基本病理过程为胰岛素绝
对或相对分泌不足所引起的代谢紊乱,包括糖、蛋白质、脂肪、
水及电解质等,严重时可导致酸碱平衡失常,其特征为高血糖、
糖尿、葡萄糖耐量减低以及胰岛素释放试验异常。症状多见神疲
乏力,夜尿增多,多饮、多食、烦渴、善饥,并常伴有心脑血管
疾病、肾脏病变,以及白内障、周围神经炎、各种感染等并发
症,严重时可发生酮症酸中毒、高渗性昏迷、乳酸性酸中毒
等症。

　　糖尿病在中医学中属于"消渴"病范畴，病因病机主要有年老体衰，五脏虚损，精亏液少，肾无所藏，阴虚热盛，内灼津液，外消肌肉，而引发消渴；或五志过极，化火伤阴，消灼肌肤而发消渴；或长期过食肥甘、醇酒、厚味及辛燥刺激食物，损伤脾胃，运化失司，饮食久积胃肠，酿成内热，消谷耗液，津液不足，脏腑经络皆失润养，发为消渴；或六淫侵袭，化热伤津，而成消渴；或劳逸失度，房劳伤肾，肾精亏损，虚火内生，发为消渴。在糖尿病病变过程中可表现为阴虚内热、气阴两虚、阴阳两虚等不同阶段。其病位主要在肾，与肺、脾（胃）密切相关，涉及肝、心。本质为五脏虚损，热蕴体内。燥热伤阴，血脉涩滞，复加气虚不能推动血行，可出现血瘀之象，因此瘀血贯穿于糖尿病的始终。

　　膏方调治该病适合于经饮食控制，或口服降糖药或注射胰岛素后，病情稳定，空腹血糖波动较小患者。患者可兼有高血压、高脂血症、高尿酸血症等，但必须病情控制较好时服用。如病情改善欠佳，血糖较高，或重型糖尿病，出现糖尿病肾病、视网膜病变、足坏疽等多种并发症，属阴阳俱虚且邪浊甚重证，则不宜服用。通过调治可防止饮食精微漏泄，有效控制血糖，延缓并发症产生。

病例 1

　　王某，女，67 岁，浙江杭州市人。初诊日期：2002 年 12 月 5 日。

　　年近古稀，五脏六腑气血已开始衰减，影响气与血的生成，阴阳失衡，气机失调，又夹燥热伤阴，下注膀胱。故症见：头痛且昏，目糊耳鸣，颈肩背板滞而痛，胸痛气急，腰酸，寐易醒，汗出心慌怔忡，血压升高，血糖偏高，水样便 2～3 次/天，尿时频急。舌质红苔中白，脉细缓。法当：益气健脾，养阴清热，益肾平肝，活血通络。冬令煎膏缓图之。

　　制黄精 200g，炒川连 100g，枸杞子 200g，生熟地各 120g，白茯苓 100g，粉丹皮 120g，茰肉 100g，泽泻 100g，怀山药 200g，煨葛根 200g，双钩藤 200g，夏枯草 120g，川芎 150g，紫丹参 200g，鬼箭羽 150g，玉米须 200g，炒苍术 120g，炒杜仲 120g，桑椹子 300g，参三七 80g，制首乌 200g，绿梅花 90g，佛手片 120g，灵芝草 100g，生炒米仁各 150g，枳壳 120g，炒白芍 120g，防风 90g，瞿麦 100g，柏子仁 120g，苏梗木各 120g，枫斗 120g，天麻 120g，女贞子 100g，潼白蒺藜各 120g，陈皮 90g。

一料。

水煎浓缩，加入龟甲胶 400g，阿胶 100g，黄酒 250g 收膏，冷藏备用。早晚各一匙开水冲服，外感或腹泻时停服。

二诊：2003 年 12 月 6 日。

症见：血糖升高，胆固醇升高，血压升高，头晕时作，颈背板滞，手麻腰酸，胸闷心悸减轻，大便烂，尿常有红细胞。舌质红苔白，脉细缓。再拟：疏肝养血，健脾助运，宁心活血，益肾祛浊。冬令正值，制成膏滋调治。

生黄芪 200g，川黄连 90g，白茯苓 100g，怀山药 300g，生熟地各 120g，粉丹皮 150g，泽泻 100g，女贞子 120g，旱莲草 120g，煨葛根 200g，炒天虫 120g，明天麻 120g，紫丹参 300g，川芎 150g，桑椹子 300g，凤尾草 200g，夏枯草 120g，白茅根 200g，双钩藤 200g，怀牛膝 120g，西党参 200g，生白术 120g，寸麦冬 120g，五味子 90g，鬼箭羽 120g，决明子 200g，炒杜仲 120g，川续断 120g，豨莶草 200g，苏梗木各 120g，佛手片 120g，皂角刺 80g，苦丁茶 150g，绞股蓝 150g，潼白蒺藜各 100g，甜苁蓉 120g，陈皮 90g。

一料。

水煎浓缩，加入龟甲胶 400g，阿胶 100g，黄酒 250g 收膏，冷藏备用。早晚各一匙开水冲服，外感或腹泻时停服。

三诊：2007 年 12 月 8 日。

原患肺燥、胃热、肾虚之消渴证。现随年龄增长，五脏六腑功能逐渐衰减，气血、阴阳均易失调，特别肝肾失职，藏血储精、输转泻下无权，虚风内生，上扰清窍，气滞血瘀，阻于脉络，不通则痛，脾运失健，水液蕴聚，易成脂湿，心失所养。症见：血糖、血脂均升高，经调治已稳定，头晕呈发作性，伴恶心呕吐，胸闷时痛，心悸，血小板升高，大便烂，寐安。舌质红苔薄少，脉细滑小弦。再给予：润肺生津，清胃健脾，平肝潜阳，益肾养血，活血通络之法。

制黄精300g，川黄连120g，白茯苓120g，粉丹皮150g，怀山药300g，泽泻120g，鬼箭羽120g，生熟地各120g，玉米须300g，桑椹子300g，制首乌300g，煨葛根300g，双钩藤300g，夏枯草120g，佛手片120g，绿梅花120g，枫斗120g，枸杞子300g，紫丹参300g，炒杜仲120g，川续断120g，覆盆子120g，砂蔻仁各90g，炒天虫120g，明天麻120g，嫩桂枝90g，苏梗木各120g，参三七120g，生枳壳150g，灵芝草120g，仙灵脾200g，皂角刺90g，藤梨根300g，苦参90g，潼白蒺藜各120g，女贞子100g，陈皮90g。

一料。

水煎浓缩，加入龟甲胶500g，黄酒250g收膏，冷藏备用。早晚各一匙开水冲服，外感或腹泻时停服。

四诊：2008年12月2日。

症见：血糖控制，血脂、胆固醇、尿酸、血小板升高，纳可便调，寐安。舌质红，苔薄中剥，脉细滑小弦。给予：润肺生津，清胃健脾，平肝潜阳，益肾养血，活血通络之法。

制黄精300g，川黄连120g，白茯苓120g，粉丹皮150g，怀山药300g，泽泻120g，鬼箭羽120g，生熟地各120g，玉米须300g，桑椹子300g，制首乌300g，煨葛根300g，双钩藤300g，夏枯草150g，佛手片120g，绿梅花120g，枫斗120g，枸杞子300g，紫丹参300g，炒杜仲120g，川续断120g，覆盆子120g，砂蔻仁各90g，炒天虫120g，明天麻120g，嫩桂枝90g，苏梗木各 120g，参三七 150g，生枳壳 300g，灵芝草 120g，仙灵脾 200g，皂角刺 90g，藤梨根 300g，苦参 100g，潼白蒺藜各 120g，桃仁 150g，红景天 120g，女贞子 100g，陈皮 90g。

一料。

水煎浓缩，加入龟甲胶 500g，黄酒 250g 收膏，冷藏备用。早晚各一匙开水冲服，外感或腹泻时停服。

病例 2

孙某，女，61 岁，浙江杭州市人。初诊日期：2002 年 11 月 30 日。

花甲之年，肝肾早已不足，肝失疏泄、条达，阴液暗耗，肾失温煦，脾难得阳气而失于运化，精微内停，阻碍气血畅行。肝肾相互不能制约、相互资生，精血不足，血虚则气无所依附，血因气虚而瘀滞。在湿浊阻碍之下，造成脉络空虚，难循经而养。症见：血糖、血压升高，头晕目糊，颈背板滞，右手麻木，胸闷心慌，夜寐欠安，嗳气脘胀，腰酸足痛，常常抽筋，足底亦痛，大便干燥。舌质红苔薄中裂，脉细缓，法当：平肝益肾，潜阳熄风，养血安神，理气和胃。今冬煎膏调之。

甘杞子 200g，女贞子 100g，旱莲草 100g，双钩藤 200g，夏枯草 120g，煨葛根 200g，炒天虫 120g，明天麻 120g，生熟地各 120g，白茯苓 100g，粉丹皮 120g，山萸肉 100g，怀山药 200g，广郁金 120g，夜交藤 200g，炒枣仁 200g，炙远志 100g，西党参 200g，寸麦冬 120g，五味子 90g，紫丹参 200g，柏子仁 120g，炒杜仲 120g，桑椹子 200g，桑寄生 120g，千年健 300g，羌独活各 100g，川牛膝 120g，佛手片 120g，砂蔻仁各 60g，枫斗 120g，绞股蓝 150g，陈皮 90g，潼白蒺藜各 100g。

一料。

水煎浓缩，加入龟甲胶 400g，阿胶 100g，木糖醇 250g，黄酒 250g 收膏，冷藏备用。早晚各一匙开水冲服，外感或腹泻时停服。

二诊：2003 年 12 月 6 日。

花甲余二，肺燥、胃热、肾虚、肝旺之体，营阴暗亏，水不涵木，心失所养，目窍不充，其虚则动风，肾虚气化不利。故症见：血压升高，血糖升高，目糊，白内障，胃胀纳不香，手抖，腓肠肌酸胀，寐差腰酸，尿常频急，小腹作胀。舌质红，苔白碎裂，脉细缓。法当：滋阴润肺，益气清热，补肾柔肝。

制黄精 300g，川黄连 100g，猪茯苓各 100g，粉丹皮 150g，生熟地各 120g，双钩藤 200g，女贞子 100g，旱莲草 120g，煨葛根 300g，甘杞子 300g，青葙子 100g，决明子 200g，明天麻 120g，枫斗 120g，鬼箭羽 150g，桑椹子 300g，桑螵蛸 120g，白芡实 100g，千年健 200g，伸筋草 150g，豨莶草 200g，鸡血藤 200g，制首乌 200g，炒枣仁 300g，夜交藤 200g，合欢花 200g，玉米须 200g，参三七 80g，灵芝草 100g，潼白蒺藜各 100g，天花粉 120g，炒杜仲 120g，陈皮 90g。

一料。

水煎浓缩，加入龟甲胶 500g，木糖醇 250g，黄酒 250g 收膏，冷藏备用。早晚各一匙开水冲服，外感或腹泻时停服。

三诊：2004 年 11 月 24 日。

年过花甲，阴已半衰，经两年调治，阴津逐复，然肝肾仍亏，脾胃失和，藏血生髓之力尚未正常。症见：头晕背板，腰酸足跟痛，心悸且烦，潮热汗出，胃脘隐隐不适。舌质淡红，苔薄少，脉细弦。再拟：滋阴补肾，养血柔肝，清心安神，佐以理气和胃之法。

枸杞子 300g，女贞子 120g，怀山药 300g，生熟地各 120g，山萸肉 120g，泽泻 120g，桑椹子 300g，制黄精 200g，白茯苓 120g，粉丹皮 120g，菟丝子 120g，炒杜仲 120g，川续断 120g，怀牛膝 120g，千年健 200g，鸡血藤 300g，双钩藤 200g，煨葛根 200g，明天麻 120g，潼白蒺藜各 120g，炒天虫 120g，炒当归 150g，胡黄连 100g，藤梨根 300g，炒赤白芍各 120g，炒枣仁

200g，夜交藤300g，西党参150g，炒白术120g，广木香120g，川朴花90g，佛手片120g。

一料。

水煎浓缩，加入龟甲胶500g，阿胶100g，木糖醇250g，黄酒250g收膏，冷藏备用。早晚各一匙开水冲服，外感或腹泻时停服。

四诊：2005年11月25日。

肺燥、胃热、肾虚，又素体肝旺，阴津不足，水不涵木，肝火偏亢，上实下虚，易发虚则动风。阴血不足，心失所养，目窍失濡。肾气亏虚，固摄失司。症见：血糖、血压升高，但波动减小，降糖药量减少，目糊，手抖，腰酸乏力，腓肠肌酸胀，寐差，胃胀纳谷不香，夜尿常频多。舌质红苔白碎裂，脉细缓。法当：滋阴润燥，益气补肾，清热泻火，活血通络。

制黄芪200g，川黄连100g，粉丹皮150g，茯苓100g，生熟地各120g，双钩藤200g，女贞子100g，煨葛根300g，甘杞子300g，青葙子100g，决明子200g，明天麻120g，鬼箭羽150g，桑椹子300g，桑螵蛸120g，千年健200g，枫斗120g，伸筋草150g，鸡血藤200g，制首乌200g，炒枣仁300g，夜交藤200g，合欢花200g，玉米须200g，参三七80g，灵芝草100g，天花粉120g，炒杜仲120g，陈皮90g，潼白蒺藜各100g。

一料。

水煎浓缩，加入龟甲胶500g，木糖醇250g，黄酒250g收膏，冷藏备用。早晚各一匙开水冲服，外感或腹泻时停服。

病例3

胡某，女，58岁，浙江省富阳人。初诊日期：2005年11月29日。

步入花甲，肝叶早薄，肝气已衰，心气始减，心失血养，气血懒惰，运行不畅，脾气久盛，运化失职，聚液成湿，灼炼成脂，沉积于肝，窜走脉中，肝肾失调，不能制约，虚阳上扰，营阴亏乏，虚热内生，刑伤肺阴，横逆犯胃，胃火化燥，故致成肺燥、胃热、肝肾两虚的消渴证。已做较长期治疗，血压稳定，血糖偏高，血脂已降，脂肪肝，平时易咳嗽，咽部有痰，体型肥胖，乳房作胀。舌质红苔白，脉细缓。给予：滋阴润肺，清热泻火，健脾消脂，益肾平肝，活血化瘀之法。

生黄芪 300g，川黄连 100g，生熟地各 120g，土茯苓 300g，粉丹皮 150g，泽泻 100g，煨葛根 300g，鬼箭羽 120g，苦参 90g，决明子 400g，绞股蓝 150g，苦丁茶 150g，嫩荷叶 150，双钩藤 200g，夏枯草 120g，炒当归 120g，桑椹子 300g，枫斗 120g，枸杞子 300g，白蔹 120g，玉米须 300g，制首乌 200g，佛手片 120g，紫丹参 300g，桃仁 120g，参三七 90g，山慈菇 120g，橘核 120g，生石决 120g，玫瑰花 100g，炒杜仲 120g，川续断 120g，软柴胡 90g，女贞子 100g，潼白蒺藜各 120g，浙贝母 200g，羚羊角 50g，红花 120g，桃仁 120g，豨莶草 200g。

一料。

水煎浓缩，加入龟甲胶 500g，木糖醇 250g，黄酒 250g 收膏，冷藏备用。早晚各一匙开水冲服，外感或腹泻时停服。

二诊：2006 年 6 月 28 日。

已做较长期治疗，血压稳定，血糖偏高，血脂已降，脂肪肝，咽部有痰，体型肥胖，胆囊已做切除术，乳房作胀，心悸时作。舌质红苔白，脉细缓。给予：滋阴润肺，清热泻火，健脾消脂，益肾平肝，活血化瘀之法。

生黄芪 200g，川黄连 100g，生熟地各 120g，土茯苓 200g，粉丹皮 120g，泽泻 100g，煨葛根 200g，鬼箭羽 120g，苦参 90g，决明子 400g，嫩荷叶 150g，双钩藤 200g，夏枯草 120g，炒当归 100g，桑椹子 300g，枸杞子 300g，白蔹 120g，玉米须 300g，制首乌 200g，佛手片 120g，紫丹参 300g，桃仁 120g，山慈菇 120g，橘核 120g，生石决 120g，玫瑰花 100g，炒杜仲 120g，川续断 120g，软柴胡 90g，女贞子 100g，浙贝母 200g，羚羊角 60g，桃

仁 120g，生磁石 120g，潼白蒺藜各 120g。

一剂，浸膏。

西洋参 100g，冬虫夏草 40g，枫斗 120g，苦丁茶 100g，绞股蓝 100g，参三七 90g，芦荟 80g，桑椹子 150g。

一剂，研粉。

上面一帖制成浸膏与粉共制成胶囊，每天 3 粒，每日 3 次，三天后无不良反应则加为 4 粒，三天后改 5 粒，以大便每天保持 2~3 次为度。

三诊：2007 年 3 月 28 日。

血压稳定，血糖偏高，血脂已降，脂肪肝，咽部有痰，体重未增，胆囊已做切除术，容易出汗。舌质红苔薄少，脉细弦。再给予：滋阴润肺，清热泻火，健脾消脂，益肾平肝，活血化瘀之法。

生黄芪 200g，川黄连 120g，生熟地各 120g，土茯苓 200g，粉丹皮 120g，泽泻 100g，煨葛根 200g，鬼箭羽 120g，苦参 90g，决明子 400g，嫩荷叶 150g，双钩藤 300g，夏枯草 120g，炒当归 100g，生磁石 120g，枸杞子 300g，白薇 120g，玉米须 300g，制首乌 200g，佛手片 120g，紫丹参 300g，桃仁 120g，山慈菇 120g，金狗脊 120g，生石决 120g，玫瑰花 100g，炒杜仲 120g，川续断 120g，软柴胡 90g，女贞子 100g，旱莲草 200g，潼白蒺藜各 120g，羚羊角（先煎）100g。

一剂，浸膏。

西洋参 100g，冬虫夏草 40g，枫斗 120g，苦丁茶 100g，绞股蓝 100g，参三七 90g，芦荟 80g，桑椹子 200g。

一剂，研粉。

上面一帖制成浸膏与粉共制成胶囊，每天 3 粒，每日 3 次，三天后无不良反应则加为 4 粒，三天后改 5 粒，以大便每天保持 2~3 次为度。

四诊：2008 年 2 月 25 日。

血压稳定，血糖基本控制，血脂偏高，脂肪肝，咽部有痰，体重未增。舌质红苔薄，脉细弦。再给予：滋阴润肺，清热泻火，健脾消脂，益肾平肝，活血化瘀之法。

生黄芪 300g，川黄连 120g，生熟地各 120g，土茯苓 300g，粉丹皮 150g，泽泻 120g，煨葛根 300g，鬼箭羽 120g，苦参 90g，决明子 400g，嫩荷叶 150g，双钩藤 300g，夏枯草 120g，炒当归 100g，枸杞子 300g，白蔹 120g，玉米须 300g，制首乌 200g，佛手片 120g，女贞子 200g，紫丹参 300g，桃仁 120g，山慈菇 120g，金狗脊 120g，生石决 120g，玫瑰花 120g，炒杜仲 120g，川续断 120g，软柴胡 90g，女贞子 100g，旱莲草 200g，生磁石 120g，生龙牡各 120g，潼白蒺藜各 120g，羚羊角（先煎）100g。

一剂，浸膏。

西洋参 100g，冬虫夏草 20g，铁皮枫斗 120g，苦丁茶 100g，绞股蓝 100g，参三七 120g，芦荟 80g，桑椹子 200g，百令孢子粉 100g。

一剂，研粉。

上面一帖制成浸膏与粉共制成胶囊，每天 3 粒，每日 3 次，三天后无反应则加为 4 粒，三天后改 5 粒，以大便每天保持 2～3 次为度。

病例 4

孙某，女，58 岁，浙江杭州市人。初诊日期：2002 年 12 月 6 日。

肝郁痰气互结于颈部，致成瘿瘰和哮证宿疾，造成肺、肝、脾三脏失调，肺失肃降，脾失健运，肝失疏泄，气血失和。现又年近花甲，肝、心之气开始衰减，无力推动血行，津液内停，郁而化热，伤及肝肾之阴，筋脉失于濡养，心失所养，神难守舍。症见：血糖升高，血脂升高，颈背板滞，目糊手麻，胸闷叹息，心悸多思，腰酸足底疼痛，平时咽部有痰，嗳气则舒，夜寐易醒。舌质红，苔白中厚且裂，脉细缓。法当：益气补肾，滋阴润燥，滋阴柔肝，理气和胃，调和五脏。

生黄芪200g，川黄连90g，怀山药200g，粉丹皮100g，紫丹参120g，生熟地各120g，山萸肉100g，甘杞子200g，制玉竹150g，桑椹子200g，鬼箭羽120g，炒杜仲120g，仙灵脾120g，制首乌200g，潼白蒺藜各100g，软柴胡90g，佛手片120g，砂蔻仁各90g，炒冬术100g，白茯苓100g，制香附120g，川楝子90g，娑罗子120g，柏子仁120g，煨葛根200g，天花粉120g，夏枯草120g，浙贝母200g，枫斗200g，生炒米仁各120g，参三七80g，决明子200g，绞股蓝150g，苦丁茶150g，川芎150g，陈皮90g。

一料。

水煎浓缩，加入龟甲胶500g，木糖醇250g，黄酒250g收膏，冷藏备用。早晚各一匙开水冲服，外感或腹泻时停服。

二诊：2003年12月1日。

去冬调治后，咳嗽明显减少，但血糖仍高，颈背板滞，肩背发胀，手麻膝痛，胸闷心悸，平时多痰，咽干口燥，腰酸，腓肠肌痛，夜寐欠安易醒，甲状腺瘤。舌质红苔薄白，脉细缓。此乃：肺燥、胃热、肾虚而致，使气血运行不畅，难以濡养筋脉。再拟：润肺固表，清热益气，补肾养肝，活血通络，宁心安神。

生黄芪200g，川黄连100g，怀山药300g，粉丹皮150g，山萸肉100g，白茯苓100g，泽泻100g，生熟地各120g，煨葛根300g，炒天虫120g，片姜黄100g，苏梗木各120g，西党参200g，寸麦冬120g，五味子90g，炒白芍120g，川芎150g，制香附120g，皂角刺100g，山慈菇120g，浙贝母150g，制胆星120g，橘核120g，夏枯草120g，豨莶草200g，鸡血藤300g，鬼箭羽150g，桑椹子300g，怀牛膝120g，苦丁茶150g，决明子200g，参三七80g，甘杞子300g，制首乌200g，女贞子120g，陈皮90g，潼白蒺藜各120g。

一料。

水煎浓缩，加入龟甲胶 500g，木糖醇 250g，黄酒 250g 收膏，冷藏备用。早晚各一匙开水冲服，外感或腹泻时停服。

三诊：2004 年 12 月 20 日。

肺、肝、脾三脏失调，现又年入花甲，肝、心二脏之气首先衰减，疏泄条达失职，心气不能伸展，阻于胸中，心阴亏乏，心火上炎，无力推动血行，津液内停，郁而化热，迫津外越，伤及肝肾之阴，筋脉失于濡养，精髓不能上荣于脑，神失守舍。同时横逆犯脾，脾土湿阻，下注膀胱。症见：头晕颈板，潮热汗出，胸闷心悸，夜寐易醒，早醒，足底疼痛，夜尿频多，大便稀薄。舌质红，苔薄白，脉细缓。法当：疏肝理气，健脾化痰，益肾养血，宁心安神。

炒当归 120g，软柴胡 90g，白茯苓 100g，生白芍 120g，生白术 100g，制香附 120g，广郁金 120g，石菖蒲 120g，炒枣仁 300g，夜交藤 300g，合欢花 200g，煨葛根 300g，炒天虫 120g，明天麻 120g，生熟地各 120g，川芎 150g，枸杞子 300g，炒杜仲 120g，川续断 120g，桑椹子 300g，苏梗木各 120g，佛手片 120g，厚朴 120g，砂蔻仁各 90g，金樱子 200g，女贞子 200g，制玉竹 120g，山慈菇 120g，桔梗 120g，潼白蒺藜各 120g，嫩桂枝 60g，灵芝草 120g，陈皮 90g。

一料。

水煎浓缩，加入龟甲胶 500g，木糖醇 250g，黄酒 250g 收膏，冷藏备用。早晚各一匙开水冲服，外感或腹泻时停服。

四诊：2005 年 12 月 23 日。

经三冬调治肺气已复，能抗外邪，咳嗽明显减少，但血糖偏高，加重五脏六腑失调，气血失和，阴阳失衡。症见：头晕且痛，颈板背滞，双手发麻，目糊耳鸣，咽部有痰，时有哽咽，胸闷心烦，夜寐早醒，易惊心慌，脚背疼痛，大便烂。舌质红，苔根厚前少中裂，脉细缓。法当：滋阴益肾，养血柔肝，补肺祛痰，宽胸宁心，健脾化湿，和气血，调阴阳。

枸杞子 300g，生熟地各 120g，白茯苓 120g，粉丹皮 150g，怀山药 300g，泽泻 100g，合欢花 200g，炒当归 120g，软柴胡 90g，炒白芍 120g，川芎 120g，制香附 120g，佛手片 120g，夜交藤 300g，生黄芪 200g，防风 90g，土牛膝 90g，浙贝母 200g，生米仁 300g，炒苍白术各 100g，皂角刺 90g，山慈菇 120g，藤梨根 300g，香白芷 120g，煨葛根 300g，明天麻 120g，炒天虫 120g，灵芝草 120g，蔓荆子 120g，青葙子 120g，女贞子 120g，制黄精 300g，枫斗 120g，鬼箭羽 120g，潼白蒺藜各 120g，陈皮 90g。

一料。

水煎浓缩，加入龟甲胶 500g，木糖醇 250g，黄酒 250g 收膏，冷藏备用。早晚各一匙开水冲服，外感或腹泻时停服。

五诊：2006 年 12 月 30 日。

经调治血糖基本正常，仍症见：胸闷心悸，稍有气急，多痰鼻衄，头痛迎风加剧，腰酸难屈，尿频急（肾结石、甲状腺瘤史），寐安。舌质红，苔根厚中裂，脉细缓。法当：养血柔肝，宽胸宁心，益肾壮腰，佐以祛风清肺。

炒当归 120g，川芎 120g，生熟地各 120g，西党参 200g，炒赤白芍各 120g，寸麦冬 120g，浙贝母 200g，五味子 90g，野荞麦根 300g，生白术 120g，防风 90g，生黄芪 200g，白桔梗 120g，川续断 120g，炒杜仲 120g，桑白皮 120g，香白芷 120g，紫背浮萍 120g，制香附 120g，生米仁 300g，山慈菇 120g，藤梨根 300g，枸杞子 300g，白茯苓 100g，煨葛根 300g，片姜黄 120g，明天麻 120g，蔓荆子 120g，鬼箭羽 120g，玉米须 300g，粉丹皮 120g，怀山药 300g，桑椹子 300g，金樱子 300g，灵芝草 120g，女贞子 100g，枫斗 120g，苏梗木各 120g，陈皮 90g，潼白蒺藜各 120g。

一料。

水煎浓缩，加入龟甲胶 500g，木糖醇 250g，黄酒 250g 收膏，冷藏备用。早晚各一匙开水冲服，外感或腹泻时停服。

病例 5

刘某，男，44 岁，浙江杭州市人。初诊日期：2007 年 11 月 28 日。

五脏六腑、十二经脉大盛，气血满盈以达平定。由于肺燥、胃热、肾虚致成消渴病已历 2 年，此乃胃热消谷，脾虚难以运化。水液聚蕴，化热成湿，灼炼成脂，沉积于肝，窜走脉络，阻碍气血畅行，肝肾同源，相互不能制约，更难资生，精血输转亏乏，膀胱气化不利。症见：血糖升高，脂肪肝，耳鸣颈板，胸闷心慌，多饮，尿稍频，前列腺增大，腹部遇冷便即稀，解后好转。舌质红苔薄，脉细滑。给予：滋阴润肺，清胃健脾，养血柔肝，温肾填髓之法。

制黄精 300g，川黄连 120g，白茯苓 200g，怀山药 400g，泽泻 200g，山萸肉 120g，枸杞子 300g，制首乌 300g，苦参 120g，皂角刺 100g，煨葛根 300g，玉米须 300g，紫丹参 300g，参三七 120g，炒杜仲 120g，川续断 120g，决明子 300g，绞股蓝 120g，苦丁茶 120g，嫩荷叶 120g，垂盆草 300g，粉丹皮 150g，桑椹子 300g，草果仁 120g，苏梗木各 120g，制玉竹 150g，金樱子 300g，白芡实 120g，桑螵蛸 150g，桃仁 150g，白蔹 120g，菟丝子 120g，仙灵脾 300g，佛手片 120g，川朴花 120g，绿梅花 120g，砂蔻仁各 90g，巴戟天 120g，女贞子 120g，潼白蒺藜各 120g，陈皮 100g，马齿苋 300g，枫斗 120g。

一料。

水煎浓缩，加入龟甲胶 400g，鹿角胶 100g，百令孢子粉 50g，木糖醇 250g，黄酒 250g 收膏，冷藏备用。早晚各一匙开水冲服，外感或腹泻时停服。

二诊：2008 年 11 月 30 日。

经去冬调治后症见：血糖控制，脂肪肝，耳鸣颈板，目易疲劳，咽干易感，尿稍频，前列腺增大，纳便正常。舌质红苔薄白，脉细小弦。再给予：滋阴润肺，清胃健脾，养血柔肝，温肾填髓之法。制成膏滋缓调治。

制黄精 300g，川黄连 120g，白茯苓 120g，怀山药 300g，泽泻 120g，山萸肉 120g，枸杞子 300g，制首乌 300g，苦参 90g，皂角刺 90g，煨葛根 300g，玉米须 300g，紫丹参 300g，参三七 120g，炒杜仲 120g，川续断 120g，决明子 300g，绞股蓝 150g，苦丁茶 150g，嫩荷叶 150g，垂盆草 300g，粉丹皮 120g，桑椹子 300g，草果仁 120g，苏梗木各 120g，制玉竹 150g，金樱子 300g，白芡实 120g，桑螵蛸 200g，桃仁 150g，白蔹 120g，菟丝子 120g，仙灵脾 300g，佛手片 120g，川朴花 120g，绿梅花 120g，砂蔻仁各 90g，巴戟天 120g，女贞子 200g，潼白蒺藜各 120g，陈皮 90g，鬼箭羽 120g，枫斗 120g。

一料。

水煎浓缩，加入龟甲胶 400g，鹿角胶 100g，百令孢子粉 50g，木糖醇 250g，黄酒 250g 收膏，冷藏备用。早晚各一匙开水冲服，外感或腹泻时停服。

【按语】

《景岳全书》曰："治消之法，最当先辨虚实，若察其脉证果为实火致耗津液者，但去其火则津液自生，而消渴自止。若由真水不足，属阴虚者，无论上、中、下，急宜治肾为主，必使阴气渐充，精血渐复，则病必自愈。"膏方调治患者中少有典型的"三多一少"，属实者较少，虚证较多。膏方立法以养阴清热、益气温阳为本，佐以活血化瘀，可根据并发症状随症加减。选膏多用龟甲胶以滋阴精、益肝肾，以滋阴潜阳，收膏以木糖醇代替冰糖，以免加重病情。处方以六味地黄加黄芪、黄连，滋补肝肾、益气清热，且山药合黄芪可益肾气、升脾精，以敛尿糖；黄芪合黄连益气清热，补中寓泻；可适当加郁金、香附、白芍疏肝理气；仙灵脾补命门，益肾气，使黄芪得肾阳之助，补气力著，津液得以布散；另加枫斗（川石斛）、制黄精、天花粉、枸杞子、桑椹子滋补肝肾之阴，以清虚热，降血糖；葛根升发脾胃之气；

鬼箭羽、丹参、玉米须活血化瘀，防止瘀血凝滞，脉络痹阻而产生各种并发症。以上5例病者虽多可从消渴范畴参考治疗，但有个体夹杂症和并发症不同，辨证治疗也不同。病例1肺燥、胃热、肾虚之消渴证患者，血糖、胆固醇、血压、血小板升高，重用黄精替代黄芪配合黄连、六味地黄丸等益气养阴清热，益肾平肝，丹参、三七等活血通络。病例2肝肾阴虚，阴液暗耗，素体肝旺之体，以二至丸等加强滋养阴液，用天麻、钩藤、夏枯草、天虫等平肝泄火，生脉散等益气敛阴。病例3花甲之年，肝肾亏虚，肺脾不足，并涉及心，胃火化燥，合并血压、血脂升高，以川黄连清胃热，加羚羊角、软柴胡、女贞子、潼白蒺藜等加强养阴平肝，平时以胶囊巩固治疗；病例4合并血脂升高，有瘰疬和哮证宿疾，出现痰瘀内阻，加用决明子、苦丁茶、绞股蓝化浊降脂。病例5合并脂肪肝、前列腺增大，用菟丝子、仙灵脾等加强补肾，金樱子、白芡实、桑螵蛸缩泉。

第二节　高脂血症

　　高脂血症是人体脂质代谢失常，血浆内脂质浓度超过正常范围的病证。因脂质多与血浆中蛋白结合，故又称高脂蛋白血症。根据病因可分为原发性和继发性两类。原发性系由于脂质和脂蛋白代谢先天性缺陷引起，继发性者主要继发于某种疾病，如糖尿病、肝脏疾病、肾脏疾病、甲状腺疾病等，以及饮酒、肥胖、饮食与生活方式等环境因素的影响。本病或有肥胖、黄色瘤等临床特征，或无特异性临床症状。高脂血症与动脉硬化、冠心病及脑血管疾病的发生有密切关系。

　　高脂血症属于中医"痰浊"、"瘀血"等范畴，发病属"食气入胃，浊气归心，淫精于脉"的过程失调所致。其病因病机为阳气不足，湿聚而成痰浊，痰浊阻于经络，致使气血运行呆滞，营养不能敷布周身为机体所利用，聚于肌肉间化为脂浊，形成本病；或脾气不足，运化失健，则湿聚为患，经脉敷布荣养失常，精微物质阻于肢体肌肉之间，化为脂浊，肾阳虚弱，气化无权，水湿停聚，形成脂浊；或胃强脾弱，胃强多食受纳有余，脾运不足则水谷精微不能完全敷布于脏腑器官为其所用，多余之精气积聚于肌肉组织之间，化为脂浊，形成肥胖；或血瘀气滞，经脉不利，气血运行受阻，荣养不得正常敷布，聚于肌肉组织之间，化为脂浊；或情志郁结，使肝郁气滞，肝阳上亢，木旺克土，脾虚失运，湿浊化痰，精微失布，或火盛伤阴，肝失濡养致肾精不足而发本病。

膏方调治适用于血脂升高，或伴有高血压、高尿酸血症但病情稳定者。若并发冠心病心绞痛、中风等变证时宜慎服，病情稳定后酌情应用；若以湿浊壅阻为主要表现，或影响肝胆疏泄，出现肝功能异常者应先清热、化湿、通络治其标，再以膏方调治，以达到增强体质、加强代谢、降脂消浊的目的。

病例 1

陆某，男，45 岁，浙江杭州人。初诊日期：2005 年 12 月 2 日。

五脏六腑、十二经脉大盛，气血盈满，以达平定。由于饮食伤及脾胃，胃强脾弱，运化失职，聚液成湿，郁久化热，灼炼成脂，沉积于肝，窜走于脉，阻碍气血畅行，气不化津，血瘀滞于脉络，导致肝、脾、肾三脏功能减退。症见：血脂升高，血压高，胆固醇升高，r－GT、血小板升高，脂肪肝，体重超重，胸闷气短，腹胀纳少，平时嗜烟酒，便干，曾 GPT 升高。舌质红，苔白，脉细滑小弦。法当：疏肝理气，健脾助运，清胃消脂，补补肝肾。

炒当归 120g，软柴胡 100g，土茯苓 300g，制香附 120g，广郁金 120g，川黄连 120g，制黄精 300g，佛手片 120g，砂蔻仁各 90g，生米仁 300g，决明子 300g，煨葛根 300g，苦参 100g，垂盆草 300g，蛇舌草 300g，生枳壳 300g，生白术 120g，草果 90g，制首乌 300g，枸杞子 300g，生熟地各 120g，怀山药 300g，粉丹皮 150g，泽泻 120g，炒杜仲 120g，川续断 120g，巴戟肉 120g，嫩荷叶 150g，皂角刺 90g，川芎 150g，双钩藤 300g，夏枯草 120g，鬼箭羽 120g，藤梨根 300g，女贞子 120g，陈皮 100g，潼白蒺藜各 120g。

一剂，浸膏。

山参 10g，西洋参 120g，冬虫夏草 30g，枫斗 120g，绞股蓝 100g，苦丁茶 100g，桑椹子 200g，芦荟 80g，三七粉 120g。

一剂，研粉。

以上二方打粉与浸膏制成胶囊，开始每次 3 粒，日 3 次，服 3 天，若无不良反应，大便达 2～3 次/天，改为每次 4 粒，一日 3 次，再 3～4 天后改为每次 5 粒。

二诊：2005 年 12 月 2 日。

经近一年丸剂调治后，血脂、血压、胆固醇、r－GT、血小板仍高，脂肪肝未行复查，体重减轻 4～5 斤，大便 2 次/天，时有痔疮出血，膝关节发胀，腰酸。舌质红，苔根白，脉细缓。为继续巩固，再治以疏肝理气，健脾助运，清胃消脂，平补肝肾，活血通络。

炒当归 120g，软柴胡 100g，茯苓 150g，制香附 120g，广郁金 120g，川黄连 120g，制黄精 300g，佛手片 120g，砂蔻仁各 90g，生米仁 300g，决明子 200g，煨葛根 300g，苦参 120g，垂盆草 300g，蛇舌草 300g，生枳壳 300g，生白术 120g，草果 120g，制首乌 300g，枸杞子 300g，生熟地各 120g，怀山药 300g，粉丹皮 150g，泽泻 120g，炒杜仲 120g，川续断 120g，巴戟肉 120g，嫩荷叶 150g，皂角刺 90g，川芎 150g，双钩藤 300g，夏枯草 120g，鬼箭羽 120g，藤梨根 300g，女贞子 120g，陈皮 100g，鸡血藤 300g，槐花 300g，潼白蒺藜各 120g。

一剂，浸膏。

山参10g，西洋参120g，冬虫夏草30g，枫斗120g，绞股蓝100g，苦丁茶100g，桑椹子200g，芦荟80g，三七粉120g。

一剂，研粉。

以上二方打粉与浸膏制成胶囊，根据大便次达2~3次/天，开始每次3粒，一日3次，服3天，无不良反应，改为4粒，再3~4天后改为5粒。

三诊：2007年2月4日。

经近两年胶囊调治后，血压仍偏高，胆固醇升高，LDL－C升高，体重减轻5kg，大便2次/天，时有尿酸偏高，腰酸。舌质红苔白，脉细缓。为继续巩固，再拟法：健脾助运，清胃消脂，平补肝肾，活血通络。

炒当归120g，软柴胡120g，茯苓150g，制香附120g，广郁金120g，川黄连120g，制黄精300g，佛手片120g，砂蔻仁各90g，生米仁300g，决明子300g，煨葛根300g，苦参120g，垂盆草300g，蛇舌草300g，生枳壳300g，生白术120g，草果90g，制首乌300g，枸杞子300g，生熟地各120g，怀山药300g，粉丹皮150g，泽泻120g，炒杜仲120g，川续断120g，巴戟肉120g，嫩荷叶150g，皂角刺90g，川芎150g，双钩藤300g，夏枯草120g，鬼箭羽150g，藤梨根300g，女贞子200g，陈皮120g，鸡血藤300g，槐花300g，生磁石150g，潼白蒺藜各120g。

一剂，浸膏。

山参10g，西洋参120g，冬虫夏草30g，枫斗120g，绞股蓝100g，苦丁茶100g，桑椹子200g，芦荟80g，三七粉120g。

一剂，研粉。

以上二方打粉与浸膏制成胶囊，大便次达2~3次/天，开始每次3粒，一日3次，服3天，无不良反应，改为4粒，一日3次，再3~4天后改为5粒。

四诊：2007年12月24日。

血压仍偏高，胆固醇高、脂肪肝均改善，大便2次/天，腰酸背胀，夜寐难入，焦虑。舌质红，苔薄少，脉细缓。为继续巩固，再拟法：健脾助运，清胃消脂，滋阴柔肝，补肾壮腰，活血安神。

　　炒当归 120g，银柴胡 120g，茯苓 15g，制香附 120g，广郁金 120g，川黄连 120g，制黄精 300g，佛手片 120g，砂蔻仁各 90g，生米仁 300g，决明子 400g，煨葛根 300g，苦参 120g，垂盆草 300g，淡竹叶 120g，生枳壳 300g，生白术 120g，草果 90g，制首乌 300g，枸杞子 300g，生熟地各 120g，怀山药 300g，粉丹皮 150g，泽泻 120g，炒杜仲 120g，川续断 120g，巴戟肉 120g，嫩荷叶 150g，皂角刺 90g，川芎 150g，双钩藤 300g，夏枯草 120g，鬼箭羽 150g，藤梨根 300g，女贞子 200g，陈皮 120g，鸡血藤 300g，槐花 300g，生磁石 200g，潼白蒺藜各 120g，焦山栀 120g，淮小麦 300g。

　　一剂，浸膏。

　　山参 15g，西洋参 120g，冬虫夏草 30g，枫斗 120g，绞股蓝 100g，苦丁茶 100g，桑椹子 200g，芦荟 80g，三七粉 120g。

　　一剂，研粉。

　　以上二方打粉与浸膏制成胶囊，大便次达 2～3 次/天，开始每次 3 粒，一日 3 次，服三天，无不良反应，改为每次 4 粒，一日 3 次，再 3～4 天后改为 5 粒。

　　病例 2

　　杨某，女，42 岁，浙江杭州人。初诊日期：2002 年 12 月 5 日。

　　步入更年，肝、心、肾三脏失调，肝失疏泄、条达，气滞不畅，郁久伤阴，营血不足，心失所养，心阴同虚，虚火上炎。肾失精血，不能涵木，肝阳上扰。症见：血压、血脂升高。颈背板滞，手胀难握，胸闷心悸且烦，时有气促，寐易醒，潮热汗出，腰酸，痛经行后加剧，平时带下色白。舌质红苔白，脉滑小数。法当：养血柔肝，滋阴涵木，宽胸理气，宁心安神。

生熟地各 120g，炒当归 120g，川芎 120g，苏梗木各 120g，炒赤白芍各 120g，胡黄连 50g，煨葛根 200g，炒天虫 120g，明天麻 120g，女贞子 120g，旱莲草 120g，枫斗 120g，双钩藤 200g，夏枯草 120g，柏子仁 120g，制玉竹 120g，淮小麦 300g，西党参 200g，五味子 90g，寸麦冬 120g，枸杞子 200g，白茯苓 100g，泽泻 100g，粉丹皮 120g，炒杜仲 120g，川续断 120g，川牛膝 120g，制首乌 300g，制黄精 200g，潼白蒺藜各 100g，合欢花 150g，炒枣仁 200g，灵芝草 120g，碧桃干 120g，陈皮 90g。

一料。

水煎浓缩，加入龟甲胶 400g，阿胶 100g，冰糖 500g，黄酒 250g 收膏，冷藏备用。早晚各一匙开水冲服，外感或腹泻时停服。

二诊：2003 年 12 月 25 日。

症见：颈背板滞，手麻时作，血压、血脂升高，头目昏胀，胸闷心烦，夜寐易醒，大便偏干，2～3 次/天。舌质红苔薄，脉弦滑。法当：养血柔肝，健脾化湿，活血通络，消脂行气，益肾壮腰。

炒当归 120g，川芎 150g，生熟地各 120g，双钩藤 200g，炒赤白芍各 120g，煨葛根 300g，夏枯草 120g，明天麻 120g，炒天虫 120g，羌活 100g，鸡血藤 300g，西党参 200g，寸麦冬 120g，白茯苓 100g，苏梗木各 120g，决明子 300g，苦丁茶 150g，绞股蓝 150g，桑椹子 300g，皂角刺 100g，枫斗 120g，玉米须 200g，鬼箭羽 150g，蔓荆子 120g，香白芷 120g，炒杜仲 120g，川续断 120g，女贞子 100g，制首乌 200g，潼白蒺藜各 120g，芦荟 20g，陈皮 90g。

一料。

水煎浓缩，加入龟甲胶 400g，阿胶 100g，冰糖 500g，黄酒 250g 收膏，冷藏备用。早晚各一匙开水冲服，外感或腹泻时停服。

三诊：2004 年 12 月 3 日。

症见：血脂升高，颈背板滞，手麻时作，血压升高，头目昏胀，胸闷心烦，夜寐易醒，尿酸高，大便偏干，2～3 次/天。舌质红苔薄，脉弦滑。法当：疏肝理气，健脾助运，活血通络，消脂行气，益肾壮腰。

炒当归 120g，川芎 150g，软柴胡 90g，生熟地各 150g，炒冬术 120g，炒白芍 120g，白茯苓 90g，怀山药 300g，制香附 120g，生炒米仁各 150g，川朴花 90g，苦丁茶 150g，决明子 200g，明天麻 120g，双钩藤 200g，煨葛根 300g，夏枯草 120g，炒天虫 120g，鸡血藤 300g，潼白蒺藜各 120g，绞股蓝 200g，枫斗 120g，皂角刺 90g，桑椹子 300g，枸杞子 150g，玉米须 200g，女贞子 200g，鬼箭羽 120g，炒杜仲 120g，川续断 120g，芦荟 20g，川黄连 90g，制黄精 300g，粉丹皮 150g，失笑散（包）90g，紫丹参 120g，苏梗木各 120g，砂蔻仁各 90g。

一料。

水煎浓缩，加入龟甲胶 500g，冰糖 500g，黄酒 250g 收膏，冷藏备用。早晚各一匙开水冲服，外感或腹泻时停服。

四诊：2005 年 12 月 10 日。

症见：血脂升高，血压升高，颈背板滞，手麻时作，呈下降趋势，头目昏胀，胸闷心烦，夜寐易醒，尿酸高，腰酸便干，2～3 次/天，下肢浮肿，经前乳胀，先少后多兼块，潮热汗出。舌质淡红边暗，苔白，脉弦滑。法当：疏肝解郁，健脾通阳，活血通络，化浊消脂，益肾壮腰。

炒当归 120g，软柴胡 90g，白茯苓 100g，生白术 100g，炒白芍 120g，制香附 120g，广郁金 120g，煨葛根 300g，炒天虫 120g，明天麻 120g，双钩藤 200g，夏枯草 120g，生枳壳 200g，紫丹参 120g，独活 120g，失笑散（包）90g，炙白薇 120g，制玉竹 150g，枸杞子 300g，制首乌 300g，决明子 300g，苦丁茶 150g，绞股蓝 150g，桑椹子 300g，枫斗 120g，灵芝草 120g，炒杜仲 120g，川续断 120g，

怀山药200g，玉米须300g，仙灵脾300g，女贞子100g，生熟地各120g，参三七90g，潼白蒺藜各120g，陈皮90g。

一料。

水煎浓缩，加入龟甲胶500g，冰糖500g，黄酒250g收膏，冷藏备用。早晚各一匙开水冲服，外感或腹泻时停服。

五诊：2008年1月4日。

子宫肌瘤手术后2月，气血未能恢复，冲任二脉已亏损，肾精无法充养，又步入半百，肝叶始薄，肝气始衰，藏血不足，营阴暗耗，与肾难以相互制约、相互资生。髓海不足，神不守舍，血不足，心失养，津外越，生内热。症见：夜寐难入，或易醒，潮热汗出，纳便正常。舌质红淡紫，苔薄白，脉细缓。给予：益气养血，滋阴安神，补肾活血，疏肝理气之法。

制黄精300g，生晒参100g，白茯苓120g，广木香120g，炒当归120g，炒白芍120g，生熟地各120g，川芎150g，软柴胡90g，制香附120g，紫丹参200g，藤梨根300g，寸麦冬120g，五味子90g，佛手片120g，绿梅花100g，川朴花90g，玫瑰花120g，炒杜仲120g，川续断120g，覆盆子120g，灵芝草120g，怀山药300g，泽泻120g，粉丹皮120g，淡竹叶90g，制玉竹150g，合欢花200g，夜交藤300g，炙白薇120g，山慈菇120g，橘核络各120g，女贞子150g，稽豆衣300g，潼白蒺藜各120g，焦山栀60g，旱莲草120g，桑椹子300g，枸杞子300g。

一料。

水煎浓缩，加入龟甲胶500g，冰糖250g，黄酒250g收膏，冷藏备用。早晚各一匙开水冲服，外感或腹泻时停服。

六诊：2008年12月10日。

症见：晨起口、鼻、咽干，夜寐难入，多梦腰酸，潮热汗出，血压、血脂、GPT升高，脂肪肝均改善，甲状腺结节，月经量少即净，纳便正常。舌质红，苔白厚，脉细缓。再给予：健脾助运，化浊消脂，养血柔肝，滋阴安神，补肾活血之法。

制黄精300g，白茯苓120g，广木香120g，炒当归120g，炒苍白术各120g，炒白芍120g，生熟地各120g，川芎150g，软柴胡90g，制香附120g，紫丹参200g，藤梨根300g，寸麦冬120g，五味子90g，佛手片120g，绿梅花100g，川朴花90g，垂盆草300g，炒杜仲120g，川续断120g，草果仁120g，灵芝草120g，怀山药300g，泽泻120g，粉丹皮120g，决明子300g，红景天200g，嫩荷叶150g，苦丁茶150g，绞股蓝150g，淡竹叶90g，制玉竹150g，合欢花200g，夜交藤300g，炙白薇120g，山慈菇120g，橘核络各120g，女贞子150g，稽豆衣300g，潼白蒺藜各120g，焦山栀60g，旱莲草120g，桑椹子300g，白毛藤300g，枸杞子300g。

一料。

水煎浓缩，加入龟甲胶200g，鳖甲胶300g，冰糖250g，黄酒250g收膏，冷藏备用。早晚各一匙开水冲服，外感或腹泻时停服。

病例3

张某，男，48岁，浙江杭州人。初诊日期：2002年11月11日。

脾运失司，水谷精微聚而成湿，灼炼成脂，窜走脉络，阻碍气血运行，气滞血瘀，化热犯胃，蕴结日久，伤及胃阴，形成善饥消谷，土不生金，造成肺燥、胃热、肝肾同虚之象。症见：血脂、血糖升高，头晕目糊，胆固醇高，血压升高，胸闷乏力，腰酸背痛，大便干燥，夜寐欠安。舌质红，苔薄白根稍厚，脉细滑。法当：益气健脾，泄火化浊，理气消脂，平补肝肾，佐以活血祛瘀。

生黄芪200g，川黄连100g，土茯苓300g，泽泻100g，绞股蓝200g，煨葛根300g，明天麻120g，枫斗120g，芦荟40g，玉米须200g，双钩藤200g，夏枯草120g，女贞子100g，甘杞子300g，皂角刺90g，炒苍术120g，青葙子120g，炒杜仲120g，川续断

120g，桑椹子 300g，制首乌 300g，佛手片 120g，覆盆子 100g，鬼箭羽 120g，参三七 120g，灵芝草 100g，炒枣仁 200g，陈皮 90g。

一料。

水煎浓缩，加入龟甲胶 400g，鹿角胶 100g，木糖醇 500g，黄酒 250g 收膏，冷藏备用。早晚各一匙开水冲服，外感或腹泻时停服。

二诊：2003 年 11 月 27 日。

素体肺燥、胃热、肾虚，禀赋不足，年已近半百，肝叶始薄，肝阴也伤，水不能涵木，时而肝阳上亢，加之膏粱厚味，脾气受损，运化失职，水液内停，灼炼成脂成膏，窜走脉络，造成气滞血瘀。经治，乏力、腰酸背痛改善，仍症见：血糖、血脂、胆固醇均升高，平时颈板，目糊乏力，胸闷心悸，头晕耳鸣，大便干燥，胃脘胀满，夜寐欠安，尿频多。舌质红，苔薄，脉弦缓。再拟：平肝潜阳，益肾活血，益气健脾，消脂清湿之法。

生黄芪 200g，川黄连 100g，白茯苓 100g，泽泻 100g，怀山药 300g，粉丹皮 150g，山萸肉 100g，甘杞子 300g，鬼箭羽 150g，煨葛根 300g，玉米须 200g，决明子 300g，苦丁茶 150g，绞股蓝 150g，枫斗 120g，紫丹参 300g，双钩藤 200g，夏枯草 120g，桑椹子 300g，制首乌 200g，川芎 150g，皂角刺 90g，参三七 80g，青葙子 120g，炒杜仲 120g，川续断 120g，女贞子 100g，灵芝草 100g，芦荟 120g，潼白蒺藜各 120g，苏梗木各 120g，佛手片 120g，绿梅花 90g，白薇 120g，陈皮 90g。

一料。

水煎浓缩，加入龟甲胶 400g，鹿角胶 100g，木糖醇 250g，黄酒 250g 收膏，冷藏备用。早晚各一匙开水冲服，外感或腹泻时停服。

病例 4

宋某，男，47 岁，浙江杭州人。初诊日期：2004 年 11 月

23 日。

　　年逾不惑，肾气衰减，平素饮食不节，过食膏粱厚味，致脾失健运，不能输布水谷精微，使液聚而成湿成痰，灼炼成脂成膏，窜走脉络之中，阻碍气血畅运。症见：形体偏胖，血脂升高，头昏乏力，腰酸肢软。舌质红苔薄，脉弦滑。给予健脾助运，益肾壮腰，益气育阴，化湿消脂之法。

　　炒苍术 100g，炒白术 120g，川厚朴 100g，绞股蓝 150g，决明子 300g，皂角刺 90g，苦丁茶 150g，怀山药 200g，山萸肉 120g，粉丹皮 120g，白茯苓 120g，生熟地各 120g，川续断 120g，女贞子 120g，旱莲草 120g，生枳壳 300g，泽泻 100g，炒杜仲 120g，制黄精 200g，生炒米仁各 120g，软柴胡 120g，佛手片 120g，桑椹子 300g，制首乌 200g，潼白蒺藜各 120g，生山楂 300g，川黄连 60g，淡竹叶 90g，陈皮 90g，枫斗 90g。

　　一料。

　　水煎浓缩，加入龟甲胶 500g，冰糖 500g，黄酒 250g 收膏，冷藏备用。早晚各一匙开水冲服，遇感冒、腹泻时停服。

　　二诊：2005 年 11 月 25 日。

　　经去冬调治后体重明显下降 6kg，血脂下降，仍偏高，头昏消失，乏力尚存，肢软寐安。舌质红苔薄，脉弦滑。再给予健脾助运，益肾壮腰，益气育阴，化湿消脂之法。

　　西党参 200g，炒苍术 100g，炒白术 120g，川厚朴 100g，绞股蓝 150g，决明子 300g，粉丹皮 150g，苦参 100g，参三七 120g，嫩荷叶 150g，皂角刺 90g，苦丁茶 150g，怀山药 200g，山萸肉 120g，粉丹皮 120g，白茯苓 120g，生熟地各 120g，川续断 120g，女贞子 120g，旱莲草 120g，生枳壳 300g，泽泻 100g，生米仁 300g，炒杜仲 120g，制黄精 200g，软柴胡 120g，佛手片 120g，桑椹子 300g，制首乌 200g，潼白蒺藜各 120g，生山楂 300g，川黄连 60g，淡竹叶 90g，陈皮 90g，枫斗 90g。

一料。

水煎浓缩，加入龟甲胶 500g，冰糖 500g，黄酒 250g 收膏，冷藏备用。早晚各一匙开水冲服，遇感冒、腹泻时停服。

三诊：2005 年 12 月 15 日。

经两冬调治后，症状已达缓解，体形明显改变，腹大已消，血脂正常，脂肪肝改为轻度，头晕乏力消失，纳便正常，夜寐安。舌质淡红，苔薄白，脉细缓。表明气血已日益和顺，气机已通，湿浊已解，肝脾得到协调，阴阳初达平衡。为巩固调治，再给予：健脾疏肝，理气和胃，养血益肾，活血行瘀之法。

生黄芪 200g，西党参 200g，川黄连 60g，白茯苓 120g，炒苍白术各 120g，泽泻 100g，怀山药 300g，粉丹皮 150g，山萸肉 100g，甘杞子 300g，鬼箭羽 150g，煨葛根 300g，明天麻 120g，炒天虫 120g，决明子 300g，苦丁茶 150g，绞股蓝 150g，枫斗 120g，紫丹参 300g，仙灵脾 300g，夏枯草 120g，桑椹子 300g，制首乌 200g，川芎 150g，皂角刺 90g，参三七 120g，炒杜仲 120g，川续断 120g，女贞子 100g，潼白蒺藜各 120g，灵芝草 100g，苏梗木各 120g，佛手片 120g，绿梅花 90g，白蔹 120g，陈皮 90g。

一料。

水煎浓缩，加入龟甲胶 400g，鹿角胶 100g，木糖醇 250g，黄酒 250g 收膏，冷藏备用。早晚各一匙开水冲服，遇感冒、腹泻时停服。

【按语】

本病病理定位与肝脾肾等脏腑密切相关，其本在于脾、肾、肝亏虚，输化不及，导致痰湿内聚，阻遏气机，引起瘀血而终致痰瘀互结。膏方调治以益气健脾、补肾益肝、增强脏腑气化功能为宗旨，兼用清热利湿、化浊消脂散瘀，祛除积累的脂质。同时嘱患者严格控制含饱和脂肪酸高的食物的摄入，不宜过食膏粱厚味，适量运动，戒除不良生活习惯。处方常以四君子或参苓白术散为基础，苍白术同用，增加燥湿之力，脾健化湿则水谷化为气血而痰浊不生。加佛手片、川朴、砂蔻仁、枳壳、陈皮等行气化浊；决明子、苦丁茶、绞股蓝、生山楂、荷叶等降血脂，润肠通便，使脂浊排出体外；柴胡、广郁金、炒白芍、当归养血疏肝，畅调气机；制首乌、女贞子、桑椹子、制黄精补益肝肾以降脂而不伤正。高脂血症患者往往表现为全血黏度增高，可用活血祛瘀降脂药：以川芎透达全身，入血行气，葛根、丹参、鬼箭羽、红花散血行瘀通经；皂角刺化瘀消积。瘀积祛除，脉道通利，脂浊随之消散。病例1胃强脾弱，湿郁化热，脂积于肝，经4年胶囊调治，体重下降，脂肪肝改善，血脂仍高，需要继续巩固治疗。病例2更年期患者，肝心肾三脏失调，加强补肝肾宁心，用二至丸、潼白蒺藜等药物，仙灵脾助肾阳，控制疾病的发展，有利于恢复。病例3年近半百，且有肺燥、胃热、肝肾同虚之象，血脂、血压、血糖均升高，生黄芪、川黄连、枫斗益脾气，泄胃火，并加强补肝肾，消脂祛瘀，祛邪不伤正。病例4伴形体肥胖，湿浊较重，先以平胃散等健脾化湿消脂，湿祛后以四君子汤、六味地黄丸等扶正祛邪，获得良效。

第三节　代谢综合征

代谢综合征又叫胰岛素抵抗综合征。临床上常能遇到肥胖、糖和脂肪代谢紊乱、高血压甚至冠心病共生并存在同一患者身上，其共同的致病原因是人体对调节糖、脂肪代谢的胰岛素发生抵抗。2005年国际糖尿病联盟（IDF）统一了代谢综合征诊断标准，首先强调中心性肥胖的重要性，以中心性肥胖为基本条件（以腰围作为指标）。中国男性腰围≥90cm，女性腰围≥80cm，合并：①高甘油三酯（TG）血症；②低高密度脂蛋白胆固醇（HDL－C）血症；③高血压；④空腹血糖升高。具备4项指标中任何两项，均可判断为代谢综合征。

中医学认为代谢综合征是与"消渴"相关的病证，与"肥人"、"消瘅"、"胸痹心痛"等也有密切关系。其发生与先天禀赋不足、饮食不节、情志失调、劳倦过度等因素导致人体津液代谢及血液流动障碍有关。脾肾亏虚，痰瘀互阻是其病理基础。肥人多气虚，气虚之本在于脾，脾失健运，水谷难以运化为精微物质，水湿之运输布散失常，清浊升降失司，使浊邪内存，痰湿内蕴；又中年以后，肾气由盛渐衰，不能蒸腾气化水湿，加重痰湿内蕴，郁久化热，湿热交结，困阻中焦。中焦气机困阻，气滞血瘀；痰湿阻塞脉络，脉络不通，引起血瘀；肝失条达，气机不畅，升降出入失常，加重瘀血形成。终至气虚、痰瘀、湿热互阻。瘀留心脉，心气痹阻，出现胸痹、心悸；上扰脑窍，可见中风偏瘫、眩晕；肾络瘀阻，肾气受损，开阖不利，则出现腰痛、水肿等并发症。

肥人虽多痰浊，但痰浊产生的根源为气虚导致气机升降出入、运行周身能力下降，行血、化津、祛浊无力，治疗运用膏方调治效佳。膏方治疗，重在早期干预，预防变证发生。能通过健脾益气，补肾扶正，兼以行气、活血、化痰、通络，或以涤痰软坚消瘀，以健旺脏腑，祛除邪浊。对出现心脑疾病等严重并发症患者，膏方调补时须慎重。

病例1

孙某，男，40岁，浙江杭州人。初诊日期：2005年4月16日。

饮食不节，伤及脾胃功能，脾运失职，聚液成湿，蕴于脉中，阻碍气血畅行，难以濡养脏腑，脏腑气血失调，气机不利，形成胃强脾弱，不能培土生金，肺失滋润，肺燥失养，通调下输失职，加重水液内聚，津少气弱，虚火灼炼津液，成痰成脂，窜走脉中沉积于肝，肝之疏泄条达失司，与肾不能相互制约，相互资生。储精输泻受损，致清气不升，浊气不降，阻于胰腑。症见：肥胖，超重 30kg，血糖升高，口干舌燥，胃中嘈杂，饮食不多，胸闷心慌，夜寐尚安，尿频量多，大便烂溏，血压升高。舌质胖红泛紫，苔白，脉弦滑。经中药汤剂治疗后病情稳定，改成胶囊巩固治疗。给予：益气健脾，清胃泄热，化湿消脂，疏肝理气，活血补肾之法。

生黄芪 200g，川黄连 120g，白茯苓 120g，粉丹皮 150g，怀山药 300g，泽泻 100g，煨葛根 300g，决明子 300g，制黄精 300g，双钩藤 200g，生枳壳 200g，鬼箭羽 120g，玉米须 300g，制首乌 300g，白芥子 120g，垂盆草 300g，夏枯草 120g，皂角刺 90g，枸杞子 300g，炙鳖甲 120g，川芎 150g，炒杜仲 120g，川续断 120g，益智仁 120g，仙灵脾 300g，炒当归 120g，苦参 100g，马齿苋 300g，佛手片 120g，绿梅花 100g。

一剂，浸膏。

西洋参 150g，枫斗 120g，苦丁茶 100g，绞股蓝 100g，桑椹子 200g，参三七 80g，冬虫夏草 30g，芦荟 90g。

一剂，研粉。

以上药研粉与上浸膏、打粉，制成胶囊。每日 3 次，每次 5 粒，以大便 2~3 次/日为度。凡遇外感腹泻停服，即改煎剂稳定后再服。

二诊：2006 年 11 月 25 日。

男子不惑之年，阴自半衰矣，三阳脉皆衰，面皆焦，发稀斑白，平时饮食不节，损伤脾运，聚液成湿，蕴结化热，灼炼成脂，沉积于肝，窜走脉络，阻碍气血畅行，形成脂肪肝，急性胰腺炎后，血脂高，胆固醇高，血糖升高，血压高。舌质红，苔厚腻，脉弦缓。经一年中药治疗，病情缓解。因停药又出现血压升高、血脂上升。为巩固治疗，再给予：平肝潜阳，健脾助运，化湿消脂，活血益肾之法。

枸杞子 300g，生熟地各 120g，怀山药 300g，白茯苓 120g，泽泻 100g，炒当归 120g，决明子 400g，皂角刺 90g，鬼箭羽

120g，煨葛根 300g，嫩荷叶 150g，川黄连 120g，双钩藤 300g，夏枯草 120g，垂盆草 300g，制首乌 300g，制黄精 300g，紫丹参 300g，川芎 150g，炒杜仲 120g，川续断 120g，巴戟天 120g，桃仁 120g，生枳壳 200g，白蔹 120g，绿梅花 100g，佛手片 120g，丹皮 150g，玉米须 300g，川朴花 90g，生米仁 200g，女贞子 100g，苦参 90g，陈皮 90g，潼白蒺藜各 120g，仙灵脾 300g，炙鳖甲 120g，益智仁 120g。

一剂，浸膏。

山参 10g，西洋参 150g，枫斗 120g，苦丁茶 100g，绞股蓝 100g，桑椹子 200g，参三七 90g，芦荟 80g，冬虫夏草 40g（自备）。

一剂，研粉。

以上药研粉与上浸膏、打粉，制成胶囊。每日 3 次，每次 5 粒，凡遇外感腹泻停服，即改煎剂稳定后再服。

三诊：2007 年 5 月 28 日。

经两年中药治疗，病情稳定。一年来复查生化已属正常范围，体重无变化，血压稳定，纳便正常，寐安。舌质红苔白，脉细缓。再给予：平肝潜阳，健脾助运，化湿消脂，活血益肾之法。制成胶囊缓调治。

枸杞子 300g，生熟地各 120g，怀山药 300g，白茯苓 120g，泽泻 100g，炒当归 120g，决明子 400g，皂角刺 90g，鬼箭羽 120g，煨葛根 300g，荷叶 150g，川黄连 120g，双钩藤 300g，夏枯草 120g，垂盆草 300g，制首乌 300g，制黄精 300g，紫丹参 300g，川芎 150g，炒杜仲 120g，川续断 120g，巴戟天 120g，桃仁 120g，生枳壳 300g，白蔹 120g，绿梅花 100g，佛手片 120g，丹皮 150g，玉米须 300g，川朴花 90g，生米仁 200g，女贞子 100g，苦参 90g，灵芝草 120g，潼白蒺藜各 120g，仙灵脾 300g，炙鳖甲 120g，益智仁 120g。

一剂，浸膏。

山参 20g，西洋参 150g，枫斗 120g，苦丁茶 100g，绞股蓝 100g，桑椹子 200g，参三七 90g，冬虫夏草 40g，芦荟 90g。

一剂，研粉。

以上药研粉与上浸膏、打粉，制成胶囊。每日 3 次，每次 5 粒，凡遇外感腹泻停服。

四诊：2008 年 12 月 16 日。

停药 1 年加之饮食不节，病情又如 2 年前，体重超重 29kg。生化全套极不正常，血压高，中度脂肪肝，血糖升高。舌质紫红，苔白厚腻，脉细弦。重新经治疗后再给予：平肝潜阳，健脾助运，化湿消脂，活血益肾之法。

枸杞子 300g，生熟地各 120g，怀山药 300g，白茯苓 120g，泽泻 100g，炒当归 120g，决明子 400g，皂角刺 90g，鬼箭羽 120g，煨葛根 300g，嫩荷叶 150g，川黄连 120g，双钩藤 300g，夏枯草 120g，垂盆草 300g，制首乌 300g，制黄精 300g，紫丹参 300g，川芎 150g，炒杜仲 120g，川续断 120g，巴戟天 120g，桃仁 120g，生枳壳 300g，白蔻 120g，绿梅花 100g，佛手片 120g，丹皮 150g，玉米须 300g，川朴花 90g，生米仁 200g，女贞子 100g，苦参 90g，灵芝草 120g，潼白蒺藜各 120g，仙灵脾 300g，炙鳖甲 120g，红景天 150g，草果仁 120g，益智仁 120g。

一剂，浸膏。

山参 40g，西洋参 150g，枫斗 120g，苦丁茶 100g，绞股蓝 100g，桑椹子 200g，参三七 120g，冬虫夏草 40g，芦荟 90g。

一剂，研粉。

以上药研粉与上浸膏、打粉，制成胶囊。每日 3 次，每次 5 粒，凡遇外感腹泻停服，即改煎剂稳定后再服。

五诊：2009 年 6 月 9 日。

又经胶丸治疗和调理，病情开始稳定，体重下降。舌质紫红，苔白厚腻，脉细缓。再给予：平肝潜阳，健脾助运，化湿消脂，活血益肾之法。

枸杞子 300g，生熟地各 120g，怀山药 300g，白茯苓 120g，泽泻 100g，炒当归 120g，决明子 400g，皂角刺 90g，鬼箭羽 120g，煨葛根 300g，嫩荷叶 150g，川黄连 120g，双钩藤 300g，夏枯草 120g，垂盆草 400g，制首乌 300g，制黄精 300g，紫丹参 300g，川芎 150g，炒杜仲 120g，川续断 120g，巴戟天 120g，桃仁 120g，生枳壳 300g，白蔹 120g，绿梅花 100g，佛手片 120g，丹皮 150g，玉米须 300g，川朴花 90g，生米仁 200g，女贞子 200g，苦参 100g，灵芝草 120g，潼白蒺藜各 120g，仙灵脾 300g，炙鳖甲 120g，红景天 150g，草果仁 120g，益智仁 120g，槐角 200g。

一剂，浸膏。

山参 100g，西洋参 150g，枫斗 120g，苦丁茶 100g，绞股蓝 100g，桑椹子 200g，参三七 120g，冬虫夏草 40g，芦荟 90g，百令孢子粉 200g。

一剂，研粉。

以上药研粉与上浸膏、打粉，制成胶囊。每日 3 次，每次 6 粒。凡遇外感腹泻停服。

病例 2

索某，男，60 岁，浙江杭州人。初诊日期：2005 年 5 月 2 日。

年入花甲，肝叶已薄，肝气早衰，藏血无力，营阴暗耗，与肾不能相互制约，相互资生，肝之疏泄条达、肾之储精泻下之功失职，影响脾气运化，故湿浊内蕴，伏于膈下。加之脾肾失职，蕴湿灼炼成脂，沉积于肝，窜走脉络，阻碍气血畅行，使心气不足，心阴同亏。症见：脂肪肝、血脂高、胆固醇高、尿酸高、血糖高、乏力。舌质红，苔薄白，脉细滑。经按急则治标原则，先行清化湿浊、疏肝健脾、消脂潜阳等药，得已稳定，体重已有下降。再拟胶囊缓调治。给予：益气健脾，理气和胃，养血柔肝，祛湿消脂，益肾滋阴之法。

生黄芪200g，制黄精300g，生白术100g，白茯苓120g，防风90g，垂盆草300g，生熟地各150g，炒天虫120g，砂蔻仁各90g，川芎150g，决明子400g，川黄连150g，鬼箭羽150g，玉米须300g，煨葛根300g，怀山药300g，粉丹皮150g，泽泻120g，制首乌200g，皂角刺100g，炒当归150g，炒杜仲120g，川续断120g，生枳壳200g，佛手片120g，玫瑰花100g，川朴花100g，绿梅花100g，陈皮90g。

一剂，浸膏。

西洋参150g，山参15g，冬虫夏草50g，苦丁茶100g，绞股蓝100g，参三七90g，枫斗120g，桑椹子200g，芦荟80g。

一剂，研粉。

以上浸膏与粉末共制成胶囊，每日3次，每次5粒，遇外感或腹泻时停服。

二诊：2007年3月18日。

去年经胶囊口服得已稳定，精神体质均稳定。症见：脂肪肝、血脂高、胆固醇高、尿酸高、血糖高，头昏睡时和起床明显，活动后好转，口干喜饮，多尿5~6次/夜，纳可。舌质红苔薄，脉细滑。再拟胶囊缓调治。给予：益气健脾，理气和胃，养血柔肝，祛湿消脂，温肾滋阴之法。

生黄芪300g，制黄精400g，生白术120g，白茯苓150g，防风90g，垂盆草300g，生熟地各150g，炒天虫150g，砂蔻仁各90g，川芎150g，决明子400g，川黄连150g，鬼箭羽150g，玉米须300g，煨葛根300g，怀山药300g，粉丹皮150g，泽泻120g，制首乌300g，皂角刺100g，炒当归150g，炒杜仲120g，川续断120g，生枳壳200g，佛手片120g，仙灵脾300g，仙茅150g，白蔹120g，苦参120g，山萸肉90g，玫瑰花120g，川朴花100g，绿梅花120g，女贞子120g，潼白蒺藜各120g，金樱子200g，覆盆子150g，陈皮90g，菟丝子120g。

一剂，浸膏。

西洋参 150g，山参 15g，冬虫夏草 80g，苦丁茶 100g，绞股蓝 100g，参三七 120g，铁皮枫斗 120g，桑椹子 200g，芦荟 80g。

一剂，研粉。

以上浸膏与粉末共制成胶囊，每日 3 次，每次 5 粒，根据大便次数加减剂量，大便保持 2~3 次/天。遇外感或腹泻时停服。

三诊：2008 年 2 月 15 日。

症见：脂肪肝、血脂高、胆固醇高、尿酸高、血糖高，头昏睡时和起床明显，活动后好转，口干喜饮，多尿 5~6 次/夜，纳可。舌质红苔薄，脉细滑。再拟丸药缓调治。给予：益气健脾，理气和胃，养血柔肝，祛湿消脂，温肾滋阴之法。

生黄芪 300g，制黄精 300g，生白术 120g，白茯苓 150g，防风 90g，垂盆草 300g，生熟地各 150g，炒天虫 150g，砂蔻仁各 90g，川芎 150g，决明子 400g，川黄连 150g，鬼箭羽 150g，玉米须 300g，煨葛根 300g，怀山药 300g，粉丹皮 150g，泽泻 120g，制首乌 300g，皂角刺 100g，炒当归 150g，炒杜仲 120g，川续断 120g，生枳壳 200g，佛手片 120g，仙灵脾 300g，制玉竹 150g，白薇 120g，苦参 120g，山萸肉 90g，菟丝子 120g，玫瑰花 120g，川朴花 100g，绿梅花 120g，女贞子 200g，金樱子 300g，覆盆子 150g，陈皮 900g，双钩藤 300g，潼白蒺藜各 120g。

一剂，浸膏。

苦丁茶 100g，绞股蓝 100g，参三七 120g，铁皮枫斗 120g，桑椹子 200g，芦荟 80g，西洋参 150g，山参 15g，冬虫夏草 60g，鹿茸片 10g。

一剂，研粉。

以上浸膏与粉末共制成胶囊，每日 3 次，每次 5 粒，剂量以大便保持 2~3 次/天为度。遇外感或腹泻时停服，请医师治疗后再服。

四诊：2009 年 1 月 20 日。

症见：生化全套已属正常，精神稍疲，头晕颈板手麻，口干喜饮黏腻。多尿，5～6次/夜，纳可偶咳。舌质红紫，苔薄，脉细滑。给予：益气健脾，养血柔肝，祛湿消脂，温肾固纳之法。

生黄芪300g，制黄精300g，生白术120g，白茯苓120g，防风90g，垂盆草300g，生熟地各120g，炒天虫150g，砂蔻仁各90g，川芎150g，决明子300g，川黄连150g，鬼箭羽150g，玉米须300g，煨葛根300g，怀山药300g，粉丹皮150g，泽泻120g，制首乌300g，皂角刺100g，炒当归150g，炒杜仲120g，川续断120g，生枳壳300g，佛手片120g，仙灵脾300g，制玉竹150g，白蒺120g，苦参120g，山萸肉90g，玫瑰花120g，川朴花100g，绿梅花120g，女贞子200g，潼白蒺藜各120g，红景天200g，桑螵蛸300g，苦参100g，草果仁120g，紫丹参300g，金樱子300g，覆盆子300g，陈皮90g，双钩藤300g，菟丝子120g。

一剂，浸膏。

苦丁茶100g，绞股蓝100g，参三七120g，铁皮枫斗120g，桑椹子200g，芦荟80g，天麻150g，西洋参150g，山参20g，冬虫夏草60g，鹿茸片15g。

一剂，研粉。

以上浸膏与粉末共制成胶囊，每日3次，每次5粒，剂量以大便保持2～3次/天为度。遇外感或腹泻时停服，请医师治疗后再服。

五诊：2009年6月22日。

胶囊服后精力较前充沛，不易疲劳。血糖仍高，二便正常。舌质红紫，苔薄，脉细滑。再拟胶囊缓调治。给予：益气健脾，养血柔肝，祛湿消脂，温肾固纳之法。

生黄芪300g，制黄精300g，生白术120g，白茯苓120g，防风90g，垂盆草300g，生熟地各120g，炒天虫150g，砂蔻仁各90g，川芎150g，决明子300g，川黄连150g，鬼箭羽150g，玉米须300g，煨葛根300g，怀山药300g，粉丹皮150g，泽泻120g，制首乌300g，皂角刺100g，炒当归150g，炒杜仲120g，川续断

120g，生枳壳300g，佛手片120g，仙灵脾300g，制玉竹150g，白蔹120g，苦参120g，山萸肉90g，玫瑰花120g，川朴花100g，绿梅花120g，女贞子200g，潼白蒺藜各120g，红景天150g，槐角300g，草果仁120g，紫丹参300g，金樱子30g，覆盆子300g，陈皮90g，双钩藤300g，卷柏150g，菟丝子120g。

一剂，浸膏。

苦丁茶100g，绞股蓝100g，参三七150g，桑椹子200g，铁皮枫斗120g，芦荟80g，天麻120g，西洋参150g，山参120g，冬虫夏草50g。

一剂，研粉。

以上浸膏与粉末共制成胶囊，每日3次，每次5粒，剂量以大便保持2～3次/天为度。遇外感或腹泻时停服。

病例3

吕某，男，30岁，浙江杭州人。初诊日期：2003年11月16日。

五脏六腑、十二经脉气血充盈，肌肉方坚之年，精神乃治。但素体肝失疏泄、条达，又兼风热缠于咽部。经去冬调治，肺气初复，未见风热之浸缠。今年又见胃气失和，时时上逆，脾气虚损难以输运水液，精微停聚，灼炼成脂，阻碍气血畅行。原有乙肝病史。症见：胃时胀痛，反酸嗳气，气郁时加剧，大便烂2～3次/天，形体肥胖，血脂升高。舌质红苔薄，脉细弦。采用益气固表，平补肝肾，理气和胃，健脾助运之法。

生黄芪200g，防风90g，佛手片120g，蒲公英300g，炒白芍120g，生白术100g，砂蔻仁各90g，延胡索150g，制香附120g，绿梅花90g，无花果120g，娑罗子120g，乌贼骨150g，广郁金120g，川朴花90g，炒扁豆120g，白桔梗90g，西党参200g，怀山药200g，生炒米仁各120g，皂角刺90g，苦丁茶150g，决明子200g，桑椹子300g，制首乌200g，炒杜仲120g，补骨脂120g，菟丝子120g，陈皮90g，潼白蒺藜各100g。

一料。

水煎浓缩，加入龟甲胶 400g，鹿角胶 50g，冰糖 500g，黄酒 250g 收膏，冷藏备用。早晚各一匙开水冲服，遇感冒、腹泻时停服。

二诊：2004 年 11 月 25 日。

冬令调治二年，肺气始复，卫外已固，咳嗽减少。但毕竟痰湿之体，极易化热，扰于咽喉，湿阻中焦，脾胃失和，胃气上逆，湿郁化热，灼炼成脂，沉积于肝，窜走脉络，影响气血畅行。症见：头晕目眩，胃胀恶心，咽喉有痰，伴有干燥，面部潮红，血脂升高，便次增多。舌质红苔薄，脉细缓。法当：益肺利咽、健脾化湿、和胃降逆、平肝补肾。

生黄芪 200g，炒冬术 120g，防风 90g，蚤休 120g，白桔梗 120g，藏青果 90g，白茯苓 120g，白芥子 100g，决明子 200g，炒当归 120g，皂角刺 90g，芦荟 15g，姜半夏 120g，明天麻 120g，泽泻 120g，煨葛根 200g，生枳壳 150g，佛手片 120g，怀牛膝 120g，潼白蒺藜各 120g，野荞麦根 200g，灵芝草 120g，炒杜仲 120g，西党参 200g，娑罗子 100g，川朴花 90g，绿梅花 90g，砂蔻仁各 90g，陈皮 90g，生炒米仁各 120g。

一料。

水煎浓缩，加入龟甲胶 400g，鹿角胶 50g，冰糖 500g，黄酒 250g 收膏，冷藏备用。早晚各一匙开水冲服，遇感冒、腹泻时停服。

三诊：2005 年 11 月 16 日。

症见：头晕目眩，胃胀恶心，面部潮红，血脂升高，AKP 升高，脂肪肝，便次增多均较去年减轻。舌质红，苔薄，脉细弦。法再拟：疏肝理气、健脾助运、化湿消脂、益肾养血之法。

炒当归 120g，软柴胡 90g，白茯苓 100g，炒白芍 120g，制香附 120g，炒白术 100g，粉丹皮 150g，煨葛根 300g，炒天虫 120g，明天麻 120g，佛手片 120g，川朴花 90g，生黄芪 200g，防风 90g，决明子300g，苦丁茶150g，绞股蓝150g，嫩荷叶150g，怀山药300g，生熟地各120g，泽泻120g，垂盆草300g，金钱草300g，生枳壳200g，灵芝草120g，皂角刺90g，炙鳖甲120g，乌贼骨150g，炒杜仲120g，川续断120g，桑椹子300g，女贞子100g，陈皮90g，潼白蒺藜各120g。

一料。

水煎浓缩，加入龟甲胶400g，鹿角胶50g，冰糖250g，黄酒250g收膏，冷藏备用。早晚各一匙开水冲服，遇感冒、腹泻时停服。

四诊：2006年5月17日。

经近治疗，肝功能已恢复正常，体重稳定。肝病则肾精不足，难以濡养腰府，故常背痛腰酸，纳便正常。舌质红，苔白，脉细缓。为巩固治疗，改成胶囊缓缓调治。

生黄芪200g，生白术120g，防风90g，炒当归150g，川芎150g，生熟地各120g，怀山药300g，粉丹皮150g，泽泻100g，山萸肉90g，枸杞子300g，制黄精300g，女贞子120g，灵芝草120g，潼白蒺藜各120g，炒杜仲120g，川续断120g，决明子400g，嫩荷叶150g，制首乌300g，菟丝子120g，佛手片120g，绿梅花90g，玫瑰花100g，代代花90g，白蔹120g，香白芷120g，制首乌300g，垂盆草300g，白毛藤300g，皂角刺90g，制香附120g，软柴胡90g，仙灵脾300g，陈皮90g。

一剂，浸膏。

冬虫夏草40g，苦丁茶100g，绞股蓝100g，枫斗120g，桑椹子200g，山参10g，西洋参120g，参三七90g，芦荟80g。

一剂，研粉。

以上药研粉与上浸膏、打粉，制成胶囊。每日3次，每次5粒，大便保持2~3次/天。凡遇外感停服，改煎剂稳定后再服。

五诊：2007年9月26日。

经去年调治病情开始稳定，停药后，在原肝病基础上，肝功能 GPT 又开始升高，肝脾失和，脾之运化失职，聚而成湿，灼炼成脂，沉积于肝，窜走脉络，脂肪肝未能缓解，体重近年未增，形体稍胖。此乃因肝肾失调，储精泻下之功无权，更伤及脾运，湿浊再蕴。症见：容易疲劳，血脂升高，低密度脂蛋白上升，其他无殊，纳便正常。舌质红苔白，脉细滑。再先按急则治标原则服用煎剂。待稳定后，再制成胶囊缓缓调治。

生黄芪 300g，草果仁 120g，炒当归 150g，川芎 150g，炒苍白术各 120g，生熟地各 120g，怀山药 300g，粉丹皮 150g，泽泻 100g，山萸肉 90g，枸杞子 300g，制黄精 300g，女贞子 120g，灵芝草 120g，潼白蒺藜各 120g，炒杜仲 120g，川续断 120g，决明子 400g，嫩荷叶 150g，制首乌 300g，菟丝子 120g，佛手片 120g，绿梅花 90g，玫瑰花 100g，代代花 90g，白蔻 120g，香白芷 120g，制首乌 300g，垂盆草 300g，白毛藤 300g，皂角刺 90g，苦参 90g，制香附 120g，软柴胡 90g，仙灵脾 300g，生枳壳 150g，煨葛根 300g，陈皮 90g。

一剂，浸膏。

冬虫夏草 40g，苦丁茶 100g，绞股蓝 100g，枫斗 120g，山参 10g，西洋参 120g，参三七 120g，芦荟 80g，桑椹子 200g。

一剂，研粉。

以上药研粉与上浸膏、打粉，制成胶囊。每日 3 次，每次 5 粒，大便保持 2～3 次/天，凡遇外感停服，改煎剂稳定后再服。

六诊：2007 年 12 月 12 日。

症见：容易疲劳，血脂升高，低密度脂蛋白上升，肥胖疲劳，纳便正常。舌质红苔白，脉细滑。已先按急则治标原则服用煎剂。给予：疏肝理气，健脾助运，化浊消脂，温肾活血之法。制成膏滋缓调治。

生黄芪 300g，草果仁 120g，炒当归 150g，川芎 150g，炒苍白术各 120g，生熟地各 120g，怀山药 300g，粉丹皮 150g，泽泻 100g，山萸肉 120g，枸杞子 300g，制黄精 300g，女贞子 120g，灵芝草 120g，潼白蒺藜各 120g，炒杜仲 120g，川续断 120g，决明子 400g，嫩荷叶 150g，制首乌 300g，菟丝子 120g，佛手片 120g，绿梅花 90g，玫瑰花 100g，苦丁茶 150g，白蔹 120g，香白芷 120g，制首乌 300g，垂盆草 300g，白毛藤 300g，皂角刺 90g，苦参 90g，制香附 120g，软柴胡 90g，仙灵脾 300g，生枳壳 200g，绞股蓝 150g，枫斗 120g，煨葛根 300g，桑椹子 300g，参三七 120g，芦荟 10g，陈皮 90g。

一料。

水煎浓缩，加入龟甲胶 400g，鹿角胶 100g，冰糖 500g，黄酒 250g 收膏，冷藏备用。早晚各一匙开水冲服，遇感冒、腹泻时停服。

七诊：2008 年 12 月 19 日。

经调治，肝疏泄条达渐复，肺能制约肝气。今症见：咳嗽未见，血脂仍高，肥胖改善，体重基本恢复，纳便正常。舌质淡紫红，苔薄，脉细弦。再给予：疏肝益气，健脾助运，化浊消脂，温肾活血之法。

生黄芪 300g，生白术 120g，草果仁 120g，炒当归 150g，川芎 150g，生熟地各 120g，怀山药 300g，粉丹皮 150g，泽泻 120g，山萸肉 120g，枸杞子 300g，制黄精 300g，女贞子 200g，灵芝草 120g，潼白蒺藜各 120g，炒杜仲 120g，川续断 120g，决明子 400g，嫩荷叶 150g，制首乌 300g，菟丝子 120g，佛手片 120g，绿梅花 90g，玫瑰花 100g，苦丁茶 150g，白蔹 120g，香白芷 120g，制首乌 300g，垂盆草 300g，白毛藤 300g，皂角刺 90g，苦参 90g，制香附 120g，软柴胡 90g，仙灵脾 300g，生枳壳 300g，绞股蓝 150g，枫斗 120g，煨葛根 300g，桑椹子 300g，参三七 120g，红景天 150g，芦荟 10g，陈皮 90g。

一料。

水煎浓缩，加入龟甲胶 400g，鹿角胶 100g，木糖醇 250g，百令孢子粉 100g，黄酒 250g 收膏，冷藏备用。早晚各一匙开水冲服，遇感冒、腹泻时停服。

八诊：2009 年 6 月 7 日。

症见：外感明显减轻，血脂仍偏高，体重稳定，纳佳便调。舌质淡紫红，苔薄，脉细弦。再给予：疏肝益气，健脾助运，化浊消脂，温肾活血之法。

生黄芪 300g，生白术 120g，草果仁 120g，炒当归 150g，川芎 150g，生熟地各 120g，怀山药 300g，粉丹皮 200g，泽泻 120g，山萸肉 120g，枸杞子 300g，制黄精 300g，女贞子 200g，灵芝草 120g，潼白蒺藜各 120g，炒杜仲 120g，川续断 120g，决明子 400g，嫩荷叶 150g，制首乌 300g，菟丝子 120g，佛手片 120g，绿梅花 90g，玫瑰花 100g，槐角 150g，白蔹 120g，香白芷 120g，制首乌 300g，垂盆草 300g，白毛藤 300g，皂角刺 90g，苦参 90g，制香附 120g，软柴胡 90g，仙灵脾 300g，生枳壳 300g，金钱草 300g，防己 120g，煨葛根 300g，生侧柏叶 300g，红景天 150g，陈皮 90g。

一料，浸膏。

西洋参 120g，苦丁茶 100g，绞股蓝 100g，枫斗 120g，参三七 150g，芦荟 80g，冬虫夏草 50g，百令孢子粉 100g。

一料，研粉。

以上药研粉与上浸膏、打粉，制成胶囊。每日 3 次，每次 5 粒，大便保持 2～3 次/天，凡遇外感、腹泻停服。

病例 4

刘某，男，57 岁，山东络宁市人。初诊日期：2006 年 7 月 26 日。

年近花甲，肝叶已薄，肝气早衰，藏血无力，营阴暗耗，与肾不能相互制约、相互资生，肝之疏泄条达、肾之储精泻下之功失职，影响脾气运化，故湿浊内蕴，伏于膈下。加之脾肾失职，蕴湿灼炼成脂，沉积于肝，窜走脉络，阻碍气血畅行，使心气不足，心阴同亏。症见：脂肪肝、血脂高、胆固醇高、尿酸高、血糖高、血压升高。舌质红，苔厚腻，脉细滑。经按急则治标原则，先行清化湿浊、疏肝健脾、消脂潜阳等药，得以稳定，体重下降至145斤。再给予：益气健脾，理气和胃，养血柔肝，祛湿消脂，温肾滋阴之法。

枸杞子300g，生熟地各120g，怀山药300g，白茯苓120g，泽泻100g，炒当归120g，决明子400g，皂角刺90g，鬼箭羽120g，煨葛根300g，荷叶150g，川黄连120g，双钩藤300g，夏枯草120g，垂盆草300g，制首乌300g，制黄精300g，紫丹参300g，川芎150g，炒杜仲120g，川续断120g，巴戟天120g，桃仁120g，生枳壳120g，白蔹120g，绿梅花100g，佛手片120g，玫瑰花100g，川朴花90g，生米仁200g，女贞子100g，苦参90g，陈皮90g，仙灵脾300g，潼白蒺藜各120g。

一剂，浸膏。

冬虫夏草40g，苦丁茶100g，绞股蓝100g，枫斗120g，鹿茸片5g，生晒参10g，西洋参120g，参三七90g，芦荟80g，桑椹子200g。

一剂，研粉。

以上药研粉与上浸膏、打粉，制成胶囊。每日3次，每次5粒，以大便2~3次/天为度。凡遇外感、腹泻停服。

二诊：2008年9月5日。

曾因血糖、血脂升高、脂肪肝等经中药治疗后生化检查正常。后停药二年，又出现上述症状。症见：脂肪肝、血脂高、胆固醇高、血糖高、血压升高。舌质淡红紫，苔白稍厚，脉细弦。先行清化湿浊、疏肝健脾、消脂潜阳等药，得以稳定，再拟胶囊缓调治。再给予：益气健脾，理气和胃，养血柔肝，祛湿消脂，温肾滋阴之法。

枸杞子300g，生熟地各120g，怀山药300g，白茯苓120g，泽泻100g，炒当归120g，决明子400g，皂角刺90g，鬼箭羽120g，煨葛根300g，荷叶150g，川黄连200g，双钩藤400g，夏枯草 150g，垂盆草 300g，制首乌 300g，制黄精 300g，紫丹参 300g，川芎 150g，炒杜仲 120g，川续断 120g，巴戟天 120g，桃仁 120g，生枳壳 150g，白蒺 120g，绿梅花 100g，佛手片 120g，玫瑰花 100g，川朴花 90g，生米仁 200g，女贞子 200g，苦参 90g，陈皮 90g，仙灵脾 300g，潼白蒺藜各 120g，红景天 200g，粉丹皮 150g，生山楂 300g，草果仁 120g，防风己各 90g。

一剂，浸膏。

冬虫夏草 50g，苦丁茶 100g，绞股蓝 100g，枫斗 150g，鹿茸片 10g，山参 20g，西洋参 150g，参三七 150g，芦荟 80g，桑椹子 300g。

一剂，研粉。

以上药研粉与上浸膏、打粉，制成胶囊。每日 3 次，每次 5 粒，以大便 2～3 次/天为度。凡遇外感腹泻停服。

【按语】

代谢综合征病机比较复杂，随着病情进展可伴有多种变证。因患者常见腰酸肢软、神疲乏力、四肢沉重等脾肾亏虚之症，调治时立足健旺脾肾功能为本，兼以化瘀祛痰祛病邪。方以四君子、六味地黄丸补益脾肾为本，药以黄芪、山药、党参健脾益气；枸杞子、制黄精、杜仲、川断补益肝肾；痰瘀为阴寒之邪，须鼓动阳气以化之，故加苍术、枳壳、佛手、陈皮、砂蔻仁健脾行气助运，临床可加大理气药用量，枳壳剂量加至 300g，与参、芪补气同用，化散积滞而不伤正；另加郁金、香附疏肝郁，畅达气机；垂盆草、茵陈清热利湿，保护肝脏功能；鬼箭羽、毛姜、山慈菇、皂角刺活血化瘀，软坚散结，使脉络通畅；决明子、苦丁茶、绞股蓝、荷叶消脂化浊，防止脂质沉着。研究表明黄连、葛根有改善胰岛素抵抗作用，应用比较普遍，而参三七有较好的预防心血管疾病的作用，可预防并发症。若阴亏阳亢者加夏枯草、天麻、潼白蒺藜、女贞子滋阴平肝；合并糖尿病者，可参糖尿病调治之法，黄芪、黄连合六味地黄并用，可取得较好疗效。

病例1 男子不惑之年，阴自半衰矣，胃强脾弱，肝肾不足，肥胖，血糖、血压升高，生黄芪、川黄连合六味地黄丸等治疗，体重下降，生化检查正常，停药则又上升，再服药效果依然良好，因此病情需要的时候应该长期服用。病例2 年入花甲，肝脾肾失职，代谢紊乱，湿浊内蕴，经五年口服胶囊治疗体重下降，精力较前充沛，不易疲劳，生化检查正常。病例3 肺脾气虚，肝胃不和，精微停聚，灼炼成脂，血脂升高，脂肪肝，经参苓白术散、玉屏风散、六味地黄丸等调治，肝功能已复正常，体重稳定。病例4 年近花甲，肝肾阴虚，脾失健运，故湿浊内蕴，血脂、血尿酸、血糖、血压均升高，伴脂肪肝，以六味地黄丸为主方，加仙灵脾阳中求阴，同时温脾阳、促运化，同样采用胶囊剂型，获得佳效。

另外，对于代谢综合征患者健康宣教十分重要，控制血糖、血脂、血压，予低盐、低糖、低脂饮食，适量运动，戒烟酒，调整心理平衡。

第五章　血小板减少性紫癜

血小板减少性紫癜，又叫特发性血小板减少性紫癜，现在普遍认为是一种免疫性疾病。上呼吸道或全身其他感染可能成为其诱发因素。其特点是血小板显著减少，伴有皮肤黏膜紫癜，严重者可有其他部位出血，如鼻出血、牙龈渗血、妇女月经量过多或严重吐血、咯血、便血、尿血等症状，并发颅内出血是本病的致死病因。

中医学认为本病属于"发斑"、"肌衄"、"血证"等范畴，引起出血的病机多端，主要为热、虚、瘀三种。感受邪毒、内伏营血，或内伤饮食，胃火炽盛，或肝郁化火，灼伤络脉，迫血妄行，或肝肾阴虚火旺，血随火动，离经妄行，灼伤血络，溢出常道，引起出血；各种原因引起脾肾两虚，以致血液生化不足和失于统摄，以致血不循经，溢于脉外，渗出皮肤之间；由火热伤络，络伤血瘀；或气虚血瘀、瘀伤血络，血不循经而外溢等，均可发为紫癜及多种出血之症。病久不愈会导致脾肾阳虚或肝肾阴虚，使出血加重或反复发作。

　　徐老师临床中运用中医中药治疗血小板减少性紫癜获得明显疗效，尤其是治疗慢性血小板减少性紫癜有特色。临证发现许多血小板减少性紫癜患者病毒抗体测试有多个抗体阳性，说明患者常常有病毒感染，她认为这是由于患者正气不足，外感邪气或内伤饮食，邪热内伏，缠绵不愈所致。根据病情，辨证施治，清热解毒，凉血化瘀，或调理肝肾，补益气血等。当病者治疗后，病情稳定，按"春夏养阳，秋冬养阴"的原则，在冬季服用膏方调理，能巩固疗效。

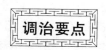

调治要点

1. 祛寒热解余邪

　　本病缓解后仍然寒热久缠肌腠、六腑之间，每当邪气、饮食诱触，正气不能抵抗，两虚本合，又可出现气营同病，与湿互结，可以出现变证，邪从热化或从寒化。在正虚之时不能托邪外出。再加上五脏气血失和，气机不利，丛症而出，故在运用时必须严格掌握寒热盛衰，入里深浅的适应证，随证灵活化裁。

2. 凉血止血活血

　　本证属出血性疾病，出血不外寒凝脉络、热迫血妄，都可以留瘀肌腠、脉络、孙络、脏腑之中，必定影响各脏腑的气血功能，所以《素问·阴阳应象大论》曰："故邪风之至，疾如风雨，故善治者治皮毛，其次治肌肤，其次治筋脉，其次治六腑，其次治五脏，治五脏者，半死半生也。"从而表明邪久治不解，虽能缓解，但最终会传变，一当气血失和，五脏首先失和，其疏泄、条达、输布、转载、泄泻失其职，也是久病必瘀，气滞血瘀的表现，故在凉血止血后，必须在膏方中加入散瘀活血方药，达到祛瘀生新的作用。瘀去才能血行，气生才能推波助澜，气机畅通，气血和顺，邪去正强，使机体恢复"正气存内，邪不可干"。

3. 补疏动静结合

患者体质虚弱，是本病的根本。首先表现为血虚，血者阴也，阴虚阳气无所依附，如不重视后期治疗，仍然难以痊愈。气虚必血瘀，阳虚时必肿，在气机失调后，阳气首先虚弱，肺气当先，故患者容易反复外感，此乃肺气不固也，日久必及脾阳，运化失司，停液聚津蕴郁成湿，可从寒化或从热化发生变证。湿瘀互结随气血窜走，涉及肾阳，同时肝肾失调，最后造成心阳匮乏，心阴同损。在气机逆乱时必产生阴阳离决的重危之症。所以当本病缓解时用膏滋是和五脏的最好剂型。通过调补达到长期缓解，补方中离不开补气血、助脾阳、温肾阳、养肝血，特别是具血肉之情的胶类药物，都具有滋腻碍邪的作用，故在补虚的同时，可配伍少量的疏风散邪药、清热解毒药，使扶正而不留邪。但是五脏之血需行，五脏之气应推，五脏之阳要通，所以膏方中要做到补中有疏，动静结合，温凉并用，才能达到五脏权衡规矩，使机体能"天人相应"，"阴平阳秘，精神乃治"。

病例 1

孟某，男，13 岁，浙江杭州市人。初诊日期：2005 年 11 月28 日。

常因六淫之邪侵袭和饮食不节，伤及肺气及脾胃的功能。肺气虚不能固表，风热之邪常缠鼻咽之间，腠理疏松，无力抗邪，犯及血分，郁而化热，走越肌肤；或因饮食伤及脾胃，脾失健运，水聚成湿，郁而灼炼，化热外迫，行走肌腠，而致紫癜。常年不解，因血小板下降，西医行脾切除术，仍未控制。反复症见：鼻塞流涕，咽喉干燥，痰黏不畅，或腹泻腹痛，给予血培养做病毒分离试验为巨细胞病毒抗体 IgG 阳性，EB 病毒 – IgM 阳性，艾柯病毒抗体 IgG 阳性。加重时出现针尖样大小出血点，无痛无痒，疲乏脚酸，神倦思睡。舌质淡红，或红，苔或白厚，或薄白，脉细缓。经三年汤剂治疗，卫气得固，脾胃功能开始恢复。气血尚和，阴阳平衡欠佳。给予：益气固表，调治营血，健脾化湿，佐以养血之法，制成膏滋缓调治。

生黄芪 200g，生白术 120g，防风 90g，西党参 200g，白茯苓 100g，姜半夏 120g，川朴花 90g，佛手片 120g，玫瑰花 100g，紫草 150g，茜草 150g，紫背浮萍 120g，五灵脂 300g，紫丹参 150g，粉丹皮 200g，水牛角 200g，生熟地各 120g，土茯苓 200g，桑椹子 300g，白蔹 120g，炒白芍 120g，制首乌 200g，板蓝根 300g，生枳壳 200g，淡竹叶 90g，浙贝母 200g，桑白皮 120g，生米仁 200g，女贞子 100g，潼白蒺藜各 120g，仙灵脾 200g，陈皮 90g。

一料。

水煎浓缩，加入龟甲胶 500g，冰糖 500g，黄酒 250g 收膏，冷藏备用。早晚各一匙开水冲服，外感或腹泻时停服。

二诊：2006 年 12 月 27 日。

经调治，脾胃功能恢复，肺卫得固，有力抗邪。去冬服膏方后基本未出现外感和腹泻现象，学习与体育活动正常，在校已任体育课代表。气血和顺，阴阳平衡。目前无殊症状，纳便正常，舌质淡红，苔薄白，脉细缓。再给予：益气固表，调治营血，健脾化湿，补肾养血之法。

生黄芪 200g，生白术 120g，防风 90g，西党参 200g，白茯苓 100g，姜半夏 120g，川朴花 90g，佛手片 120g，玫瑰花 100g，紫草 150g，茜草 150g，紫背浮萍 120g，五灵脂 300g，紫丹参 150g，粉丹皮 200g，水牛角 200g，生熟地各 120g，制黄精 200g，桑椹子 300g，白蔹 120g，炒白芍 120g，制首乌 200g，菟丝子 120g，生枳壳 200g，淡竹叶 90g，浙贝母 200g，桑白皮 120g，生米仁

200g，女贞子100g，潼白蒺藜各120g，仙灵脾200g，陈皮90g。

一料。

水煎浓缩，加入鹿角胶50g，龟甲胶400g，冰糖500g，黄酒250g收膏，冷藏备用。早晚各一匙开水冲服，外感或腹泻时停服。

三诊：2007年12月25日。

经五年调治后，体质明显增强，与同龄人相仿，体育活动均正常，血小板已属正常范围1年余。舌质淡红，苔薄白，脉细缓。再给予：养血柔肝，益气健脾，补肾活血之法。

生黄芪200g，生白术120g，防风90g，西党参200g，白茯苓100g，姜半夏120g，怀山药300g，川朴花90g，佛手片120g，玫瑰花100g，紫草150g，茜草150g，五灵脂300g，紫丹参150g，粉丹皮200g，水牛角200g，生熟地各120g，制黄精200g，桑椹子300g，白蔹120g，炒白芍120g，制首乌200g，菟丝子120g，生枳壳200g，淡竹叶90g，灵芝草200g，藏红花120g，生米仁200g，女贞子100g，潼白蒺藜各120g，仙灵脾200g，覆盆子120g，巴戟天120g，山萸肉120g，陈皮90g。

一料。

水煎浓缩，加入鹿角胶50g，龟甲胶400g，冰糖500g，黄酒250g收膏，冷藏备用。早晚各一匙开水冲服，外感或腹泻时停服。

病例2

章某，男，9岁，浙江杭州市人。初诊日期：2007年4月16日。

三年前因血小板减少，反复出现紫癜，并已服用强的松、丙种球蛋白、利血生等药，血小板仍然反复下降，又容易感冒，咽喉疼痛，反复咳嗽，鼻塞流涕，皮肤常出现小红点，好动出汗，汗出当风，即涕多色黄，纳便正常，血小板明显下降，（10～50）$\times 10^9$/L之间。查IgG、柯萨奇、EB病毒阳性，考虑为风热之邪久缠腠理，迫血外越而致。经一年余按急则治标原则，病情得以稳定，虽得外感即治缓解。舌质淡红苔薄白，脉细缓。目前正在肾气充盛之年龄，当治病求本，以防未然。法当：益气固表，祛风利咽，通鼻宣肺，养血益肾。制成素膏缓调治，但必须与煎药交替巩固疗效。

生黄芪 150g，生白术 120g，防风 90g，太子参 200g，野荞麦根 200g，大青叶 200g，炒黄芩 120g，鹅不食草 30g，苍耳子 60g，香白芷 120g，生米仁 200g，白桔梗 100g，桑白皮 120g，浙贝母 150g，紫草 120g，紫背浮萍 120g，辛夷 90g，水牛角 150g，粉丹皮 120g，五灵脂 300g，紫丹参 120g，桑椹子 200g，仙灵脾 150g，木蝴蝶 90g，制黄精 200g，菟丝子 100g，灵芝草 90g，女贞子 90g，旱莲草 100g，化橘红 100g，覆盆子 100g。

一料。

水煎浓缩，加入枣泥 1000g，冰糖 500g 收膏，冷藏备用。早晚各一匙开水冲服。外感或腹泻时停服。

经治疗后病情稳定，继续巩固治疗。服膏方后紫斑很少发生，血小板在外感时仍有时下降，还需要再给予调治。

【按语】

血小板减少性紫癜，原因较多，并不是都因为脾亢而致，从病因来讲，应该有多方面的考虑，需要透过现象看本质，标本兼治，方能达到良好效果。病例 1 患儿除脾亢外，脾切除后仍然血小板下降，激素无作用，最后发现患儿常出现鼻咽部炎症和腹泻，为病毒感染所致。所以，先给予解除病毒，肺胃同治取得了满意的疗效。虽然方药没有特殊性，是采用了审症求因的方法得到的，同时重用五灵脂合用紫丹参，有升血小板的作用。最后病情稳定后以扶正气，和气血，充肾气，平阴阳，使机体达到"正气存内，邪不可干"，"阴平阳秘，精神乃治"。随访至今健康。病例 2 患儿血小板减少，已运用了所有保守治疗的西药，效果不佳，根据患儿每每在感冒后血小板减少，查 IgG、柯萨奇、EB 病毒阳性，因此考虑风热之邪久缠膝理所致。用玉屏风散益气固表为主方，野荞麦根、大青叶、炒黄芩、鹅不食草等祛风利咽通鼻宣肺，紫丹参、桑椹子、仙灵脾、菟丝子等养血益肾，疗效取得进展。这是结合现代检测手段，宏观和微观辨证相结合的结果。

第六章　内科其他杂病

内科病中有的可以诊断明确，但有很多病无法给予明确诊断，而患者却有很多症状，有的可以为亚健康，有的是随着年龄增长而出现阴阳失衡，气血失和，脏腑功能失于协调。所以徐老师在冬令按"秋冬养阴"的原则，给予调治，能缓解和达到临床痊愈之效果。

病例1　头晕案

劳某，女，57岁，浙江杭州市人。初诊日期：2003年11月27日。

肝为刚脏，阳常有余阴常不足，肝不藏血，则全身筋脉失养，肝血不足，则肝气上逆，与肾同源，肝阴亏虚，肾精亦亏。仍见：头晕时作，颈板背滞，手麻腰酸，足跟疼痛，关节酸痛，心烦不寐，晨起潮热汗出。舌质红苔薄少，脉细弦。拟：养血柔肝，滋阴补肾，强筋壮腰之法，制成膏滋缓调治。

焦山栀90g，粉丹皮120g，软柴胡100g，制香附120g，炒赤白芍各150g，炒当归120g，生熟地各120g，炒白术120g，煨葛根200g，全天麻120g，炒天虫120g，川续断120g，炒杜仲120g，胡黄连50g，碧桃干120g，制首乌200g，千年健120g，绞股蓝200g，枫斗120g，苦丁茶200g，皂角刺100g，白毛藤200g，垂盆草200g，夜交藤200g，合欢花200g，女贞子120g，佛手片

120g，制黄精200g，制玉竹120g，广木香120g，炙白薇120g，砂蔻仁各60g，陈皮90g，潼白蒺藜各120g。

一料。

水煎浓缩，加入龟甲胶400g，阿胶100g，冰糖250g，黄酒250g收膏，冷藏备用。早晚各一匙开水冲服，外感或腹泻时停服。

二诊：2004年12月3日。

经去冬膏方调治，头晕已除，仍见：颈板背滞，手麻腰酸，足跟疼痛，关节酸痛，心烦不寐，晨起潮热汗出。舌质红，苔薄少，脉细弦。又正值冬令，再拟：养血柔肝，滋阴补肾，强筋壮腰之法。

炒当归120g，赤白芍各150g，川芎150g，生熟地各120g，粉丹皮150g，泽泻120g，怀山药200g，白茯苓120g，枸杞子200g，南沙参200g，天麦冬各120g，炒冬术120g，苦丁茶150g，决明子200g，川黄连60g，制黄精200g，苦参120g，鬼箭羽120g，玉米须200g，绞股蓝150g，皂角刺90g，女贞子200g，桑椹子300g，炒杜仲120g，川续断120g，制首乌200g，五味子90g，西党参200g，苏梗木各120g，明天麻120g，炒天虫120g，煨葛根300g，枫斗120g，芦荟20g，潼白蒺藜各120g，佛手片120g，川朴花90g。

一料。

水煎浓缩，加入龟甲胶400g，阿胶100g，木糖醇250g，黄酒250g收膏，冷藏备用。早晚各一匙开水冲服。

【按语】

头晕有虚有实，外邪、肝阳、精亏、气虚、痰浊等均可以导致。《素问·至真要大论》云："诸风掉眩，皆属于肝。"《灵枢·卫气》说："上虚则眩。"张景岳认为眩晕"虚者十居其八九，兼火兼痰者，不过十中一二耳"。该患者步入花甲之年，肝气已衰，肝叶已薄，肾精亦亏，肝肾阴虚，肝阳逆亢，上扰清窍，而出现头晕，阳热扰乱心神，则心烦不寐；肾主骨，气血不足，全身筋脉失养，全身骨节疼痛。主方选用丹栀逍遥丸、六味地黄丸、二至丸等平肝柔肝，补肾强筋，使头晕迅速缓解，而肝肾阴虚、筋脉失养之体，仍需要继续调治。

病例2 头痛案

车某，女，36岁，浙江杭州市人。初诊日期：2004年11月15日。

盖头为诸阳之会，又为髓海所在之府。凡五脏之精血，六腑清阳之气，皆注于头。今常因外邪而犯于顶，或因气血逆乱而脑失所养，但应与肝、脾、肾三脏有密切关系。若肝气被郁，水不涵木，髓海失充时，清窍失养，而致头痛加剧，平时易感，遇风加剧，呈刺痛状，寐安，纳欠香，或胸闷。舌质红稍紫，苔白，脉细缓。法当：养血柔肝，散风平肝，育阴补肾，活血化瘀。

生黄芪200g，生白术100g，防风90g，煨葛根300g，明天麻120g，双钩藤200g，炒杜仲120g，女贞子120g，制首乌300g，枸杞子300g，旱莲草120g，怀牛膝120g，香白芷120g，生熟地各120g，炒当归120g，怀山药300g，山萸肉120g，白茯苓120g，泽泻100g，独活120g，紫丹参200g，失笑散（包）90g，姜半夏120g，蔓荆子120g，小茴香60g，台乌药120g，炒枣仁300g，制黄精300g，灵芝草100g，潼白蒺藜各120g，川续断120g，桑椹子300g，陈皮90g。

一料。

水煎浓缩，加入龟甲胶300g，阿胶200g，冰糖500g，黄酒250g收膏，冷藏备用。早晚各一匙开水冲服，外感或腹泻时停服。

二诊：2005年12月1日。

去冬以养血柔肝、散风平肝、育阴补肾、活血化瘀之法调治后，怕冷已好转，头晕乏力、血压偏低、头刺痛减、颈板肩滞存，月经提前6~7天，量少兼块，腰酸背痛，容易感冒。舌质红，苔薄根白，脉细滑。此乃阳气虽然渐复，阴精营血尚未满盈，仍有气虚血瘀之象。故再在冬令给予：益气养血，祛风柔肝，补肾填髓之法。

生黄芪 200g，生熟地各 120g，炒当归 120g，炒白芍 120g，川芎 150g，生白术 100g，防风 90g，蔓荆子 120g，香白芷 120g，煨葛根 300g，炒天虫 120g，明天麻 120g，益智仁 120g，紫丹参 200g，失笑散（包）90g，制香附 120g，延胡索 150g，佛手片 120g，广郁金 120g，白茯苓 120g，泽泻 100g，山萸肉 120g，灵芝草 120g，怀山药 300g，炒杜仲 120g，川续断 120g，菟丝子 120g，制首乌 300g，甜苁蓉 120g，枫斗 120g，枸杞子 300g，橘络 120g，鸡血藤 200g，冬葵子 200g，女贞子 100g，陈皮 90g，潼白蒺藜各 120g。

一料。

水煎浓缩，加入龟甲胶 400g，阿胶 100g，冰糖 500g，黄酒 250g 收膏，冷藏备用。早晚各一匙开水冲服，外感或腹泻时停服。

【按语】

头痛分外感和内伤两类，或六淫外侵，或下虚上实，或情志失调，郁火上扰，或肠胃功能失调，痰浊内生等等，使气血逆乱，经气逆上，干于清道，不得运行，壅遏而作痛，或脑窍、经脉失养，不荣而痛。常常混合致痛，治疗应分清虚实，辨证施治。该患者之头痛因肾水不能涵木，肝气易于被郁，常因气血逆乱，或感外邪而复发或加重，先给予玉屏风散、天麻钩藤饮、六味地黄丸、二至丸等为主方益气养血，柔肝补肾调治；次年怕冷已好转，头刺痛减轻，继续服膏方调治。

病例3　头晕耳鸣案

过某，女，52 岁，香港人。初诊日期：2004 年 12 月 15 日。

年过半百，肝叶始薄，肝气渐减，肝之疏泄条达失职，藏血不足，阴自半衰，阳气无所依附，与肾互不制约，相互不能资生，精髓亏虚，不能上荣脑髓，髓海不足，脑脉空虚，时横逆犯脾，脾运失司。气滞阻于中焦，胃气失和，颜面失滋。症见：头晕耳鸣，胸闷心悸，胃脘胀满，嗳气频繁，面部色素沉着，便烂。舌质红苔薄，脉细缓。法当：养血柔肝，理气和胃，益肾宁心，健脾宽胸。

炒当归 120g，炒白芍 120g，生熟地各 120g，枸杞子 300g，白茯苓 100g，怀山药 300g，粉丹皮 120g，炒杜仲 120g，川芎 120g，软柴胡 90g，佛手片 120g，绿梅花 90g，玫瑰花 100g，白蔹 120g，香白芷 120g，白桔梗 60g，川朴花 90g，苏梗木各 120g，煨葛根 300g，炒天虫 120g，明天麻 120g，女贞子 120g，西党参 200g，寸麦冬 120g，五味子 90g，柏子仁 120g，制玉竹 150g，川续断 120g，桑椹子 300g，灵芝草 120g，制黄精 300g，菟丝子 120g，陈皮 90g，潼白蒺藜各 120g。

一料。

水煎浓缩，加入龟甲胶 400g，阿胶 100g，冰糖 500g，黄酒 250g 收膏，冷藏备用。早晚各一匙开水冲服，外感或腹泻时停服。

二诊：2005 年 12 月 16 日。

经去年调治，肝肾失调稍有平衡，但气血仍较懒惰。目前症见：头晕好转，耳鸣消失，胸闷心悸好转，胃脘胀满，嗳气频繁，面部色素减少，寐安便烂。舌质淡红苔薄，脉细缓。法当：养血柔肝，理气和胃，益肾壮腰，健脾宽胸。

炒当归 120g，炒白芍 120g，生熟地各 120g，川芎 150g，软柴胡 90g，白茯苓 100g，西党参 200g，炒白术 100g，佛手片 120g，川朴花 90g，绿梅花 90g，代代花 100g，玫瑰花 100g，白桔梗 60g，白蔹 120g，香白芷 120g，苏梗木各 120g，煨葛根 300g，炒天虫 120g，明天麻 120g，枫斗 120g，灵芝草 120g，寸麦冬 120g，五味子 90g，柏子仁 120g，炒杜仲 120g，川续断 120g，桑椹子 300g，枸杞子 300g，粉丹皮 120g，淡竹叶 90g，菟丝子 120g，制黄精 300g，女贞子 100g，制玉竹 150g，参三七 80g，陈皮 90g，潼白蒺藜各 120g。

一料。

水煎浓缩，加入龟甲胶 400g，阿胶 100g，冰糖 500g，黄酒 250g 收膏，冷藏备用。早晚各一匙开水冲服，外感或腹泻时停服。

【按语】

前已述头晕有虚有实，此患者是头晕伴耳鸣，《灵枢·海论》说："髓海不足，则脑转耳鸣，胫酸眩冒。"患者已年过半百，肝叶已薄，肝气渐减，任脉衰，太冲脉减少，阴自半衰，与肾不能相互制约、相互资生，精髓亏虚，不能上荣脑髓，髓海不足，脑脉空虚，导致头晕耳鸣。治疗给予左归丸、八珍汤等养血柔肝、益肾健脾、理气和胃调治，头晕好转，耳鸣消失，其余症状也改善。

病例 4　不寐案

周某，男，70 岁，浙江杭州市人。初诊日期：2005 年 12 月 13 日。

6 年前行胃大部切除术后，耗伤气血，肺气不足，难以固表，经数年调治肺气得固，但脾运仍失司，生化之源亏虚，又步入耄年，心、肝、脾逐年衰退，功能减弱，必引起气血失和，阴阳失衡，肝肾失职，藏血不足，阴津暗耗，储精输泄逊色，精血更亏，无力上荣于脑，髓海不足，神不守舍，肾窍及府均无法充养，髓少骨不强。症见：夜寐难入又容易醒，头晕耳鸣，腰酸难久立，血脂升高。舌质淡红，苔白稍厚中小剥，脉细缓。法当：健脾助运，理气消浊，养血舒筋，益肾壮腰。

西党参 200g，炒白术 100g，白茯苓 100g，寸麦冬 120g，五味子 90g，佛手片 120g，砂蔻仁各 90g，川朴花 90g，玫瑰花 100g，炒当归 120g，生熟地各 120g，川芎 150g，广郁金 120g，石菖蒲 120g，炒枣仁 300g，夜交藤 300g，合欢花 200g，灵芝草

120g, 枸杞子 300g, 怀山药 200g, 淡竹叶 90g, 炒杜仲 120g, 川续断 120g, 金狗脊 120g, 桑椹子 300g, 巴戟天 120g, 千年健 200g, 菟丝子 120g, 枫斗 120g, 决明子 300g, 绞股蓝 150g, 苦丁茶 150g, 女贞子 100g, 陈皮 90g, 潼白蒺藜各 120g。

一料。

水煎浓缩, 加入龟甲胶 400g, 鹿角胶 100g, 冰糖 500g, 黄酒 250g 收膏, 冷藏备用。早晚各一匙开水冲服, 外感或腹泻时停服。

二诊: 2006 年 12 月 21 日。

经去年调治夜寐较前容易入睡, 但仍易醒后难入眠, 外感减少, 咳嗽缓解, 仍见头晕耳鸣, 颈板背滞, 腰酸久立加重, 形体怕冷, 胆囊壁毛糙, 纳便正常。舌质红苔前少中裂, 根黄厚, 脉弦迟偶结代。给予: 益气固表, 健脾利胆, 化湿和胃, 养血安神, 平补肝肾之法。

生黄芪 200g, 广木香 120g, 防风 90g, 金钱草 300g, 炒苍白术各 120g, 猪茯苓各 120g, 砂蔻仁各 90g, 软柴胡 90g, 广郁金 120g, 炒白芍 120g, 佛手片 120g, 煨葛根 300g, 炒天虫 120g, 明天麻 120g, 生枳壳 200g, 生米仁 300g, 草果仁 100g, 双钩藤 150g, 蔓荆子 120g, 西党参 200g, 寸麦冬 120g, 五味子 90g, 柏子仁 120g, 淡竹叶 90g, 苦参 90g, 炒杜仲 120g, 川续断 120g, 桑椹子 300g, 制首乌 300g, 紫丹参 300g, 参三七 120g, 石菖蒲 120g, 夜交藤 300g, 合欢花 200g, 炒枣仁 200g, 皂角刺 90g, 白芥子 90g, 仙灵脾 300g, 枫斗 120g, 潼白蒺藜各 120g, 女贞子 200g, 陈皮 90g。

一料。

水煎浓缩, 加入龟甲胶 400g, 鹿角胶 100g, 冰糖 500g, 黄酒 250g 收膏, 冷藏备用。早晚各一匙开水冲服, 外感或腹泻时停服。

三诊: 2007 年 12 月 16 日。

经两年调治肺气得固, 体质逐渐增强, 外感减少, 睡眠有改善，入睡较前容易，虽容易醒但能再入睡。头晕心慌，颈板背滞，腰酸不能久立，形寒怕冷也较前减轻，胆囊壁毛糙，尿酸高，纳便正常。舌质红苔薄白，脉细迟。再给予：益气固表，健脾利胆，化湿和胃，养血填髓，平补肝肾之法。

生黄芪300g，广木香120g，防风90g，金钱草300g，炒苍白术各120g，猪茯苓各120g，砂蔻仁各90g，软柴胡90g，广郁金120g，炒白芍120g，佛手片120g，煨葛根300g，炒天虫120g，明天麻120g，生枳壳300g，生米仁300g，草果仁100g，双钩藤300g，蔓荆子120g，生晒参100g，寸麦冬120g，五味子90g，柏子仁120g，淡竹叶90g，苦参100g，炒杜仲120g，川续断120g，桑椹子300g，制首乌300g，紫丹参300g，参三七120g，石菖蒲120g，夜交藤300g，合欢花200g，苦丁茶150g，巴戟天120g，决明子300g，仙灵脾300g，枫斗120g，潼白蒺藜各120g，女贞子200g，红景天150g，皂角刺90g，绞股蓝150g，陈皮90g。

一料。

水煎浓缩，加入龟甲胶400g，鹿角胶100g，木糖醇250g，黄酒250g收膏，冷藏备用。早晚各一匙开水冲服，外感或腹泻时停服。

【按语】

晋代巢元方《诸病源候论》中认为失眠除了营卫不和之外，还有脏腑机能失调，他说："大病之后，脏腑尚虚，营卫不和，故生于冷热。阴气虚，卫气则独行于阳，不入于阴，故不得眠。"明代戴元礼《证治要诀》中认为："不寐有二种，有病后虚弱及年高阳衰不寐，有痰在胆经，神不归舍，亦令不寐。"该患者胃大部切除术后，耗伤气血，肺气不足，脾气也虚，脾运失司，生化之源亏虚，又步入古稀之年，心、肝、脾、肾逐年衰退，阴阳失衡，精血不足，无力上荣于脑，髓海不足，神不守舍，髓少骨不强，且脾肾两虚，聚液生湿，郁蕴熏胆，出现夜寐难入又容易醒，头晕耳鸣，腰酸难久立，形寒怕冷，血脂升高，胆囊壁毛糙

等症状。以六君子汤、补中益气汤、生脉散等为基础方健脾益
肾，金钱草、枳壳、柴胡、广郁金、草果仁等理气利胆化浊，柏
子仁丸养心安神调治，症状逐步改善。

病例5　胸膜增厚案

谢某，女，49岁，浙江省余姚人。初诊日期：2002年11月
30日。

宿有痰饮，咳嗽不解，痰稠不畅，经检查胸膜增厚，石棉样
胸膜斑，按急则治标的原则，在门诊治疗咳痰已明显消失。经冬
病夏治后继续冬令调治以达巩固。现症见：头昏，胸闷气急，心
慌、腰酸。舌质红苔薄，脉细缓。此乃肺气虚亏，日久涉及脾、
肾二脏，心失所养，气血不足而致。法当：益肺气、固卫表，清
肺热、化痰浊，健脾助运，益肾养血。

生黄芪200g，生白术100g，防风90g，野荞麦根300g，炒黄
芩150g，云雾草150g，老鹳草120g，白桔梗120g，桑白皮120g，
浙贝母150g，皂角刺90g，炒白芍120g，川芎150g，苏梗木各
120g，生炒米仁各120g，西党参200g，麦冬120g，五味子90g，
枫斗120g，枸杞子200g，制首乌200g，生熟地各120g，炒当归
120g，炒杜仲120g，桑椹子200g，石见穿120g，山慈菇120g，
炙鳖甲120g，炙炮甲100g，钟乳石120g，覆盆子120g，佛手片
120g，砂蔻仁各60g，女贞子100g，潼白蒺藜各100g，陈皮90g。

一料。

水煎浓缩，加入龟甲胶400g，阿胶100g，冰糖500g，黄酒
250g收膏，冷藏备用。早晚各一匙开水冲服，外感或腹泻时
停服。

二诊：2003年11月15日。

已经去年调治，邪实已减，卫表渐固，但肺、脾、肾三脏气
虚难以恢复，并累及心气。故症见：痰量不多，动则气急，心悸
乏力。舌质红苔前少，脉细缓。再拟：益气固表，健脾助运，温
肾纳气，活血化瘀，冬令制成膏滋调治，以达巩固。

生黄芪200g，生白术100g，防风90g，野荞麦根300g，肺形草200g，蛇六谷120g，桑白皮120g，浙贝母150g，皂角刺90g，生米仁300g，山慈菇120g，苏梗木各120g，炒白芍120g，川芎150g，甘杞子300g，制首乌200g，生熟地各120g，西党参200g，白茯苓120g，桑椹子300g，石见穿120g，炙鳖甲120g，炙炮甲100g，钟乳石120g，白蔹120g，诃子肉100g，仙灵脾300g，佛手片120g，砂蔻仁各60g，潼白蒺藜各100g，陈皮90g。

一料。

水煎浓缩，加入龟甲胶400g，阿胶100g，紫河车粉50g，冰糖500g，黄酒250g收膏，冷藏备用。早晚各一匙开水冲服，外感或腹泻时停服。

三诊：2004年11月19日。

已经两年调治，邪实已减，卫表渐固，但肺、脾、肾三脏气虚短期难以恢复，并累及心气，胸阳不振。故症见：痰量不多，动则气急，心悸乏力。舌质红苔前少，脉细缓。再拟：益气固表，健脾助运，温肾纳气，活血化瘀。

生黄芪200g，生白术100g，防风90g，野荞麦根300g，桑白皮120g，浙贝母150g，皂角刺90g，西党参200g，白茯苓120g，桑椹子300g，石见穿120g，炙鳖甲120g，炙炮甲100g，钟乳石120g，南沙参150g，生熟地各120g，山慈菇120g，苏子木各90g，制黄精300g，砂蔻仁各90g，枸杞子300g，仙灵脾200g，炒白芍150g，川芎150g，潼白蒺藜各120g，天竺黄120g，藏红花90g，丝瓜络100g，王不留行150g；制首乌300g，女贞子120g，云雾草150g，化橘红120g。

一料。

水煎浓缩，加入龟甲胶500g，鹿角胶50g，紫河车粉50g，冰糖500g，黄酒250g收膏，冷藏备用。早晚各一匙开水冲服，外感或腹泻时停服。

四诊：2005 年 11 月 24 日。

已经三年调治，卫气渐固，感冒减少，但肺、脾、肾三脏气虚难以恢复，又加上年达半百，肝叶始薄，肝气始衰，并累及心气，胸阳不振。故症见：咳嗽已少，气急改善，头晕且痛，腰酸背痛，夜寐早醒，心悸乏力。舌质尖红苔白，脉细缓。再拟：益气固表，健脾助运，养肝温肾，活血化瘀。

制黄精 300g，炒白术 120g，防风 90g，野荞麦根 300g，炒黄芩 120g，浙贝母 150g，桑白皮 120g，皂角刺 90g，怀山药 300g，生炒米仁各 150g，山萸肉 60g，粉丹皮 150g，泽泻 100g，白茯苓 120g，生熟地各 120g，煨葛根 300g，炒杜仲 120g，川续断 120g，枸杞子 300g，桑椹子 300g，合欢花 200g，夜交藤 300g，淡竹叶 90g，柏子仁 120g，佛手片 120g，明天麻 120g，双钩藤 150g，山慈菇 120g，紫丹参 200g，白蔹 120g，橘络 120g，女贞子 100g，陈皮 90g，潼白蒺藜各 120g。

一料。

水煎浓缩，加入龟甲胶 400g，鹿角胶 100g，紫河车粉 50g，冰糖 500g，黄酒 250g 收膏，冷藏备用。早晚各一匙开水冲服，外感或腹泻时停服。

五诊：2007 年 11 月 23 日。

素体肺气虚弱，痰瘀互阻肺络，经四年治疗和调治，肺气渐复，也能抗邪。现年半百，肝叶已薄，肝气始衰，营阴暗耗，藏血不足，肝与肾难以制约，水不涵木，互不资生。气阴依附困难，血养脑不足，髓海空虚，心失所养，筋失濡养。症见：头晕心慌，血压升高，胸闷气短，稍有咳嗽，腰背酸痛，大便干燥，月经始乱，纳可寐安。舌质红苔薄白，脉细缓。又值冬令，再给予：益气补肺，宽胸宁心，健脾养血，和胃润肠，平补肝肾之法。

制黄精 300g，生白术 120g，防风 90g，生晒参 80g，白茯苓 120g，生熟地各 120g，怀山药 300g，粉丹皮 150g，山萸肉 100g，制玉竹 150g，炒当归 120g，炒白芍 120g，苏梗木各 120g，生米仁

300g，制首乌 300g，佛手片 120g，玫瑰花 100g，绿梅花 120g，川朴花 90g，代代花 100g，白蔻 120g，炒杜仲 120g，川续断 120g，泽泻 100g，藤梨根 300g，参三七 120g，淡竹叶 90g，五味子 90g，天麦冬各 120g，仙灵脾 200g，益智仁 120g，枸杞子 300g，柏子仁 120g，广木香 120g，广郁金 120g，明天麻 120g，煨葛根 200g，炒天虫 120g，女贞子 120g，陈皮 90g，潼白蒺藜各 120g。

一料。

水煎浓缩，加入龟甲胶 500g，冰糖 500g，黄酒 250g 收膏，冷藏备用。早晚各一匙开水冲服，外感或腹泻时停服。

六诊：2008 年 11 月 16 日。

咳嗽已除，仍症见：血压升高，胸闷气短，背酸胀痛，大便干燥，月经已绝，纳可寐安，时有潮热。舌质红苔薄，脉细缓。再给予：益气补肺，宽胸宁心，健脾养血，滋阴润肠，平补肝肾之法。

制黄精 300g，生白术 120g，防风 90g，生晒参 100g，白茯苓 120g，生熟地各 120g，怀山药 300g，粉丹皮 150g，山萸肉 100g，制玉竹 150g，炒当归 120g，炒白芍 120g，生米仁 300g，制首乌 300g，苏梗木各 120g，佛手片 120g，玫瑰花 100g，绿梅花 120g，川朴花 90g，代代花 100g，炙白薇 120g，炒杜仲 120g，川续断 120g，泽泻 100g，藤梨根 300g，参三七 120g，淡竹叶 90g，五味子 90g，仙灵脾 200g，天麦冬各 120g，益智仁 120g，枸杞子 300g，柏子仁 120g，广木香 120g，广郁金 120g，明天麻 120g，煨葛根 200g，炒天虫 120g，女贞子 120g，陈皮 90g，灵芝草 120g，芦荟 10g，潼白蒺藜各 120g。

一料。

水煎浓缩，加入龟甲胶 500g，冰糖 500g，黄酒 250g 收膏，冷藏备用。早晚各一匙开水冲服，外感或腹泻时停服。

【按语】

"肺不病不咳，脾不病不久咳，肾不病不咳不喘"。患者宿有痰饮，常因外邪引动伏饮，使肺失宣降，肺气胀满，呼吸不利，痰阻气道，而致咳喘反复不愈，日久累及脾肾及心，胸阳不振，痰瘀内阻肺络。在病情稳定后膏方调治应用玉屏风散、六味地黄丸、生脉散等扶正，同时用石见穿、山慈菇、炙鳖甲、炙炮甲、钟乳石等加强化痰瘀通络脉作用，咳喘症状逐渐改善。然而该患者适值更年期，肝阴也亏，出现头晕心慌、血压升高等症状，使病情变得更为复杂，在原来的基础上加强平肝，使调治取得良好效果。

病例6 亚健康案

张某，男，36岁，上海人。初诊日期：2002年12月23日。

五脏六腑、气血当应满盛，肌肉方坚，身强体壮，精神乃治。今反见：面色失华，颈背板滞，背痛腰酸，上肢发麻，时有鼻塞涕多，胸骨疼痛，夜寐多梦，身体怕冷。舌质淡红苔薄，脉细缓。此乃肺、脾、肾三脏失调，各失其职，又风热扰于鼻咽，脾失健运，水湿内聚，影响生化，气血失和，久而及肾，肾气不足，精髓不充，无力濡养筋脉，阳气不达督脉，不能主持一身之阳。故按秋冬养阴的原则，在冬令之时制成膏滋给予调治。法当：益气固表，祛风利鼻，健脾养胃，温肾壮骨，活血通络。

生黄芪200g，生白术100g，防风90g，野荞麦根200g，鹅不食草40g，炒黄芩120g，苍耳子90g，香白芷120g，川芎120g，生炒米仁各120g，皂角刺60g，鱼脑石120g，炒当归120g，炒白芍120g，生熟地各120g，煨葛根200g，炒天虫120g，羌活90g，甘杞子200g，白茯苓100g，怀山药200g，山萸肉100g，粉丹皮100g，炒杜仲120g，川续断120g，金狗脊12g，仙灵脾200g，川桂枝100g，淡附子90g，桑椹子200g，夜交藤200g，巴戟肉120g，陈皮90g，潼白蒺藜各100g。

一料。

水煎浓缩，加入龟甲胶400g，鹿角胶100g，冰糖500g，黄酒250g收膏，冷藏备用。早晚各一匙开水冲服，外感或腹泻时停服。

二诊：2003 年 11 月 16 日。

去冬经益气利窍、固表、健脾养血、温肾壮腰调治后，症状已有好转，但风热之邪时有扰鼻，肺气欠足，肝肾尚未平衡。今冬症见：鼻炎喷嚏时作，怕冷腰酸。舌边锯质红，苔前少，脉缓。再拟：益气固表，利鼻祛风，健脾助运，益肾壮腰，以达气血通畅，阴阳平衡的目的。

生黄芪 200g，生白术 100g，防风 90g，苍耳子 100g，香白芷 120g，桑白皮 120g，浙贝母 150g，白桔梗 120g，辛夷 100g，生炒米仁各 120g，紫草 120g，西党参 200g，寸麦冬 120g，五味子 90g，紫背浮萍 120g，甘杞子 300g，白茯苓 120g，生熟地各 120g，粉丹皮 120g，怀山药 200g，山萸肉 100g，桑椹子 300g，炒杜仲 120g，川续断 120g，金狗脊 120g，巴戟天 120g，仙灵脾 300g，川桂枝 100g，淡附子 90g，女贞子 100g，制首乌 200g，灵芝草 100g，陈皮 90g，潼白蒺藜各 120g。

一料。

水煎浓缩，加入龟甲胶 400g，鹿角胶 100g，冰糖 500g，黄酒 250g 收膏，冷藏备用。早晚各一匙开水冲服，外感或腹泻时停服。

三诊：2004 年 12 月 30 日。

经两冬调治，症状缓解，今因过度劳累，气血透支过多，肝肾失调，气血失和，精髓不足，不能充养脑海。故症仍见：记忆力差，颈背酸痛，牵及腰部。舌质红苔薄，脉细缓。今又值冬令，再拟益肾壮腰，养血填精，健脾安神之法，制成膏滋缓调治。

制黄精 300g，枸杞子 300g，生熟地各 120g，白茯苓 100g，怀山药 300g，山萸肉 120g，泽泻 120g，粉丹皮 120g，淡竹叶 90g，制首乌 300g，煨葛根 300g，炒天虫 120g，明天麻 120g，益智仁 120g，蔓荆子 120g，灵芝草 120g，金狗脊 120g，炒杜仲 120g，川续断 120g，巴戟肉 120g，补骨脂 120g，参三七 80g，仙灵脾 300g，西党参 200g，寸麦冬 120g，五味子 90g，佛手片 120g，砂蔻仁各 90g，桑椹子 300g，潼白蒺藜各 120g，女贞子 120g，川芎 150g，制香附 120g，广郁金 120g，陈皮 90g。

一料。

水煎浓缩，加入龟甲胶 400g，鹿角胶 150g，冰糖 500g，黄酒 250g 收膏，冷藏备用。早晚各一匙开水冲服，外感或腹泻时停服。

【按语】

患者正值"筋骨隆盛，肌肉满壮"之年，但因过度劳累，"劳则耗气"，肺、脾、肾三脏失调，各失其职，卫外不固，风热扰于鼻咽，脾失健运，影响生化，气血失和，并及肾气，精髓不充，筋脉失濡，阳气不达督脉，不能主持一身之阳，因此出现鼻塞涕多，面色失华，颈背板滞，背痛腰酸，上肢发麻，胸骨疼痛，夜寐多梦，身体怕冷等症状。治疗遵循"劳则温之"、"损则益之"原则，以玉屏风散、四君子汤、肾气丸、生脉散等补肺、健脾、益肾为主调治，使气血通畅，阴阳平衡，体质增强。

病例7 气胸案

瞿某，男，38 岁，浙江杭州人。初诊日期：2002 年 11 月 27 日。

先天肺脏柔弱，反复出现气胸，近两年来连续发生，肺络受损，肺气失宣，痰浊贮于气道，无力下溉，脾气被盗，脾失健运，水液停滞，脾胃失和，脾弱胃强，胃火循经而上。症见：左胸隐痛，难以负重，平时痰少，容易乏力，口腔溃疡。舌质红苔薄，脉细缓。治以益肺气，固卫表，养肺阴，健脾气，化痰湿，清胃火，调肝肾。

西党参 200g，炒白术 100g，白茯苓 100g，清炙黄芪 200g，防风 90g，生熟地各 120g，灵芝草 100g，五味子 90g，天麦冬各 120g，南北沙参各 200g，桑白皮 120g，地骨皮 150g，绞股蓝 200g，广郁金 120g，藏红花 90g，丝瓜络 90g，女贞子 100g，怀山药 200g，炙百合 200g，浙贝母 150g，炒当归 120g，炒白芍 120g，炒黄芩 150g，紫丹参 200g，白桔梗 100g，甘杞子 200g，山萸肉 100g，肥知母 100g，淡竹叶 90g，水牛角 120g，鹿衔草 200g，砂蔻仁各 60g，炒杜仲 120g，桑椹子 200g，枫斗 120g，陈皮 90g，潼白蒺藜各 100g。

一料。

水煎浓缩，加入龟甲胶 400g，鹿角胶 100g，冰糖 500g，黄酒 250g 收膏，冷藏备用。早晚各一匙开水冲服，外感或腹泻时停服。

二诊：2003 年 11 月 20 日。

去冬经调治体质好转，但仍症见：左胸隐痛，难以负重，容易乏力，平时痰少，口腔溃疡，夜寐不安。舌质红苔薄，脉细缓。再给予益肺气，固卫表，养肺阴，健脾气，清胃火，调肝肾，养心血，安心神，佐以化瘀。

清炙芪 200g，炒白术 200g，防风 90g，西党参 200g，天麦冬各 200g，五味子 90g，白茯苓 100g，白芡实 100g，丝瓜络 90g，生炒米仁各 120g，藏红花 90g，炒当归 120g，炒白芍 120g，淡竹叶 90g，生熟地各 120g，水牛角 120g，鹿衔草 200g，川黄连 40g，炒黄芩 100g，肥知母 120g，浙贝母 120g，桑白皮 120g，灵芝草 100g，枫斗 120g，桑椹子 300g，金樱子 200g，陈皮 90g。

一料。

水煎浓缩，加入龟甲胶 400g，鹿角胶 100g，冰糖 500g，黄酒 250g 收膏，冷藏备用。早晚各一匙开水冲服，外感或腹泻时停服。

三诊：2004 年 11 月 19 日。

经两年调治体质好转，气胸未发生。先天肺脏柔弱，脾气被盗，脾胃失和，脾弱胃强，现又到不惑之年，加重肺脾肾三脏失调，阴阳失于平衡。故症见：左胸隐痛偶作，难以负重，平时痰少，容易乏力，口腔溃疡，夜寐不安。舌质红苔薄，脉细缓。再给予益肺气，固卫表，养肺阴，健脾气，清胃火，调肝肾，养心血，安心神，宽胸阳，佐以化瘀。

清炙黄芪200g，炒冬术200g，防风90g，西党参200g，白茯苓150g，炒当归150g，川芎120g，炒白芍120g，生熟地各150g，怀山药300g，粉丹皮150g，泽泻100g，苏梗木各120g，天麦冬各120g，五味子90g，白蔻120g，桑椹子300g，炒枣仁200g，炒杜仲120g，川续断120g，枫斗120g，绞股蓝150g，金樱子200g，灵芝草120g，淡竹叶90g，鹿衔草200g，水牛角120g，川牛膝120g，参三七80g，皂角刺60g，生枳壳120g，佛手片120g，绿梅花90g，陈皮90g，生炒米仁各120g。

一料。

水煎浓缩，加入龟甲胶500g，鹿角胶50g，冰糖500g，黄酒250g收膏，冷藏备用。早晚各一匙开水冲服，外感或腹泻时停服。

【按语】

自发性气胸是由于各种原因使肺和脏层胸膜破裂，气体由肺经裂孔进入胸膜腔所致。其原因多见于慢性肺部疾病，也有原因不明者，一般认为是先天性发育不好，常在剧烈运动、用力咳嗽等情况下发病。气胸使胸膜腔内压力增高，肺组织受压引起肺萎缩而产生胸闷、憋气、胸痛、心悸等症状，严重者纵隔向健侧明显移位，肺组织和大静脉受压而产生呼吸循环障碍，甚至危及生命。气胸发生后需要引流等治疗，严重者甚至需要手术治疗，然而对于预防气胸反复发作，中医中药更具有特色。该患者先天肺脏柔弱，负重后则容易出现自发性气胸，连续发生，肺络受损，肺气失宣，痰浊贮于气道，子病及母，脾失健运，脾胃失和，平时常见左胸隐痛，难以负重，痰少，容易乏力，口腔溃疡等症状。给予玉屏风散、四君子汤、六味地黄丸、沙参麦门冬汤等益肺气，固卫表，养肺阴，健脾气，化痰湿等调治，使气胸未发。

病例 8　咯血案

王某，男，61 岁，浙江杭州人。初诊日期：2002 年 11 月 12 日。

素体肺气虚弱，痰饮内伏，郁而化热，灼伤肺络，反复咯血，痰黄不畅。按急则治标，经治疗明显好转，出血已止。但已入花甲之年，肝、心之气开始衰减，肝失条达、疏泄，藏血亏乏，心血衰少，心阳不振，故气血失调。仍容易感冒，胸闷气短，咽喉干燥，头晕。舌质红苔薄白，脉细缓。冬令以膏滋剂型益气固表，养血柔肝，补肾和营，以达气血通畅、阴阳平衡之目的。

清炙黄芪 200g，生白术 100g，防风 90g，西党参 200g，麦冬 120g，生熟地各 120g，云茯苓 100g，怀山药 200g，粉丹皮 100g，山萸肉 100g，泽泻 100g，炒当归 120g，炒白芍 120g，川芎 120g，枸杞子 200g，制香附 120g，葛根 200g，天麻 120g，制首乌 200g，桂枝 100g，炒杜仲 120g，川断 120g，桑椹子 200g，参三七 80g，生炙甘草各 60g，灵芝草 100g，绞股蓝 150g，五味子 90g，枫斗 120g，覆盆子 120g，浙贝母 150g，桑白皮 120g，皂刺 80g，女贞子 100g，潼白蒺藜各 100g，化橘红 120g。

一料。

水煎浓缩，加入龟甲胶 400g，鹿角胶 100g，冰糖 500g，黄酒 250g 收膏，冷藏备用。早晚各一匙开水冲服，外感或腹泻时停服。咳嗽咯血时即来院改换中药控制。

二诊：2003 年 11 月 16 日。

宿有痰饮、咯血病史，肺、脾、肾三脏均已虚损。虽然经调治咯血未见，体质增强，外感减少，纳便正常，但毕竟年已花甲，肝、心、脾之气均已衰减，影响他脏功能，平时时有失衡。症见：胸闷心悸，动则气急，痰量不多，夜寐欠安。舌质红苔白中裂，脉细弦。今又正值冬令，再拟：益气固表，健脾助运，宽胸化痰，补肾纳气，兼顾营阴。

生黄芪200g，生白术100g，防风90g，肺形草200g，蛇六谷120g，桑白皮120g，川贝母100g，苏梗木各120g，西党参200g，天麦冬各120g，五味子90g，炒当归120g，生熟地各120g，炒白芍120g，皂角刺90g，粉丹皮120g，怀山药200g，山萸肉100g，白茯苓100g，甘杞子300g，制首乌200g，粉葛根200g，炒杜仲120g，川续断120g，桑椹子300g，参三七80g，灵芝草100g，钟乳石120g，枫斗120g，仙灵脾200g，仙茅150g，佛手片120g，女贞子100g，化橘红100g，潼白蒺藜各120g。

一料。

水煎浓缩，加入龟甲胶400g，鹿角胶100g，冰糖500g，黄酒250g收膏，冷藏备用。早晚各一匙开水冲服，外感或腹泻时停服。

三诊：2004年11月23日。

经两年调治，肺卫得固，但毕竟花甲之年，肝、心二脏逐渐衰减，肝疏泄、条达失司，横犯脾胃，生化无权，气血不足，心失所养，胸中之阳不能伸展，清阳不升，髓海不足，神不守舍。故仍症见：易感，因痰而咳，胸闷气短，夜寐欠安。舌质红，苔白中小剥，脉细缓。再给予：益气固表，宽胸理气，健脾化痰，益肾养血，润肺安神之法。

生黄芪200g，生白术100g，防风90g，野荞麦根300g，炒黄芩150g，制黄精300g，南沙参200g，天麦冬各120g，白桔梗120g，桑白皮120g，浙贝母150g，皂角刺90g，山慈菇120g，苏梗木各120g，生炒米仁各120g，炒白芍150g，川芎150g，广郁金120g，炒枣仁300g，夜交藤300g，制玉竹150g，炒当归120g，怀山药300g，粉丹皮120g，枫斗120g，灵芝草100g，女贞子100g，炒杜仲12g，川续断120g，桑椹子300g，化橘红120g，潼白蒺藜各120g。

一料。

水煎浓缩，加入龟甲胶400g，鹿角胶100g，冰糖500g，黄酒

250g 收膏，冷藏备用。早晚各一匙开水冲服，外感或腹泻时停服。

四诊：2005 年 11 月 23 日。

经三年冬令调治，自觉体质明显增强，肺气得固，抗邪力增。但毕竟年过花甲，肝、心、脾三脏逐年衰退，气血懒惰，气机不畅，原为肺气虚弱之体，加之肺脾肾三脏阳气俱虚，因此五脏六腑时而失调，气血不和，阴阳失衡。目前症见：咳嗽已除，气急胸闷时作，汗出寐安，二便正常。舌质淡红苔薄，脉细缓。再拟：益肺气，健脾气，养心阴，疏肝气，温肾阳，平阴阳，和气血之法。

生黄芪 200g，生白术 100g，防风 90g，西党参 200g，白茯苓 100g，制香附 120g，怀山药 300g，炒当归 120g，生熟地各 120g，炒赤白芍各 120g，川芎 150g，枸杞子 300g，粉丹皮 120g，山萸肉 100g，生炒米仁各 120g，泽泻 100g，炒杜仲 120g，川续断 120g，桑椹子 300g，制黄精 300g，桑白皮 120g，浙贝母 150g，白桔梗 120g，炒黄芩 120g，野荞麦根 300g，软柴胡 90g，枫斗 120g，砂蔻仁各 90g，巴戟肉 120g，仙灵脾 300g，菟丝子 120g，紫丹参 200g，山慈菇 120g，灵芝草 120g，决明子 200g，绞股蓝 150g，女贞子 100g，化橘红 120g，潼白蒺藜各 120g。

一料。

水煎浓缩，加入龟甲胶 400g，阿胶 125g，冰糖 500g，黄酒 250g 收膏，冷藏备用。早晚各一匙开水冲服，外感或腹泻时停服。

【按语】

咯血其病因繁多，可因支气管、肺部、心血管或全身性疾病引起。张仲景《景岳全书》云："而血动之由，惟火惟气耳。"认为咯血是血热和气虚所致，临床所见咯血初期或急性期以火热多见，血止后会表现虚证为主。对本病的治疗，根据《血证论》所云："惟以止血为第一要法……故又以补虚为收功之法。"该患者素体肺气虚弱，痰饮内伏，郁而化热，灼伤肺络，反复咯血，痰黄不畅。按急则治标，缓则治本，经治疗出血止，而肺脾肾三脏阳气俱虚，五脏六腑时而失调，气血不和，阴阳失衡，因此容易感冒，胸闷气短，咽喉干燥，头晕等等。冬令以膏滋剂型益气固表，养血柔肝，补肾和营，平衡阴阳，以玉屏风散、八珍汤、六味地黄丸等为主方，桑白皮、浙贝母、白桔梗、炒黄芩、野荞麦根等兼清余邪，获得良效，改善了患者对自然界气候变化的适应调节能力，减少发作机会。

病例9　痹症案

余某，男，58岁，浙江杭州人。初诊日期：2007年12月25日。

步入花甲，肝叶早薄，肝气早虚，疏泄条达失职，藏血亏乏，营阴暗耗，原脾胃虚弱，生化之源无力，气虚无力鼓动脉律，脾无力统血，脾气虚不能培肺，肺气不足，无力固卫，易受六淫之邪而犯，故曾出现胃出血、过敏性肺炎、心律不齐等病史。虽经几年冬令调治，气血尚未恢复，阴阳失于平衡，风寒仍然缠绵，筋脉失于濡养，引发腰椎间盘突出。症见：腰酸背痛，日久不愈，平时咽喉有痰，纳便寐正常。舌质红苔薄中白，脉细缓。给予：健脾益气，养血柔肝，祛风固肺，温肾壮腰，活血通络之法。

西党参200g，炒白术120g，白茯苓120g，清炙黄芪200g，广木香120g，生熟地各120g，炒当归120g，炒枣仁120g，炙远志100g，怀山药300g，粉丹皮100g，山萸肉100g，泽泻100g，寸麦冬120g，五味子90g，炒杜仲120g，川续断120g，巴戟天120g，菟丝子120g，皂角刺90g，生米仁300g，生枳壳120g，桑椹子300g，制首乌300g，制玉竹120g，紫丹参200g，紫草150g，紫背浮萍120g，佛手片120g，绿梅花100g，砂蔻仁各60g，女贞子100g，陈皮90g，潼白蒺藜各120g。

一料。

水煎浓缩，加入龟甲胶400g，鹿角胶100g，冰糖500g，黄酒250g收膏，冷藏备用。早晚各一匙开水冲服，外感或腹泻时停服。

二诊：2008年12月2日。

虽经冬令调治，腰酸背痛减轻，但风寒仍然缠绵，筋脉失于濡养。症见：颈板腰酸，背痛痔脱，喷嚏流涕，纳便寐正常。舌质红苔薄白，脉滑数。给予：益气固表，养血柔肝，温肾壮腰，活血通络，祛风利鼻，健脾化湿之法。

西党参200g，炒白术120g，白茯苓120g，生黄芪200g，防风90g，鹅不食草40g，香白芷120g，辛夷120g，野荞麦根300g，炒黄芩150g，生熟地各120g，炒当归120g，炒枣仁120g，鱼脑石120g，怀山药300g，粉丹皮100g，山萸肉100g，泽泻100g，寸麦冬120g，五味子90g，炒杜仲120g，川续断120g，巴戟天120g，菟丝子120g，皂角刺90g，煨葛根300g，片姜黄90g，鸡血藤300g，槐米300g，苦参90g，生米仁300g，生枳壳200g，桑椹子300g，制首乌300g，制玉竹120g，紫丹参200g，白鲜皮150g，紫背浮萍120g，佛手片120g，仙灵脾300g，砂蔻仁各60g，枫斗120g，女贞子100g，川芎90g，潼白蒺藜各120g，陈皮90g。

一料。

水煎浓缩，加入龟甲胶300g，鹿角胶200g，冰糖500g，黄酒250g收膏，冷藏备用。早晚各一匙开水冲服，外感或腹泻时停服。

【按语】

经云："风寒湿三气杂至，合而为痹也。"而临床所见往往是正虚后风寒湿三气杂至致痹症。该患者是肝脾不足，脾失健运，生化乏源，肺卫不固，风寒缠绵而致病，治疗遵循健脾益气，养血柔肝，祛风固肺，温肾壮腰，活血通络之法，正如叶天士《临证指南医案》说："有血虚络涩，及营虚而成痹者，以养营养血为主；又有周痹、行痹、肢痹、筋痹及风寒湿三气杂合之痹，亦不外乎流畅气血，祛邪养正，宣通脉络诸法。"方用归脾汤、生脉散、六味地黄汤等为主方健脾养血补肾固肺，煨葛根、片姜黄、鸡血藤等活血通络，使症状改善。

病例 10 尿频案

汤某，男，53 岁，浙江杭州人。初诊日期：2007 年 12 月 28 日。

素体脾肺二脏阳气不足，肺卫不固，易受外邪侵袭，风寒缠于咽喉，脾虚运化失职，胃腑代受，胃不和则不寐。现年过半百，肝叶始薄，肝气始衰，阴自半矣，肝肾失于平衡，肾阳亏虚，难以温煦脾阳，脾气更虚，膀胱气化不利。症见：夜尿 3～4 次，畏寒肢冷，夜寐难入又浅，咳嗽已少，时有白痰，胃胀嗳气，胃纳欠香。舌质红苔白，脉细弱。给予：温肾填髓，健脾和胃，益气固表，养血安神之法。

淡附子 120g，嫩桂枝 100g，生熟地各 120g，白茯苓 120g，怀山药 300g，粉丹皮 120g，泽泻 120g，山萸肉 120g，制黄精 300g，生晒参 80g，寸麦冬 120g，五味子 90g，砂蔻仁各 90g，佛手片 120g，绿梅花 100g，炒杜仲 120g，川续断 120g，菟丝子 120g，覆盆子 120g，八月札 120g，制香附 120g，生枳壳 300g，巴戟天 120g，娑罗子 120g，益智仁 120g，合欢花 200g，夜交藤 300g，炒枣仁 300g，广郁金 120g，石菖蒲 120g，炒当归 120g，炒白芍 120g，淡竹叶 90g，仙灵脾 300g，桑椹子 300g，金樱子 300g，桑螵蛸 150g，女贞子 100g，陈皮 90g，潼白蒺藜各 120g。

一料。

水煎浓缩，加入龟甲胶 300g，鹿角胶 200g，冰糖 500g，黄酒 250g 收膏，冷藏备用。早晚各一匙开水冲服，外感或腹泻时停服。

二诊：2008 年 11 月 16 日。

去冬调治后，肺气得固，脾肾振奋，感冒减少，尿频、畏寒改善，但湿浊内聚，熏蒸胆腑，仍感到怕冷腰酸，脚软，夜尿便烂，夜寐欠安，胆管炎，AKP升高，胃胀嗳气，胃纳欠香。舌质红苔白，脉细弱。给予：温肾填髓，益气健脾，疏肝利胆，养血安神之法。

　　淡附子120g，嫩桂枝100g，生熟地各120g，白茯苓120g，怀山药300g，粉丹皮120g，泽泻120g，山萸肉120g，制黄精300g，生晒参100g，寸麦冬120g，五味子90g，砂蔻仁各90g，佛手片120g，绿梅花100g，炒杜仲120g，川续断120g，菟丝子120g，覆盆子120g，八月札120g，制香附120g，生枳壳300g，巴戟天120g，娑罗子120g，益智仁120g，合欢花200g，夜交藤300g，炒枣仁300g，广郁金120g，石菖蒲120g，炒当归120g，炒白芍120g，淡竹叶90g，仙灵脾300g，桑椹子300g，金钱草300g，银柴胡120g，草果仁120g，白芡实300g，金樱子300g，桑螵蛸150g，女贞子100g，陈皮90g，潼白蒺藜各120g。

　　一料。

　　水煎浓缩，加入龟甲胶300g，鹿角胶200g，冰糖500g，黄酒250g收膏，冷藏备用。早晚各一匙开水冲服，外感或腹泻时停服。

【按语】

　　肾为先天之本，肾阳为一身阳气之根本，肾与膀胱相表里，膀胱的气化功能有赖于肾阳的温煦。今脾肺阳虚，肾阳不足，膀胱失于约束，小便反多，入夜阳消阴长，故夜尿频频，伴畏寒肢冷等症状。故主方用肾气丸"益火之源，以消阴翳"，再加仙灵脾、桑椹子、金樱子、桑螵蛸、菟丝子、覆盆子、巴戟天、益智仁等补肾固涩，生脉散、制黄精等补气阴，助阳之弱以化水，滋阴之虚以生气，肾阳振奋，脾气得健，肺气得固，气化复常，使尿频、畏寒等症状改善，感冒减少，咳嗽自愈。

病例11　口腔溃疡案

　　徐某，女，40岁，浙江省温州人。初诊日期：2003年11月

20 日。

肝主藏血，体阴用阳，女子以血为本，故肝与女子关系密切。患者年已四十，五脏六腑、十二经脉气血大盛，以达平定。今肝失疏泄，郁而化热，肝阴暗耗，时有虚火上炎，造成胃强脾弱之象，气血不和，筋脉失养，运化失司，气滞血瘀，痹阻关节及胞宫。症见：口腔溃疡反复发作，头痛颈板，关节肘肩疼痛，遇冷加重，肢冷腰酸，大便干燥，月经提前，量中兼块，色暗黑，舌质暗紫苔薄，脉弦细。给予疏肝解郁，养血健脾，舒筋活络，滋阴益肾，调和冲任之法。

焦山栀90g，粉丹皮120g，软柴胡100g，炒当归120g，炒赤白芍各120g，白茯苓120g，生白术120g，川芎150g，蔓荆子120g，煨葛根200g，炒天虫120g，桑枝120g，川续断120g，炒杜仲120g，桑椹子300g，制首乌200g，甘杞子200g，女贞子120g，生黄芪200g，寸麦冬120g，五味子90g，苏梗120g，紫丹参200g，桑寄生120g，枫斗120g，淡竹叶90g，肥知母120g，西党参200g，柏子仁120g，佛手片120g，川朴花90g，生熟地各120g，制香附120g，鸡血藤300g，潼白蒺藜各120g，降香90g，陈皮90g。

一料。

水煎浓缩，加入龟甲胶400g，阿胶100g，冰糖500g，黄酒250g收膏，冷藏备用。早晚各一匙开水冲服，外感或腹泻时停服。

二诊：2004 年 11 月 15 日。

经去冬调治，口腔溃疡已未发作。症见：左侧头痛，颈背板滞，上肢麻木，下肢抽筋，腰酸坐久背痛，寐安，尿频多，纳可，月经对月而下，量多兼块，行时腹痛，痛时喜暖。舌质淡紫，苔白，脉细缓。此乃步入更年，肝叶开始变薄，疏泄、条达失调，气郁血滞，久而及肾，其功能不能相互制约，相互资生。肝不藏血，难以濡养筋脉，肾不生髓，上不充养髓海，督、肾二脉无力持久，冲任失调。再拟：养血柔肝，益肾调经，活血化瘀。

炒当归120g，生熟地各120g，炒白芍120g，川芎150g，煨葛根300g，炒天虫120g，明天麻120g，紫丹参200g，软柴胡90g，片姜黄90g，千年健300g，西党参200g，生白术100g，白茯苓100g，炒杜仲120g，川续断120g，桑椹子300g，五灵脂100g，台乌药120g，生熟蒲黄各90g，小茴香90g，延胡索150g，桑螵蛸120g，鸡血藤300g，制首乌300g，灵芝草120g，香白芷120g，蔓荆子120g，女贞子100g，潼白蒺藜各120g，陈皮90g。

一料。

水煎浓缩，加入龟甲胶400g，阿胶100g，冰糖500g，黄酒250g收膏，冷藏备用。早晚各一匙开水冲服，外感或腹泻时停服。

【按语】

口腔溃疡属于中医"口疮"、"口糜"范畴。由于脾开窍于口，心开窍于舌，肾脉连咽系舌本，两颊与齿龈属胃与大肠，任脉、督脉均上络口腔唇舌，因此口疮的发生与五脏关系密切。《素问·至真要大论》说："诸痛痒疮，皆属于心。"临床所见口腔溃疡的发生与许多因素相关，不独责之于心。平时忧思恼怒，过食肥甘，心脾蕴热或肝胃郁热，或肾阴不足，虚火上炎等均可发为口疮。该患者肝失疏泄，郁而化热，肝阴暗耗，虚火上炎，故出现口腔溃疡、月经提前等症状，由于气血不和则产生肢体疼痛等症状，予丹栀逍遥散为主之膏方调治，次年口腔溃疡未发。

病例12　口臭案

徐某，女，51岁，浙江富阳人。初诊日期：2005年12月23日。

阳明脉衰于上，面始焦，发稀须白。阳明者胃矣，乃多气多血之腑，与脾互为表里，主宰生化之源，乃后天之本，今阳明脉衰，其气血生化开始不足，胃火偏旺，容易上炎于口，筋脉失于濡养，气血乃储于肾，肾精不足，冲任失调。症见：口臭口干，大便常带血，月经先后无定，6 日才净，量中兼块，颈板肩滞，有时腰酸。舌质红苔白，脉细缓。法当：养血柔肝，健脾和胃，益肾调经。

炒当归 120g，软柴胡 90g，生熟地各 120g，川芎 120g，白茯苓 100g，炒白芍 120g，制香附 120g，广郁金 120g，佛手片 120g，玫瑰花 100g，川朴花 100g，绿梅花 100g，煨葛根 300g，炒天虫 120g，明天麻 120g，失笑散（包）90g，藏红花 120g，独活 120g，炒杜仲 120g，川续断 120g，桑椹子 300g，灵芝草 120g，淡竹叶 90g，羌活 90g，紫丹参 120g，小茴香 120g，益母草 120g，生米仁 120g，制首乌 300g，胡黄连 50g，西党参 200g，炒白术 120g，怀山药 300g，白蔻仁 90g，女贞子 100g，枫斗 120g，陈皮 90g，潼白蒺藜各 120g。

一料。

水煎浓缩，加入龟甲胶 300g，阿胶 200g，冰糖 500g，黄酒 250g 收膏，冷藏备用。早晚各一匙开水冲服，外感或腹泻时停服。

二诊：2006 年 12 月 7 日。

经去冬调治，口臭已除，但毕竟半百已过，肝叶始薄，肝气始衰，气血懒惰，营阴不足，藏血受阻，筋脉失养，又时横犯脾胃，胃失和降，蕴液成湿，熏蒸肝胆，湿血互结，积于胆囊，清阳不升，浊气不降，胸阳被阻难以伸展，心失所养，髓海失充，神不守舍。故症见：头晕时作，腰酸背痛，胸闷心慌，胆囊息肉，胃胀嗳气，关节酸胀，夜寐难入，平时带下，月经提前 7 天，量中。舌质红，苔薄白，脉弦缓。再给予：养血柔肝，清热利胆，健脾化湿，益肾活血之法。

生熟地各 120g，怀山药 300g，白茯苓 120g，粉丹皮 150g，山萸肉 120g，炒当归 120g，炒白芍 120g，制香附 120g，绿梅花 120g，川朴花 90g，玫瑰花 120g，代代花 120g，白蔻 120g，广郁金120g，紫丹参200g，制首乌300g，西党参200g，川芎120g，参三七120g，苏梗木各120g，炒杜仲120g，川续断120g，生米仁300g，夜交藤300g，炒枣仁300g，合欢花200g，制玉竹150g，女贞子100g，煨葛根200g，潼白蒺藜各120g，明天麻120g，金钱草300g，陈皮90g。

一料。

水煎浓缩，加入龟甲胶400g，阿胶100g，冰糖500g，黄酒250g收膏，冷藏备用。早晚各一匙开水冲服，外感或腹泻时停服。

【按语】

口臭可见于人体的各种急慢性疾病，如牙龈肿痛、便秘、胃痛、便秘、便溏、失眠、烦躁等症状，急慢性胃炎、十二指肠溃疡、肝炎、肺结核、糖尿病、癌症患者、接受化疗者等等均会产生强烈口臭。中医认为引发口臭的主要原因是肺胃热盛或阴虚火旺，清代《杂病源流犀烛》中说："虚火郁热，蕴于胸胃之间则口臭，或劳心味厚之人亦口臭，或肺胃火灼口臭。"今肝阴不足，胃失和降，胃火偏旺，产生口臭口干等症状，以逍遥散、清胃散加减为主之膏方柔肝和胃调治后口臭即除。但患者年过半百，肝气始衰，营阴不足，横逆犯胃，胃失和降，湿血互结，心失所养之体，再给予养血柔肝，清热利胆，健脾化湿，益肾活血之法巩固之。

病例 13　目糊案

陶某，男，30岁，浙江杭州人。初诊日期：2002年12月17日。

五脏六腑气血盈满、肌肉方坚之年，当阴平阳秘，精神乃治。今因肝气失调，气滞血瘀，日久伤及疏泄与条达，肝血不足，肝体不养，目窍不利，与肾同居膈下，失去相互制约、相互资生之功能，精血亏虚，上不荣髓海，中不养肺，肾不养府，肺失宣降，易受外邪，风热常缠鼻咽。故症见：双目视物模糊，腰酸寐欠安，手心发热，易感咽痒，鼻塞，涕多色黄。舌质红苔白，脉缓。法当：养血柔肝，育阴益肾，固卫利咽，清热通窍。

炒当归120g，制香附120g，广郁金100g，紫丹参200g，怀山药200g，软柴胡90g，生枳壳120g，炙鳖甲120g，甘杞子200g，生熟地各120g，白茯苓100g，山萸肉90g，生白术100g，佛手片120g，川芎120g，粉丹皮120g，炒赤白芍各120g，青葙子150g，女贞子100g，砂蔻仁各60g，制首乌200g，枫斗120g，绞股蓝150g，苍耳子100g，香白芷120g，鹅不食草40g，皂角刺80g，防风90g，制黄精200g，潼白蒺藜各100g，陈皮90g。

一料。

水煎浓缩，加入龟甲胶500g，冰糖500g，黄酒250g收膏，冷藏备用。早晚各一匙开水冲服，外感或腹泻时停服。

二诊：2003年12月18日。

经去冬养血柔肝，育阴益肾，固卫利咽，清热通窍调治，双目模糊明显好转，腰酸寐欠安，手心发热较前改善，但仍易感咽痒，鼻塞，涕多色黄。舌质红苔白，脉缓。再拟：益气固表，养血宁神，活血通络，祛痰利咽之法。

生黄芪200g，苍白术各100g，防风90g，炒当归150g，生熟地各150g，川芎100g，炒白芍150g，怀山药200g，绞股蓝200g，桑椹子300g，参三七120g，煨葛根300g，炒天虫150g，明天麻120g，潼白蒺藜各120g，化橘红90g，皂角刺90g，地肤子120g，夜交藤300g，生炒米仁各150g，川续断150g，炙远志90g，广木香120g，苦丁茶200g，炒枣仁150g，桑寄生200g，蔓荆子100g，紫草100g，灵芝草100g，决明子300g，豨莶草200g。

一料。

水煎浓缩，加入龟甲胶500g，冰糖500g，黄酒250g收膏，冷藏备用。早晚各一匙开水冲服，外感或腹泻时停服。

【按语】

"肝开窍于目"，"肝受血而能视"，"肝气通于目，肝和则目能辨五色矣"。由于肝与目的关系密切，因而肝的功能是否正常，往往可以从目上反映出来。今由于各种原因导致肝气失调，疏泄与条达失职，影响肝储藏血液和调节血量的生理功能，使肝血不足，不能濡养于目，出现双目视物模糊，肝肾同源，精血亏虚，诸症丛生。治疗以养血柔肝，育阴益肾，固卫利咽，清热通窍之法，柴胡疏肝散、六味地黄丸加减为主调治，获得显效。

病例 14　脱发案

周某，女，54 岁，浙江省宁波人。初诊日期：2002 年 12 月 3 日。

年逾半百，脾肾两虚，运化失常，湿浊内生，清阳不升，浊阴不降，气血生化不足，肝肾互相不能资生，精血不充，筋脉失养，心失所养，阳气不能振展。症见：脱发明显，头目昏晕，颈背板滞，心慌时作，腰酸怕冷。舌质淡红边齿印，苔白稍厚，脉沉细。拟益气健脾，补肾填髓，通阳宁心，活血通络。

西党参 200g，炒白术 150g，白茯苓 100g，广木香 120g，砂蔻仁各 60g，寸麦冬 120g，怀山药 200g，淡附子 60g，川桂枝 90g，山萸肉 120g，生熟地各 120g，粉丹皮 100g，泽泻 100g，菟丝子 120g，炒赤白芍各 120g，巴戟肉 120g，千年健 150g，五味子 90g，炒杜仲 120g，川牛膝 120g，煨葛根 200g，炒天虫 120g，紫丹参 200g，明天麻 120g，潼白蒺藜各 120g，宣木瓜 120g，川芎 100g，制黄精 200g，夜交藤 200g，鸡血藤 200g，陈皮 90g。

一料。

水煎浓缩，加入龟甲胶 400g，阿胶 100g，冰糖 500g，黄酒 250g 收膏，冷藏备用。早晚各一匙开水冲服，外感或腹泻时停服。

二诊：2003 年 11 月 28 日。

经去冬膏方调治，肾阳渐充，水湿渐化，脉络渐畅。故：脱发略减少、怕冷形寒、头昏头晕、腰酸背板、下肢麻木等症状均得改善。面色红润，纳便正常。舌质淡红，苔薄白，脉细缓。再拟：养血益肾，柔肝荣发，健脾生血，活血通络。

川桂枝 90g，淡附子 60g，生熟地各 120g，山萸肉 120g，怀山药 200g，粉丹皮 100g，川芎 150g，白茯苓 120g，泽泻 100g，菟丝子 120g，益智仁 120g，制首乌 200g，制黄精 200g，炒杜仲 120g，川续断 120g，西党参 200g，炒白术 120g，炒当归 120g，炒白芍 120g，煨葛根 200g，鸡血藤 200g，紫丹参 200g，夜交藤 200g，广郁金 120g，石菖蒲 120g，千年健 200g，炒天虫 120g，川厚朴 120g，陈皮 90g，生炒米仁各 120g，潼白蒺藜各 100g。

一料。

水煎浓缩，加入龟甲胶 400g，阿胶 100g，冰糖 500g，黄酒 250g 收膏，冷藏备用。早晚各一匙开水冲服，外感或腹泻时停服。

三诊：2004 年 12 月 7 日。

叠进健脾补肾、养血活血之膏方冬令调治，肾阳得充，水湿已化，脉络通畅，心神得养。故脱发有改善，怕冷形寒、头昏头晕、腰酸背板、下肢麻木等症状均已缓解。面色红润，纳便正常。舌质淡红，苔薄白，脉细缓。再拟：养血益肾，柔肝荣发，健脾生血，活血通络。

生熟地各 120g，怀山药 300g，山萸肉 120g，粉丹皮 120g，白茯苓 120g，菟丝子 120g，枸杞子 300g，补骨脂 120g，制首乌 300g，制黄精 300g，炒杜仲 120g，川续断 120g，炒当归 150g，炒白芍 120g，川芎 100g，软柴胡 90g，广郁金 120g，煨葛根 300g，炒天虫 120g，潼白蒺藜各 120g，石菖蒲 120g，夜交藤 300g，川牛膝 120g，千年健 150g，西党参 150g，炒白术 120g，地肤子 120g，明天麻 120g，川厚朴 100g，毛姜 60g，陈皮 90g。

一料。

水煎浓缩，加入龟甲胶 400g，鹿角胶 100g，冰糖 500g，黄酒 250g 收膏，冷藏备用。早晚各一匙开水冲服，外感或腹泻时停服。

【按语】

人是一个有机整体，头发是人体的组成部分。"有诸内，必形诸于外"。中医学认为脱发的病因主要在肾，"发为血之余"，若肝肾两虚，气血不足，全身的血液循环就疲软，无力将营养物质输送到头皮，毛囊得不到滋养，渐渐萎缩，就会引起脱发。另外，"血不流，则毛不泽"，《医林改错》云："皮里内外血瘀，阻塞血络，新血不能养发，故发脱落。"血脉不畅通，瘀血内阻，气血不能滋养头发可导致脱发，徐老师认为各种因素导致湿浊内阻，清阳不升，头发失于滋养也可导致脱发。该患者年逾半百，肝脾肾俱虚，湿浊内生，清阳不升，气血不足，精血不充，毛发失养，自然脱发明显。调治时先给予参苓白术散、肾气丸等益气、健脾、补肾为先，当脾肾之阳得振，湿浊已化后，以六味地黄丸等加强补肝肾，四物汤等养血活血，使脱发改善。

病例 15 更年期咳嗽案

章某，女，52 岁，浙江杭州市人。初诊日期：2007 年 11 月 20 日。

步入更年，太冲脉衰减，任脉虚，天癸竭，肝阴暗耗，横逆犯脾，脾胃失调。原已肺气虚弱，难以固表，反复咳嗽曾致成风温，经治疗后虽得以缓解，始终肺阴不足，脾运失调，气阴失和，阳气无力推动水液和精血。故症见：反复咳嗽，日久不愈，痰黏欠畅，神疲乏力，容易感冒，纳食一般，大便稀烂，甚则 5～7 次/天，偶有皮肤瘙痒，夜寐欠安。舌质淡红，苔白少，脉细缓。按"缓则治本"原则，在冬藏之季，给予：益气固表，健脾助运，柔肝理气，温肾活血之法，制成膏滋缓调治。

制黄精 300g，生白术 120g，防风 90g，西党参 300g，白茯苓 150g，怀山药 300g，砂蔻仁各 90g，佛手片 120g，绿梅花 90g，玫瑰花 120g，白蔻 120g，炒米仁 300g，生枳壳 200g，炒黄芩 150g，野荞麦根 300g，桑白皮 120g，白桔梗 120g，浙贝母 200g，炒杜仲 120g，川断 120g，桑椹子 300g，枫斗 120g，炒当归 150g，煨葛根

300g，杞子 300g，制首乌 300g，淡竹叶 90g，仙灵脾 300g，菟丝子 120g，炒白芍 150g，荠菜花 300g，叶下珠 300g，女贞子 120g，炒枣仁 300g，潼白蒺藜各 120g，合欢花 300g，陈皮 90g。

一料。

水煎浓缩，加入龟甲胶 400g，阿胶 100g，灵芝粉 10g，冰糖 500g，黄酒 250g 收膏，冷藏备用。早晚各一匙开水冲服，若遇外感或腹泻时停用。

二诊：2008 年 11 月 25 日。

虽经调治咳嗽已明显好转，感冒减少，但气阴仍难以调和，故症见：神疲乏力，颈板耳鸣，纳食一般，时口干，大便稀烂，5～7 次/天，偶有皮肤瘙痒，夜寐欠安。舌质淡红，苔白少，脉细缓。为巩固治疗，再给予：益气固表，健肝助运，柔肝理气，补肾活血之法。

制黄精 300g，生白术 120g，防风 90g，西党参 300g，麦冬 120g，白茯苓 150g，五味子 90g，川朴 120g，冬凌草 150g，生熟地各 120g，怀山药 300g，砂蔻仁各 90g，佛手片 120g，绿梅花 90g，玫瑰花 120g，白蔹 120g，生米仁 300g，生枳壳 300g，炒黄芩 150g，野荞麦根 300g，桑白皮 120g，白桔梗 120g，浙贝母 200g，炒杜仲 120g，川断 120g，桑椹子 300g，枫斗 120g，炒当归 150g，煨葛根 300g，枸杞子 300g，制首乌 300g，淡竹叶 90g，仙灵脾 300g，菟丝子 120g，炒白芍 150g，荠菜花 300g，叶下珠 300g，女贞子 120g，炒枣仁 300g，潼白蒺藜各 120g，合欢花 300g，鹿角片 90g，陈皮 90g。

一料。

水煎浓缩，加入龟甲胶 400g，阿胶 100g，百令孢子粉 100g，冰糖 500g，黄酒 250g 收膏，冷藏备用。早晚各 1 匙开水冲服，若遇外感或腹泻时停用。

【按语】

《素问·咳论》指出："五脏六腑皆令人咳，非独肺也。"该理论从整体观念出发，揭示了咳嗽与五脏六腑之间的病理关系，故咳嗽的辨治除肺脏本证外，还应注重脏腑兼证和体质特点。该患者原有肺气虚弱，适逢更年期，天癸竭，肝阴暗耗，横逆犯脾，脾胃失调，生化不足，卫外不固，外邪入侵，反复咳嗽，且日久不愈，伴耳鸣、失眠、便烂等症状。事实上患者的五脏功能均出现失衡的现象，所以治疗上采用益气固表，健脾助运，柔肝理气，温肾活血之法，方用玉屏风散、四君子汤等，再加枸杞子、制首乌、仙灵脾、菟丝子、炒白芍、潼白蒺藜、女贞子等补肾柔肝之品从本施治，调节五脏功能，故能收到满意疗效。

第七章　妇　科　病

　　女性在脏器上有胞宫，在生理上有月经、胎孕、产育和哺乳等特殊功能，妇女所患许多疾病与女性生理特征有关。现代女性工作繁忙，脑力与体力消耗较多，精神压力大，且锻炼身体机会较少，因此体质下降，抗病能力减退，每当情志不畅或外感六淫之邪，可导致气血不调、脏腑功能失常和冲任二脉损伤，产生各种妇产科疾病。而当机体发病后出现的表现形式、程度与转归如何，与治疗是否及时、调理是否得当有密切的关系，如慢性盆腔炎、月经不调、闭经、更年期综合征等，气血亏虚，气机紊乱，或兼湿热下注；有些患者患有急性病或大失血之后，如崩漏、产后大出血等，使气血耗损而气血两亏，身体虚弱，都可导致疾病缠绵不愈。徐老师认为这些患者应及时用中药调理，之后用膏方调补阴阳、气血、脏腑，增强体质，使疾病痊愈，预防复发，并有抗衰老养颜之功。妇科膏方适应证主要包括：月经病、更年期综合征、带下病、产后病。

妇科膏方调治要点

1. 女性以肝为先

"女子以肝为先天"见于叶天士《临证指南医案》，主要是指肝与女子的生理、病理息息相关。肝具有储藏血液和调节血量的作用，主疏泄，喜条达，恶抑郁，对女子的生理、病理起着非常重要的作用，女子的经、孕、产、乳功能全依赖肝的藏血与疏泄条达，如肝的功能失常，则出现各种妇科病证。反过来，从妇女月经情况可以推断肝的疏泄和藏血功能的正常与否，这就是在中医学诊病中特别强调"妇女尤必问经期"的道理。古人云："妇人以肝为主，以血用事"及"治经肝为先，疏肝经自调"。如情志怫郁，肝失调畅，肝气郁结，变证迭起，或气郁化火，或肝阳上亢，或气滞血瘀，或肝郁脾虚，湿热内生，影响冲任，故临床施治在辨证的基础上，高度重视从肝论治之效。逍遥散、越鞠丸、四逆散乃常用方，常用药物疏肝解郁有柴胡、川楝子、郁金、香附等；清热泻肝宜丹皮、栀子；镇摄平肝选石决明、天麻、钩藤、龙骨、牡蛎等；气滞血瘀加当归、川芎等，临床上以此而取得良好的疗效。

2. 女子以血为本

"血"是女性健康的重要组成部分，女性一生经历经、带、胎、产，无不以血为用，若血行通畅，冲任充盈，经、孕、产、乳则正常，而经、孕、产、乳数伤其血，使女性最易伤血耗血，正如《灵枢·五音五味》说："妇女之生，有余于气，不足于血，以其数脱血也。"汪石山也说："妇人属阴，以血为本……妇人加有哺乳、月经之耗，是以妇人病血者多。"所以，女性养生首先应重视养血，血足才能使面色红润亮丽、经血正常、精神旺盛，若不善于养血，就容易出现面色萎黄无华、唇甲苍白、头晕眼花、倦怠乏力、发枯肢麻、经血量少、月经延迟、舌淡脉细等，严重贫血时，还容易出现皱纹早生、华发早白、更年期提早等早衰状况。一般来讲，女性到了 35 岁左右，身体慢慢地开始气血两虚了，《素问·上古天真论》："女子……五七阳明脉衰，面始焦，发始堕，六七三阳脉衰于上，面皆焦，发始白。"因此，女子贵在养血。

徐老师临证养血补血，常选方剂归脾汤、四物汤、当归补血汤、十全大补汤等，常用中药包括当归、白芍、生地、熟地、阿胶、紫河车等，由于"血为气之母"，"气为血之帅"，"气血互生"，彼此有极其密切的关系，血虚常伴随气虚存在，用药时注意气血双补。补气药多选党参、黄芪、人参等，又选白术、白芍、黄精等健脾补血之品，还注意药物之间动静结合，如补血药中，当归与白芍常配用，当归活血补血为动，白芍养血柔肝属静，二者配用可养血柔肝，调经止痛；再如川芎与熟地黄配用，川芎行气活血、调经止痛为动，熟地黄养阴血为静，二者相配，一动一静，增强补血之功。

3. 妇人必调冲任

"冲为血海，任主胞胎"，冲任的盛通是妇女经、孕、产、乳之本。张景岳说："冲任为月经之本。"《妇科玉尺》云："凡有胎者，责冲任脉旺。"《妇人大全良方》亦云："乳汁资于冲任。"冲任二脉，皆起于胞中，为人体经脉之海。"冲"是人体全身气血运行之要冲，《灵枢·海论》称为"十二经脉之海"和"血海"。任脉主人体一身之阴，凡精血津液都属任脉总司，是妊养之本，故《素问·上古天真论》云："女子七岁，肾气盛，齿更发长；二七而天癸至，任脉通，太冲脉盛，月事以时下，故有子……"冲任受损是妇科病的主要发病机理。《妇人大全良方》云："妇人病有三十六种，皆由冲任劳损而致。"《丹溪心法》指出："夫妇人崩漏者，由脏腑伤损冲任二脉，血气俱虚故也。"《妇人大全良方》又云："夫妇人月水不利者，由劳伤血气，致令体虚而风冷，客于胞内，损伤冲任之脉，手太阳、少阴之经故也。冲任之脉，为经脉之海，皆起于胞内。"不论感受寒、热、湿邪或生活所伤、内伤七情、体质因素等原因，或脏腑功能失常、血气失调的机理，都可直接或间接损伤冲任，使胞宫、胞脉、胞络发生病理变化，从而出现经、带、胎、产、杂病等妇产科疾病。在治疗上应调理冲任，根据药物归经理论选择相应药物，入冲任药物如龟板、香附、鳖甲等，固摄冲任药鹿角、乌贼骨、金樱子、白果、赤石脂等，温煦冲任药吴茱萸、炮姜、艾叶、川椒、肉桂等，清泄冲任药丹皮、黄柏、侧柏叶等。一种药物可以归多条经，在归奇经的同时，还会归入肝脾肾等经络，因此，同时有调补肝脾肾的作用。

4. 调治当重脾肾

肾为元阴元阳之根，主藏精，是人体生长发育和生殖的根本。《素问·奇病论》："胞脉者，系于肾。"故胞宫的生理活动与肾之盛衰息息相关，肾阴不足或真阴亏损，临床常见月经不调、崩漏、闭经、更年期综合征、不孕症等，治疗宜滋肾养阴，药物可加用血肉滋补之品，如生熟地、鳖甲、阿胶、山萸肉、枸杞子、地骨皮、首乌等药物来益肾精补肝血；如肾阳虚，症见月经后期，色淡质稀，性欲淡漠，白带清稀，久带不止，习惯性流产，舌淡苔白等，药以仙灵脾、仙茅、巴戟天、肉苁蓉等温肾扶阳，壮元精，温而不燥，取少火煦以生气也。

脾为气血生化之源，脾主统血，主运化，妇女月经、胎孕、哺乳均以血为用，如脾的运化功能失常，则生化之源不足，血海空虚而致月经后期、月经过少、闭经。脾气不运，则湿浊内停，发为带下等疾。脾不但是生化之源，同时有统摄血液的功能，《妇科玉尺》："思虑伤脾，不能摄血致令妄行"，发为崩漏。《血证论》云："血乃中州脾土所统摄，脾不统血，是以崩漏，名曰崩中，示人治崩，必治中州也。"脾主统血，有赖脾气的充盛，故谓："气为血帅，血由气摄。"治疗宜归脾汤、四君子汤等，药物选党参、白术、黄芪、茯苓、怀山药、炙甘草等健脾益气，为保护脾胃功能，适当配合理气消导之品，陈皮、木香、砂仁等为常选之药。

《景岳全书》指出："故调经之要，贵在补脾胃以资血之源，养肾气以安血之室，知斯二者，则尽善矣。"总之，肾主先天，脾主后天，肾主生殖，脾主营养，先天后天相互协调支持，营养与生殖得以协调，经带产乳则可正常。

5. 不忘活血化瘀

瘀血阻滞为妇科疾病常见病机，徐老师认为，很多疾病，尤其是一些难治、缠绵之证，与瘀血有关，故活血化瘀法为治疗妇科病瘀血证的主要法则，在妇科膏方中也应视病情需要不忘参入活血化瘀药物。瘀血阻滞常由气滞、气虚、寒凝、热灼、血虚、外伤手术成瘀所致，故治疗时活血化瘀药物要用之得当，不能滥用，如血滞血瘀宜活血化瘀，药物有桃仁、红花、川芎、丹参、乳香、没药、益母草、五灵脂等。血虚宜补气养血，药物有当归、熟地、何首乌、阿胶、龟板、枸杞等。血热宜清热凉血，药物有生地、丹皮、赤芍等。寒凝应加肉桂、桂枝之类。

第一节　月经病

月经病是指月经的周期、经期、经量、经色、经质等发生异常，或伴随月经周期出现明显症状为特征的疾病，是妇科临床的多发病。常见的月经病有月经过多、经期延长、月经先期、月经后期、月经先后无定期、月经过少、闭经、崩漏、痛经等。

月经病之病因病机不外乎七情所伤或外感六淫，或饮食劳倦、房劳所伤、禀赋不足致肝脾肾功能失常，气血失调，导致冲任二脉损伤以及肾-天癸-冲任-胞宫轴失调而发病。如血热扰于冲任，迫血妄行，或气虚统摄无权，冲任失固易导致月经先期、月经量多，甚至崩漏；因贪凉饮冷，寒客胞宫，血为寒凝，或素体阳虚，寒自内生，胞失温煦，或久病或失血，血海空虚，无血以行，或情志不舒，气滞血郁，胞血不运，均可致月经后期，月经量少，甚至闭经，或痛经；当肝气郁滞或恼怒伤肝，致肝气逆乱，血海蓄溢无常，或肾气不足，开阖失司，致气血失调，瘀血阻滞，冲任损伤，引起月经先后无定期或痛经等疾病。

徐老师在治疗月经病方面颇具特色。她认为女子在不同年龄阶段具有不同的生理与病理特点。少女正当生长发育期，重在顾护肾气；育龄期生殖功能旺盛，经孕产乳皆以血为用，往往不足于血，有余于气，重在养肝疏肝；绝经后肾气、天癸已竭，当重在健脾胃以颐养后天。而在月经周期的不同阶段，也应注意阴阳气血消长、胞宫定期藏泻而用不同的治法和方药，经前期阴阳、气血旺盛时期，宜采用疏通之法，重疏肝理气，经期用活血理气之法使经行通畅，促进子宫内膜及时剥脱，经后期血海空虚则以益气养血为主。先予以汤药，再予冬季膏方调治使月经病得到彻底治疗。

病例1

游某，女，36岁，浙江杭州人。初诊日期：2007年11月30日。

女子五七，阳明脉衰于上，面始焦，阳明者胃矣，乃多气多血之腑，与脾同为表里，为后天之本。今始衰表明气血随之减少，与肝、肾失去协调，藏血、主髓、输泄功能下降，加之脾运失司，聚液成湿，蕴郁而为内邪，可窜走脉络之中，下注胞宫积为息肉。髓血亏乏，则上不荣脑，髓海空虚，神不守舍，筋失濡养，督带二脉失充。症见：月经提前1周，量少兼块，淋漓14天才净，宫内息肉，经前乳胀，夜寐难入易醒同存，常多梦扰，醒后疲乏，颈板滞，腰酸背痛，怕冷，胸闷时作，面色稍萎黄，纳便正常。舌质红苔薄，脉细缓重按无力。给予：养血柔肝，健脾化湿，宁心安神，补肾填髓之法。

制黄精300g，炒当归120g，炒白芍120g，生熟地各120g，川芎150g，制香附120g，广郁金120g，炒白术120g，白茯苓120g，炒枣仁300g，炙远志120g，西党参200g，怀山药300g，粉丹皮150g，藤梨根300g，夜交藤300g，合欢花200g，紫贝齿120g，炒杜仲120g，川续断120g，蔓荆子120g，石菖蒲120g，紫丹参200g，参三七90g，苏梗木各120g，仙灵脾200g，蚤休120g，炒黄柏120g，樗白皮120g，益母草120g，失笑散（包）90g，山慈菇120g，皂角刺90g，橘核络各120g，桑椹子300g，女贞子200g，砂蔻仁各90g，鹿角片60g，潼白蒺藜各120g。

一料。

水煎浓缩，加入龟甲胶400g，阿胶100g，大胡桃肉250g，冰糖500g，黄酒250g收膏，冷藏备用。早晚各一匙开水冲服，外感或腹泻时停服。

病例2

芦某，女，36岁，浙江天台人。初诊日期：2007年12月8日。

五脏六腑、十二经脉大盛，气血满盈，当"阴平阳秘，精神乃治"。阳明衰于上，面始焦，阳明者胃矣，乃多气多血之腑，与脾同为表里，是后天之本。表明气血开始减少，筋脉失于濡养，冲任二脉失充。故症见：月经后期10~15天，先少后多兼块，10天才净，背胀怕冷，纳可脘偶胀。舌质红苔白，脉细缓。给予：健脾养血，疏肝理气，补肾壮腰，活血调经之法。

炙黄芪200g，炒白术120g，软柴胡90g，白茯苓120g，绿梅花120g，西党参200g，广郁金120g，香白芷120g，寸麦冬120g，五味子90g，玫瑰花120g，生米仁300g，川朴花90g，佛手片120g，代代花120g，桑椹子300g，艾叶60g，白蔹120g，炒白芍120g，紫石英120g，益母草120g，失笑散（包）90g，炒当归120g，炙枳壳120，仙灵脾300g，金狗脊120g，广郁金120g，紫丹参200g，制首乌300g，炒枣仁120g，淡竹叶90g，炒杜仲120g，川续断120g，菟丝子120g，枫斗120g，怀山药300g，粉丹皮 120g，泽泻 120g，生熟地各 120g，鹿角片 90g，女贞子 100g，陈皮 90g，潼白蒺藜各 120g。

一料。

水煎浓缩，加入龟甲胶 400g，阿胶 100g，冰糖 500g，黄酒 250g 收膏，冷藏备用。早晚各一匙开水冲服，外感或腹泻时停服。

病例 3

严某，女，36 岁，浙江杭州人。初诊日期：2002 年 12 月 12 日。

肝经郁热之体，肝藏血不足，营阴暗耗，阳失所依附，阴阳失衡，肝阳偏亢，疏泄失调，郁热下行胞宫。症见：颈背板滞，纳食欠香，月经先期，量减色暗，小腹抽痛，经前乳胀，痤疮频发，伴色素沉着。舌质红苔薄，脉细缓小弦。正值冬令，拟定：疏肝解郁、理气和胃、益肾养血、调理冲任，膏滋缓调治。

炒当归 120g，软柴胡 90g，白茯苓 120g，生白术 100g，炒白芍 120g，粉丹皮 120g，焦山栀 90g，炒黄芩 120g，生熟地各 120g，川芎 120g，煨葛根 300g，炒天虫 120g，明天麻 120g，蚤休 120g，山慈菇 120g，生米仁 150g，独活 120g，紫丹参 200g，炒杜仲 120g，川续断 120g，台乌药 120g，小茴香 100g，桑椹子 300g，西党参 200g，玫瑰花 90g，香白芷 120g，白蔹 120g，枫斗 120g，女贞子 100g，灵芝草 120g，陈皮 90g，潼白蒺藜各 120g。

一料。

水煎浓缩，加入龟甲胶 500g，冰糖 500g，黄酒 250g 收膏，冷藏备用。早晚各一匙开水冲服，外感或腹泻时停服。

【按语】

《女科经纶》云："妇人有先病而后致经不调者，有因经不调而后生诸病者。如先因病而后经不调，当先治病，病去则经自调；若因经不调而后生病，当先调经，经调则病自除。"因月经病而导致其他不适当先调经，若因他病而引起月经病，则应先治疗原发病，临证时还须辨证施治，膏方调治也不例外。以上 3 例均为月经不调患者，膏方治疗月经病重在治本调经，徐老师常常运用归脾汤、六味地黄丸加减，养血柔肝，健脾补肾，调养冲任，逍遥散疏肝，同时注重患者的不同特点和兼症。病例 1 月经提前，淋漓不净，气血不足，统摄无权，冲任不固，兼湿浊内蕴，走窜经络，下注胞宫，故加入蚤休、炒黄柏、樗白皮清下焦湿热，山慈菇、皂角刺、橘核络通络散结，桑椹子、女贞子、潼白蒺藜、鹿角片补肝肾通督脉；病例 2 月经后期，背胀怕冷，乃冲任不充、血海空虚，不能按时满溢，同时兼肾阳不足，方中加强了补肾温肾壮腰之品，如艾叶、紫石英、仙灵脾、桑椹子、金狗脊、制首乌、炒杜仲、菟丝子、生熟地、鹿角片；病例 3 月经先期，量减色暗，兼痤疮频发，肝血不足，肝经郁热，肝阳偏亢，以炒天虫、明天麻加强平肝作用，由于兼湿浊内蕴，以台乌药、小茴香加强温化作用。

第二节　更年期综合征

更年期是妇女由生育年龄进入非生育年龄的过渡时期，此时卵巢逐渐减少性激素的产生，垂体功能亢进，分泌过多的促性腺激素，引起自主神经功能紊乱，从而出现一系列程度不同的症状，如月经变化、面色潮红、心悸、失眠、乏力、抑郁、多虑、情绪不稳定、易激动、注意力难于集中等。随着年龄的增长，更年期妇女逐渐生殖器官开始萎缩，或出现一些相关疾病，如阴道萎缩、性交疼痛、尿失禁、骨质疏松、心血管疾病等等，少数妇女症状严重，甚至影响生活和工作，则更需要药物治疗。

更年期综合征，中医学亦有称"经断前后诸证"，多因妇女将届经断之年或经断之后，肾气逐渐虚衰，藏精不足，导致机体阴阳失衡，或肾阴不足，阳失潜藏；或肾阳虚衰，经脉失于温养而出现一系列脏腑功能紊乱的证候。肾为先天之本，肾虚必然影响心、肝、脾，使其功能失调，发生多种病变。更年期综合征临床常见的辨证分型包括肝肾阴虚、脾肾阳虚、阴阳俱虚、心脾两虚、心肾不交、肝郁脾虚、冲任不固等。当患者情志抑郁不舒，肝气郁结，肝木犯脾，水湿运行受阻，聚湿为痰，痰气互结，阻遏气机升降，气郁痰结也可导致本病。

从近年来中医治疗更年期综合征的研究资料来看，中医不仅在疗效上能与雌激素媲美，而且在安全性上有过之而无不及。更重要的是中药对更年期综合征的性腺轴有调节作用，对卵巢分泌雌激素的水平有双向调节作用，尤其通过卵巢内调节使"垂死"的卵泡复苏，延缓卵巢老化，这也是单纯替代疗法的雌激素作用不能比拟的。而且中药能提高更年期综合征的免疫功能，并能防治骨质疏松。治疗可从肾论治，或从肝脾肾论治，或从心肝肾论治，或从痰瘀论治。临床根据不同证型，辨证论治，调整患者激素－内分泌系统功能，改善机体内外环境，从而缓解或减轻更年期综合征的各种症状，使其达到新的动态平衡。

徐老师认为更年期治疗应强调补肾，同时加上健脾调肝、宁心安神、活血化瘀等中药进行调理，当患者有月经紊乱等症状表现时就开始实施预防和治疗，直至绝经后。平时有症状中药调理，冬季膏方缓图之，从而达到未病先防，绝经期平稳过渡，绝经后强身健体，延缓衰老，保持青春的目的。

病例 1

倪某，女，45 岁，浙江杭州人。初诊日期：2007 年 11 月 23 日。

步入更年，三阳脉皆衰，面皆焦，发脱斑白，肝失疏泄条达，营阴暗耗，虚热循经而上，迫津外越，气无所依附，阻于胸中，胸阳不能伸展，与肾不能相互制约，虚火内生，灼炼湿浊，与血互结，下注胞宫，阻于气血，积在胞脉致成子宫肌瘤。症见：月经提前 5～7 天，量中兼块，心烦易怒，胸闷心慌，腰酸背痛时作，冬天怕冷，大便干燥。舌质红紫，苔薄白，脉弦滑。
给予：疏肝理气，宽胸宁心，滋阴清热，益肾活血之法。

　　焦山栀90g，粉丹皮150g，炒当归120g，银柴胡100g，白茯苓120g，炒白术120g，制香附120g，广郁金120g，淡竹叶90g，苏梗木各120g，制玉竹150g，灵芝草120g，佛手片120g，绿梅花100g，生米仁300g，山慈菇120g，皂角刺90g，蚤休120g，藤梨根300g，制首乌300g，紫丹参200g，参三七120g，瓜蒌仁200g，失笑散（包）90g，玫瑰花120g，炒杜仲120g，川续断120g，金狗脊120g，桑椹子300g，柏子仁120g，西党参200g，寸麦冬120g，五味子90g，女贞子120g，潼白蒺藜各120g，陈皮90g，生地黄120g，泽泻120g，嫩桂枝60g，枫斗120g。

　　一料。

　　水煎浓缩，加入龟甲胶500g，冰糖500g，黄酒250g收膏，冷藏备用。早晚各一匙开水冲服，外感或腹泻时停服。

　　二诊：2008年11月16日。

　　女子七七，任脉虚，太冲脉衰少，虽经去冬调治，仍症见：月经已乱，潮热汗出，口臭，夜寐早醒，心烦，胸闷心慌，颈板腰酸，冬天怕冷，大便干燥。舌质红淡紫苔白，脉弦缓。给予：疏肝理气，养血宁心，滋阴清热，益肾调冲任二脉之法。

　　生晒参100g，粉丹皮150g，炒当归120g，银柴胡100g，白茯苓120g，炒白术120g，制香附120g，广郁金120g，淡竹叶90g，苏梗木各120g，制玉竹150g，灵芝草120g，佛手片120g，绿梅花100g，生米仁300g，山慈菇120g，皂角刺90g，蚤休120g，藤梨根300g，夜交藤300g，紫丹参200g，参三七120g，瓜蒌仁300g，菟丝子120g，玫瑰花120g，炒杜仲120g，川续断120g，金狗脊120g，桑椹子300g，柏子仁120g，覆盆子120g，寸麦冬120g，五味子90g，仙灵脾300g，潼白蒺藜各120g，女贞子120g，鹿角片90g，甜苁蓉120g，灵芝草120g，独活120g，陈皮90g，泽泻120g，嫩桂枝100g，枫斗120g，生熟地各120g。

一料。

水煎浓缩，加入龟甲胶 400g，鹿角胶 100g，冰糖 500g，黄酒 250g 收膏，冷藏备用。早晚各一匙开水冲服，外感或腹泻时停服。

三诊：2009 年 3 月 3 日。

经两年冬季膏方调治后，月经已复正常，潮热汗出消除，夜寐欠安，心烦胸闷心慌改善，颈板腰酸存，大便正常。舌质红淡紫苔薄白，脉弦缓。再给予：疏肝理气，养血宁心，滋阴清热，益肾调冲任二脉之法。

生熟地各 120g，粉丹皮 150g，炒当归 120g，银柴胡 100g，白茯苓 120g，炒白术 120g，制香附 120g，广郁金 120g，淡竹叶 90g，苏梗木各 120g，制玉竹 150g，灵芝草 120g，佛手片 120g，绿梅花 120g，生米仁 300g，山慈菇 120g，皂角刺 90g，蚤休 120g，藤梨根 300g，夜交藤 300g，紫丹参 200g，淮小麦 300g，大红枣 300g，菟丝子 120g，玫瑰花 120g，炒杜仲 120g，川续断 120g，金狗脊 120g，红景天 150g，柏子仁 120g，覆盆子 120g，寸麦冬 120g，五味子 90g，仙灵脾 300g，潼白蒺藜各 120g，女贞子 120g，鹿角片 90g，甜苁蓉 120g，灵芝草 120g，独活 120g，陈皮 90g，泽泻 120g，嫩桂枝 100g，枫斗 120g，生炙甘草各 120g。

一剂，浸膏。

生晒参 120g，西洋参 120g，苦丁茶 100g，绞股蓝 100g，桑椹子 200g，参三七 120g，芦荟 50g，百令孢子粉 200g。

一剂，研粉。

以上浸膏和粉末匀和制成胶囊。每日 3 次，开始可从 3 粒/次，逐渐增量至 6 粒即可，根据病情稳定后或遵医嘱减量。若遇外感、腹泻及其他疾病即停服。

病例 2

应某，女，54 岁，浙江永康人。初诊日期：2007 年 11 月 28 日。

任脉虚，太冲脉衰，天癸竭，地道不通，肝叶已薄，肝气已衰，肝肾失调，精血虚少，储藏疏泄无力，肝阴自耗，阳气无所依附，虚热内生，夹风上扰，脑脉失充，心失所养，胸阳不振，肝又横逆犯胃，胃火上逆。症见：耳鸣齿衄，胸闷心慌，夜寐难入，足底疼痛，胃纳佳，二便调。舌质红，苔薄少中裂，脉小弦缓。给予：养血平肝，健脾和胃，益肾滋阴，活血通络之法。

炒当归 120g，炒白芍 120g，生熟地各 120g，川芎 150g，女贞子 200g，旱莲草 120g，煨葛根 300g，炒天虫 120g，明天麻 120g，白茯苓 120g，怀山药 300g，制黄精 300g，鸡血藤 300g，红花 120g，制首乌藤各 300g，丝瓜络 90g，五味子 90g，寸麦冬 120g，枫斗 120g，南北沙参各 150g，紫丹参 300g，枸杞子 300g，珠儿参 60g，淡竹叶 120g，炒杜仲 120g，川续断 120g，巴戟天 120g，蔓荆子 120g，苏梗木各 120g，覆盆子 120g，仙灵脾 300g，薤白头 150g，瓜蒌皮 120g，合欢花 300g，粉丹皮 120g，炙远志 90g，制玉竹 150g，陈皮 90g，酸枣仁 150g，潼白蒺藜各 120g，佛手片 120g，怀牛膝 120g，鹿角片 90g。

一料。

水煎浓缩，加入龟甲胶 300g，鳖甲胶 200g，冰糖 500g，黄酒 250g 收膏，冷藏备用。早晚各一匙开水冲服，遇感冒、腹泻停服。

二诊：2008 年 12 月 2 日。

经去冬调治症状明显改善，但肝肾仍然失调，虚火上扰。耳鸣齿衄、胸闷心慌改善，仍夜寐难入，足底痛，纳可便调。舌质红，苔薄少中裂，脉小弦缓。再给予：养血平肝，健脾和胃，益肾滋阴，活血通络之法。

炒当归 120g，炒白芍 120g，生熟地各 120g，川芎 150g，女贞子 200g，旱莲草 120g，煨葛根 300g，炒天虫 120g，明天麻 120g，白茯苓 120g，怀山药 300g，制黄精 300g，鸡血藤 300g，红花 120g，制首乌藤各 300g，丝瓜络 90g，五味子 90g，寸麦冬 120g，枫斗 120g，南北沙参各 150g，紫丹参 300g，枸杞子 300g，珠儿参60g，淡竹叶120g，炒杜仲120g，川续断120g，巴戟天120g，蔓荆子120g，覆盆子120g，苏梗木各120g，仙灵脾300g，薤白头150g，瓜蒌皮120g，合欢花300g，粉丹皮120g，制玉竹150g，陈皮90g，砂蔻仁各90g，怀牛膝120g，潼白蒺藜各120g，佛手片120g，鹿角片90g。

一料。

水煎浓缩，加入龟甲胶300g，鳖甲胶200g，冰糖500g，黄酒250g收膏，冷藏备用。早晚各一匙开水冲服，遇感冒、腹泻停服。

病例3

范某，女，54岁，浙江开化人。初诊日期：2007年12月8日。

半百已过，肝叶始薄，肝气始衰，气血懒惰，营阴不足，藏血受阻，筋脉失养，因湿浊下注胞宫，湿血互结致成子宫肌瘤已行切除术5年。脾胃失调，胃失和降，蕴液成湿，胸阳被阻，难以伸展，心失所养，心阳不足，无力鼓动脉律，髓海失充，神不守舍。症见：头晕且昏，耳鸣目花，面色萎黄，腰酸背痛，胸闷心慌，关节酸胀，身寒肢冷，夜寐难入。舌质淡红，苔薄白，脉弦缓。给予：养血柔肝，健脾化湿，宽胸宁心，温肾活血之法。

西党参200g，寸麦冬120g，五味子90g，炒当归120g，生熟地各120g，炒赤白芍各120g，川芎120g，广木香120g，制香附120g，佛手片120g，玫瑰花120g，绿梅花100g，嫩桂枝100g，怀山药300g，粉丹皮120g，白茯苓120g，泽泻100g，山萸肉120g，炒杜仲120g，川续断120g，菟丝子120g，淡附子90g，紫丹参150g，制玉竹150g，制黄精300g，补骨脂120g，桑椹子300g，灵芝草120g，鸡血藤300g，豨莶草200g，巴戟天120g，鹿角片90g，女贞子100g，陈皮90g，潼白蒺藜各120g，炒枣仁300g，夜交藤300g，紫贝齿120g，淡竹叶90g。

一料。

水煎浓缩，加入龟甲胶 500g，冰糖 500g，黄酒 250g 收膏，冷藏备用。早晚各一匙开水冲服，遇感冒、腹泻停服。

【按语】

本病的产生，主要为肾气虚衰，冲任不足，脏腑功能失调，但各种证型并非单纯存在，阴虚或阴阳两虚，或兼夹瘀血痰热等。临床上根据具体病情辨证施治，膏方调治以六味地黄丸、左归丸、二仙汤、二至丸、四物汤等补肾养血，逍遥丸疏肝，用药不宜辛温香燥或过分寒凉，以防损耗津液或阳气，致犯"虚虚实实"之戒。以上 3 例更年期综合征患者中医辨证证型不一，兼夹疾病不同，治疗则当然有别，但都离不开补肾。病例 1 肝肾不足，虚火内生，湿浊下注，更年期综合征合并子宫肌瘤。方中以丹栀逍遥清肝平肝，银柴胡代替柴胡疏肝不伤阴，淡竹叶、泽泻清心火不伤阴，潼白蒺藜、女贞子、生地黄清补肝肾，更用嫩桂枝通阳温化，祛下焦湿浊，这是徐老师的独到之处。病例 2 肝肾失调，虚热夹风上扰，病及心胃，二至、四物汤等平补肝肾养血，制黄精、南北沙参、五味子、寸麦冬、枫斗等养阴宁心，炒天虫、明天麻祛风，更妙用仙灵脾助肾阳，阳中求阴，次年症状即改善。病例 3 阴血虚、肾阳亏、湿浊易生之体，以增液汤、四物汤等养阴血外，更用肾气丸温肾补肾，助健脾化湿之功，炒枣仁、夜交藤、紫贝齿、淡竹叶宁心安神，共达良效。

第三节　带下病

带下有广义和狭义之分，广义的带下是泛指妇科经、带、胎、产病而言，因为这些疾病都发生在带脉以下的部位，所以古人统称为带下。《校注妇人大全良方》注释中说："人有带脉横于腰间，如束带状，病生于此故名为带。"狭义的带下是指妇女阴道内流出的一种黏腻液体而言，如涕如唾，绵绵不断，通常亦称白带，《沈氏女科辑要笺正》引王孟英所说："女子带下生而既有，津津常润，本非病也。"当带下量、色、质、气味异常，伴全身或局部症状者，称带下病，并见于生殖系统炎症和妇科肿瘤。

中医妇科学认为"带下病"的发病机理多因湿邪为患。湿邪有内外之别：外湿指外感湿邪；内湿，多因脾虚失运，肾虚失固所致，影响任、带二脉，以致带脉失约，任脉不固而为病。平时脾气虚弱或饮食不节，或劳倦，或思虑过度，情志抑郁，肝气乘脾，损伤脾气，健运失职，不能运化水谷为精微，停聚而为湿浊，或成痰湿，流注下焦，伤及任带二脉；或素体肾气不足，下元亏损，或房劳多产，伤及肾气，或因年老久病、早婚，肾气亏耗，以致肾失封藏，而使任脉不固，带脉失约，津液滑脱，或肾阳不足，寒湿内停，注于下焦，损伤冲任带脉；亦有肾阴亏耗，阴虚而生内热，则相火偏旺，阳虚失守，以致任、带失调而致病；或当经行、产后胞脉空虚之时，或因摄生不洁，或久居阴湿之地，或因手术所伤，湿热、湿毒之邪乘虚入侵，损伤胞脉，以致伤及任、带二脉而发病。

本病的治疗应注重标本兼治，首当辨别寒热与虚实，分清缓急轻重。属实属热者，当先以清热解毒为主，配合化瘀止痛、利湿止带之法；属寒者，则先应以温经散寒、除湿止痛为要，兼虚证者当治以扶正祛邪。在具体治法上，可以汤剂口服为主，配合中药外洗，湿邪祛除后冬季膏方调治。

病例 1

甘某，女，27 岁，浙江杭州人。初诊日期：2003 年 12 月 18 日。

肝失疏泄、条达，肝阴暗耗，不能与肾相互资生，精血亏虚，下不能充养冲任，气郁胞宫，又产后，气血难以恢复，同时郁火刑金，肺窍不通。症见：头晕乏力，鼻塞流涕，皮肤干燥，时时发痒，目糊视差，月经先期，量中兼块，稍有腹痛，经前乳胀，腰酸膝软，带下稀水。舌质红苔薄，脉弦细。法当：疏肝解郁，理气健脾，益肾壮腰，调经固带。

软柴胡 90g，炒当归 120g，川芎 120g，炒白术 120g，白茯苓 120g，制香附 120g，生熟地各 120g，香白芷 120g，辛夷 90g，紫草 120g，紫背浮萍 120g，鹅不食草 10g，炒黄芩 150g，苍耳子 120g，甘杞子 200g，制黄精 200g，蛇舌草 200g，野荞麦根 200g，仙灵脾 200g，山慈菇 120g，炒杜仲 120g，川续断 120g，紫丹参 120g，独活 90g，延胡索 120g，小茴香 90g，失笑散（包）100g，陈皮 90g，桑椹子 300g，西党参 200g，寸麦冬 120g，五味子 90g，青葙子 120g，佛手片 120g，潼白蒺藜各 100g，砂蔻仁各 60g，炙鳖甲 120g，制首乌 200g。

一料。

水煎浓缩，加入龟甲胶 400g，阿胶 100g，冰糖 500g，黄酒 250g 收膏，冷藏备用。早晚各一匙开水冲服，外感或腹泻时停服。

病例 2

楼某，女，33 岁，浙江临安人。初诊日期：2008 年 11 月 14 日。

脾胃气血衰减，生化乏源，肝火内生，耗伤营阴，乘虚横逆犯脾，肝脾失调，与肾不能相互制约、相互资生，气机不利，湿随郁热下移胞宫，冲任失调。症见：小腹时痛，带下兼赤，月经先后不定，量少即净，腹痛乳胀一直不解，纳可便调，夜寐安。舌质红苔薄白，脉细缓。经治疗后症状缓解，为巩固治疗，给予：疏肝解郁，健脾理气，清带通络，益肾调经之法。

炒当归 120g，炒赤白芍各 120g，软柴胡 90g，土茯苓 300g，生白术 120g，制香附 120g，广郁金 120g，生米仁 300g，椿白皮 120g，炒黄柏 120g，蚤休 120g，台乌药 120g，独活 120g，紫丹参 200g，红花 120g，延胡索 120g，失笑散（包）90g，山慈菇

120g，橘核络各 120g，皂角刺 90g，炒杜仲 120g，川续断 120g，桑寄生 120g，菟丝子 120g，西党参 200g，寸麦冬 120g，五味子 90g，怀山药 300g，姜半夏 120g，佛手片 120g，绿梅花 100g，玫瑰花 120g，代代花 100g，川朴花 90g，枸杞子 300g，制首乌 300g，桑椹子 300g，覆盆子 120g，生熟地各 120g，潼白蒺藜各 120g，淡竹叶 90g，枫斗 120g，女贞子 100g，青陈皮各 90g。

一料。

水煎浓缩，加入龟甲胶 400g，阿胶 100g，冰糖 500g，黄酒 250g 收膏，冷藏备用。早晚各一匙开水冲服，外感或腹泻时停服。

病例 3

陆某，女，29 岁，浙江杭州人。初诊日期：2007 年 11 月 16 日。

女子四七，五脏六腑、十二经脉大定，气血满盈，肌肉方坚，当阴平阳秘，精神乃治，正气内存，邪不可干。因气血亏乏，肾气未盛，影响脾运，脾胃失和，水液易聚，蕴湿下注，带脉受困，胞宫虚寒，髓海不足，血不余，发脱难长，神难守舍，肾气化不利。症见：结婚一年未孕，腹痛，带下黄白相兼，月经提前，量多，头痛甚至恶心，耳鸣乏力，夜寐多梦，身肢怕冷，纳可脘胀，嗳气则舒，脱发腰酸，夜尿易频，大便干燥。舌质红苔白，脉细缓。给予：养血柔肝，理气和胃，健脾化湿，暖宫益肾之法。

生熟地各 120g，西党参 300g，炒冬术 120g，白茯苓 120g，广木香 120g，炒当归 120g，炙远志 120g，炒枣仁 200g，夜交藤 300g，广郁金 120g，清炙黄芪 200g，砂蔻仁各 90g，佛手片 120g，绿梅花 100g，玫瑰花 100g，川朴花 90g，代代花 100g，枸杞子 300g，制首乌 300g，毛姜 100g，软柴胡 90g，炒白芍 120g，制香附 120g，紫丹参 150g，失笑散（包）90g，粉丹皮 120g，怀山药 300g，泽泻 100g，山萸肉 90g，紫石英 150g，生米仁 200g，樗白皮 120g，蚤休 120g，姜半夏 120g，香白芷 120g，炒杜仲 120g，川续断 120g，菟丝子 120g，枸杞子 300g，益智仁 120g，桑椹子 300g，仙灵脾 200g，淡竹叶 90g，女贞子 100g，潼白蒺藜各 120g，陈皮 90g。

一料。

水煎浓缩，加入龟甲胶 300g，阿胶 100g，鹿角胶 100g，冰糖 500g，黄酒 250g 收膏，冷藏备用。早晚各一匙开水冲服，外感或腹泻时停服。

【按语】

徐老师治疗带下病首先强调祛湿，不能一味固摄。当带下色黄，黏腻秽臭，或赤带，或带下五色混杂，黏腻如脓状，或带下久久不愈者，首先应查明原因，再辨证治疗，湿热祛除后再予膏方调理，健脾疏肝益肾，仍不能忘记清湿热。

病例 1 的病机主要是肝失疏泄，肝阴暗耗，使肝肾失调，冲任失养，带脉不固，带下稀水。虚证明显，故在疏肝理气的基础上加制黄精、桑椹子、仙灵脾、潼白蒺藜、制首乌、炙鳖甲、甘杞子、炒杜仲补肝肾，固带调冲。病例 2 患者小腹时痛，带下兼赤，因肝脾肾失调，湿热下移胞宫，经治疗后湿热渐清，因此给患者以菟丝子、覆盆子、桑椹子、潼白蒺藜、女贞子等加强补肝肾固摄作用，再用椿白皮、炒黄柏、蚤休清下焦湿热，独活、桑寄生引经，皂角刺消瘀滞，以巩固疗效。病例 3 肾气未盛，脾胃失和，蕴湿下注，不仅带下，甚至不孕。治疗健脾化湿，更加强暖宫益肾，方用右归丸加减，用仙灵脾替代制附子，温肾而不燥，加川续断、益智仁、桑椹子等加强补肾，由于带下黄白相兼，乃湿郁化热，加樗白皮、蚤休。

第四节　产　后　病

　　《金匮要略》曰："新产妇人有三病，一者病痉，二者病郁冒，三者大便难，何谓也？师曰：新产血虚，多汗出，喜中风，故令病痉；亡血复汗，寒多，故令郁冒；亡津液，胃燥，故大便难。"周扬俊《金匮玉函经二注》："血大虚则卫外之阳因而不固，必多汗而腠理疏也。疏则邪易入之，血既不足以养脉，乃风入又足以燥其血液，故令病痉；若汗多者亡阳，阳亡必畏寒，寒多遂令郁冒；至若阴气既虚，津液必少，胃中燥结，大便转难，容或有之。然三者总因血虚所致。"以上三证，都是新产妇人常见的病证，而临床中产后病并非仅此三证，如产后身疼痛、畏寒，产后自汗盗汗等等，虽然病情各异，但病机均为亡血伤津，故在总的治疗原则上，都必须照顾津液气血。

　　产后病发生的病因病机，可归纳为以下三个方面：一是产后失血过多，冲任损伤，亡血伤津，阴虚火动；二是瘀血内阻，败血妄行；三是气血亏损，元气损伤，卫外不固，易感六淫之邪或饮食房劳所伤。产后由于分娩时的创伤和出血，以及临产用力等，耗损气血，元气受损，故产后病多虚证。又由于产时亡血伤津，百脉空虚，易感受外邪，导致恶血当下不下，败血残留，瘀血内阻或经脉阻滞，故产后病又多瘀证，因此形成了产后多虚多瘀的病理特点。如治疗不当或不及时，可导致正虚邪恋，日久不愈。

　　膏方调治产后病着重调整与恢复全身的机能，根据产后亡血伤津、多虚多瘀的特点，本着"勿拘于产后也勿忘于产后"的原则。临证时，针对病情，虚者宜补，实者宜攻，寒者宜温，热者宜清。既要重视产后气血大虚，当以补虚，又不可忽视产后瘀血内阻，又应祛瘀。故而治疗产后病，补虚祛瘀，辨证论治，方不犯虚虚实实之戒。

病例 1

王某，女，31 岁，浙江湖州人。初诊日期：2008 年 11 月 20 日。

剖宫产后，气血大伤，冲任充养不盛，督肾二脉失养，髓海不足，神不守舍，心气亏乏，心液外越。症见：头晕而痛，夜寐难入，心烦汗多，腰酸背痛，健忘肢软，纳可便调。舌质红苔白，脉细缓。经治疗后症状稍有缓解，为巩固治疗，在冬令给予：益气健脾，养血安神，理气柔肝，补肾活血之法。

生晒参 100g，寸麦冬 120g，五味子 90g，炒当归 120g，炒赤白芍各 120g，川芎 120g，生熟地各 120g，白茯苓 120g，姜半夏 120g，怀山药 300g，炒扁豆 120g，佛手片 120g，绿梅花 100g，广郁金 120g，夜交藤 300g，合欢花 300g，紫丹参 200g，炙远志 120g，制黄精 300g，生白术 120g，防风 90g，嫩桂枝 90g，柏子仁 120g，炒杜仲 120g，川续断 120g，益智仁 120g，蔓荆子 120g，覆盆子 120g，砂蔻仁各 60g，灵芝草 120g，桑椹子 300g，枸杞子 300g，制玉竹 150g，淡竹叶 90g，鹿角片 60g，煨葛根 300g，明天麻 120g，炒天虫 120g，女贞子 150g，潼白蒺藜各 120g，菟丝子 120g，粉丹皮 150g，胡黄连 60g，陈皮 90g。

一料。

水煎浓缩，加入龟甲胶 300g，阿胶 200g，冰糖 500g，黄酒 250g 收膏，冷藏备用。早晚各一匙开水冲服，外感或腹泻时停服。

病例 2

陈某，女，27 岁，浙江玉环人。初诊日期：2008 年 12 月 1 日。

产后气血大伤，一时难恢复，营卫失和，易受风邪侵袭，风寒逗留肌腠、关节，心肾又失交，心血失养，神不守舍，冲任失养，心之液外越肌表。症见：容易感冒，鼻塞口干，咽痒有痰，全身酸楚，关节酸痛，汗出怕冷，手足心热，腰酸脚软，夜寐欠安，纳可，皮肤干燥，腹痛，便解后痛除，月经初转，量多兼块。舌质红苔白，脉细缓。给予：气血双补，健脾和胃，调和营卫，平补肝肾之法。

生熟地各120g，川芎150g，炒当归120g，炒白芍120g，生晒参120g，白茯苓120g，炒白术120g，生炙甘草各90g，怀山药300g，白扁豆120g，白桔梗90g，砂蔻仁各90g，制香附120g，川桂枝90g，佛手片120g，川朴花100g，玫瑰花120g，代代花120g，绿梅花120g，枫斗120g，粉丹皮120g，山萸肉100g，鸡血藤300g，桑寄生120g，炒杜仲120g，川续断120g，菟丝子120g，覆盆子120g，马齿苋300g，生枳壳150g，防风90g，制黄精300g，炒枣仁120g，炙远志120g，紫丹参300g，冬凌草150g，金狗脊120g，灵芝草120g，蔓荆子120g，炮姜90g，女贞子120g，陈皮90g，潼白蒺藜120g。

一料。

水煎浓缩，加入龟甲胶300g，阿胶200g，冰糖500g，黄酒250g收膏，冷藏备用。早晚各一匙开水冲服，外感或腹泻时停服。

病例3

吴某，女，31岁，浙江杭州人。初诊日期：2004年12月8日。

产后气血受损，一时难以恢复，冲任失于肾精濡养，肝肾失调，肝疏泄条达失职，郁而化热，肝阴暗耗，虚火上扰，心失所养，迫津外越。肝同时横逆犯脾，脾胃失和，运化失职，气化不利，湿浊聚而蕴于肌腠。症见：体重明显增加，腰酸乏力，月经后期，量中小块，经前乳胀，心烦，或有潮热汗出，纳可便烂，夜寐尚安。舌质偏红，苔前少根厚，脉细缓。法当：养血柔肝，益气补肾，健脾化湿，调和冲任。

焦山栀90g，粉丹皮120g，银柴胡90g，川芎120g，炒赤白芍各120g，炒当归120g，胡黄连50g，青陈皮各90g，紫丹参

120g，稽豆衣 200g，怀山药 300g，生熟地各 120g，山萸肉 120g，泽泻 120g，白茯苓 120g，煨葛根 200g，枸杞子 200g，女贞子 120g，菟丝子 120g，炒杜仲 120g，川续断 120g，桑椹子 200g，制黄精 300g，西党参 200g，炒白术 120g，广木香 120g，鸡血藤 200g，决明子 200g，苦丁茶 150g，绞股蓝 150g，佛手片 120g，潼白蒺藜各 120g。

一料。

水煎浓缩，加入龟甲胶 400g，阿胶 100g，冰糖 500g，黄酒 250g 收膏，冷藏备用。早晚各一匙开水冲服，外感或腹泻时停服。

【按语】

《景岳全书》云："产后气血俱去，诚多虚证，然有虚者，有不虚者，有全实者。凡此三者但当随症随人，辨其虚实，以常法治疗，不得，执有诚心概行大补，以致助邪。"以上 3 例产后病均由产后气血大伤，五脏俱虚，营血不荣，冲任空乏，或任督虚寒，真阳不能振奋温煦，或真阴难复，筋脉失养，百脉空虚，或阴血亏虚，肝郁化热等等而产生各种相关症状。膏方治疗上除补养气血外，同时应重视调畅气血，调理五脏及冲任，多以四物汤、归脾汤、六味地黄丸、桂枝汤等为基础方，慎用过于寒凉、温燥、滋腻之品。病例 1 产后气血大伤，髓海、心神、筋脉失养，治疗以生脉散益气养阴，四物汤、归脾汤养血活血，宁心安神，炒杜仲、川续断、益智仁、覆盆子、桑椹子、枸杞子、女贞子、菟丝子补肾，更用桂枝温通经脉，鹿角片温肾充养督脉。病例 2 产后气血俱虚，营卫失和，心肾、冲任失养，以八珍汤、归脾汤益气养血，参苓白术散健脾和胃，桂枝汤调和营卫，玉屏风散固表，六味地黄丸及炒杜仲、川续断、菟丝子、覆盆子、女贞子等药加强补肾，用炮姜温通经脉，气血运行畅通，诸症除。病例 3 产后肝肾失调，肝阴暗耗，疏泄失职，肝郁化热，以丹栀逍遥散加减治疗，同时用四君子汤、六味地黄丸加味加强健脾补肾祛湿，以防湿浊进一步聚而蕴于肌腠，配用决明子、苦丁茶、绞股蓝等，有利于减轻体重，达到良好效果。

妇科病都采用在当年出现妇科症状时进行治疗后，到了冬季收藏时给予膏方调治，以达到正气恢复，阴阳平衡，气血和顺，疾病自愈。

第八章 儿科疾病

小儿属纯阳之体，当生机蓬勃，由于先天禀赋不足，五脏六腑、十二经脉柔弱，气血充盈不盛，肾气未实，正气不强，无力抗邪，故常不能"天人相应"，难以避免六淫之邪的侵犯。若得不到及时治疗，可导致小儿气血亏虚，阴阳失衡，脏腑生理功能难以建立，长期处在疾病的折磨中。所以，徐老师认为像此类的病儿，在疾病的缓解期，同样可用膏滋药来调节脏腑功能，达营卫平衡，和气血阴阳，增脾胃运化，从而促使病儿的体质增强，食欲调和，助长智力，发育正常，起到防患于未然的目的。

小儿疾病，除了先天遗传之外，大多数因为一时无法适应外界变化，故极容易受寒发热，咳嗽，甚至肺炎；若饮食不慎而发生恶心呕吐，胃痛胀痛，甚至胀泻不止，最后导致各种疾病的发生。小儿的膏方适应证：

1. 容易感冒发热，反复咳嗽难解，鼻炎咽炎，扁桃体反复发炎肿大，在经治疗后利用冬令进行调治，以增强肺卫功能，提高抗病能力，次年减少发病率，可进行2～3年的冬令调理。

2. 容易因感冒后反复发生肺炎的小儿，此类因肺气虚弱，卫气不固，邪直中肺络而致。故先清肺祛痰，健脾化痰，通络活血后，才能进入膏方调治，以达益气固卫，健脾助运，肺络通畅。此类病儿在缓解期即可进入调治，一直调治达 2~3 年。

3. 哮喘患儿，此类患儿有的持续不解，或初达缓解，往往合并鼻炎、咽炎、皮肤过敏，或为先天遗传等，故必行治疗后，达到一定程度缓解后，才能进入膏方调治。应进行 3 年以上的调治，最好能治疗到 9 岁以上。

4. 脾胃虚弱所引起的营养不良，或伴有慢性胃炎或胃出血史、慢性肠炎、过敏性肠炎等。以调节后天之本，顺气血、和阴阳，提高脾胃功能。

5. 先天禀赋不足、久病体弱、手术病后，经治疗后即可进入调治。利于正气的恢复，气血通畅，阴阳平衡，增强体质。

徐老师认为小儿发病的特点是新、快、重；经治疗去也快，但恢复慢，脾胃容易壅滞，正气一时难复。所以，不能与成年人一样用胶类的膏方剂型，故她常用素膏的形式来调治病儿。

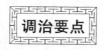

调治要点

1. 遵循辨证论治

"实则泻之，虚则补之"是临证治病的原则，同样也是膏方的原则。在《小儿药证直诀·序》中已指出"脏腑柔弱，易虚易实，易寒易热"的发病特点。所以，小儿的膏方更要掌握扶正（补虚）、祛邪（泻实）的轻重比例。不能将滋腻的胶类和单纯补药用在膏方中，易引起脾胃壅滞，影响脾运，水谷精微无力输转，五脏六腑失去营养，难以维持正常的生理功能，造成脏腑失调，气血失和，阴阳失衡，以致临床上出现了虚不受补的现象。为此在开膏方时要体现出寓攻于补、补攻兼施的特点。根据患儿的体质特点、病情轻重、病程长短，分清寒热虚实，做到主辅结合，随证变化，灵活加减，才能达到完整的理、法、方、药配伍。徐老师常比喻膏方像一桌餐肴，冷盘、小炒、热菜、煲汤、主食等俱备，吃后美味无穷。所以，必须遵循辨证论治原则，做到"虚则补之，实则泻之"。方中要达到寒温同用，清补并重，动静结合，升降兼顾，才能达到满意的效果。

2. 重视脾常不足

"脾常不足"是小儿常出现的病理制机，因为脾为后天之本，属中州之土，生化之源，宜护不宜伐。在具体的膏方中同样要把握脾胃燥湿相济，刚柔相伍的结合。因为脾为阴土，得阳气温煦始能运化无穷，故脾阳当健；胃为阳土，得阴津滋润方可受纳不断，故胃阴当润。如叶天士所云："太阴脾土得阳始运，阳明燥土得阴自安。"正因为小儿"脾常不足"，脾气不盛，一当邪犯首先犯肺外，极易及脾，故病中常出现厌食、恶心、呕吐等症，所以，在治疗中必顾及胃腑。胃者足阳明矣，乃多气多血，并"阳明以通为补"，一当不顺即中焦壅阻，清气不升，浊气不降，故"通消"在小儿治疗中有重要意义。脾与胃互为表里，喜燥恶湿，主升清，通过心肺的作用化生气血以营养全身，故"脾以升为健"。升和降是脏腑气机一对矛盾运动，脾的升清和胃的降浊相对而言。由于脾胃平衡协调使人体始有生生之机，正如李东垣强调的："脾气升发，则元气充沛。"又《景岳全书》说："凡欲察病者，必须先察胃气；凡欲治病者，必须常顾胃气。胃所无损，诸可无虑。"所以，临床上必须十分重视胃气，常把"保胃气，升脾气"作为重要的治疗原则。在徐老师的膏方中以刚柔相济来调理脾胃，做到补中带消，健脾和胃，行气推津，养血活血，标本兼顾。抓住脾喜燥恶湿、胃喜润恶燥的生理特点，脾用药忌柔用刚，以四君子汤合平胃散加减，胃用药忌刚用柔，以五阴煎合五花汤加减。佐以益肾固表，调和营卫，达到气血和顺，阴阳平衡，脾健胃和，体壮无邪。

3. 把握稚阴稚阳

《灵枢·天年》中说："人生十岁五脏始定，血气已通，其气在下，故好走。"又《素问·上古天真论》："女子七岁，肾气盛，齿更发长……男子八岁，肾气实，发长齿更。"证实了十岁以下小儿脏腑娇嫩，形气未充，阴津稀薄，阳气薄弱，故谓"稚阴稚阳"之体。《褚氏遗书》解云："男子为阳，阳中必有阴，阴中之数八，故一八而阳精升，二八而阳精溢；女子为阴，阴中必有阳，阳中之数七，故一七而阴血升，二七而阴血溢。阳精阴血，皆饮食五谷之实秀也。"所以，临床上常见到受邪的病儿，在长期发热的小儿舌头出现花剥（地图舌），口腔舌与唇易发溃疡，躁哭易怒等阴津被劫之象；一当饮食不顺易见呕吐脘胀、腹痛腹泻、面色苍白甚至㿠白、身寒肢冷、容易出汗等阳气被夺之象。这就是小儿"稚阴稚阳"的特点。故在膏方中，不但益气固卫，和营敛汗，健脾和胃，滋肾养血，还需要遵循阴中求阳、阳中求阴法则，使阴阳有所依附，组方稳中有升，升中有降，补消同用。

因为小儿常见肺卫不固，脾运失司，肾气不敛，所以多见感冒咳嗽、厌食少食、体弱遗尿等。虽然虚必存在，但不宜大补气血，应该发挥自身蓬勃的生机，达到气生血盈，用药当清灵平和，故不能用人参和胶类之品。常选用太子参或西党参或南沙参等。在《本草正义》指出："党参能补脾养胃，润肺津，健运中气，本与人参相差不远，其尤可贵者则健脾运而不燥，滋胃阴而不湿，润肺而不犯寒凉，养血而不偏滋腻，鼓舞清阳，振动中气而无刚燥之弊。"若气虚明显者可用少量生晒参、山参使其补气而不燥。别直参味甘性温而刚燥，具有较强促进腺性发育及垂体兴奋作用，故小儿慎用。

对于小儿肾虚应悟为相对而虚，实为未实也，随年龄增长必会充实，所以主张平补。仅用生地、熟地、怀山药、桑椹子、桑螵蛸、制黄精、金樱子、紫河车等即可，慎用温肾壮阳之品。正如张景岳说："善补阳者，必于阴中求阳，则阳得阴助而生化无穷，善补阴者，必于阳中求阴，则阴得阳升而泉源不竭。"

4. 伍用行气活血

前面已论述了小儿"脾常不足"、"稚阴稚阳"的特点，故气血生化常邪犯而不足。气血同样是小儿体内不可缺少的基本物质。当人病后必引起气血失调，血也容易停滞。所以在膏方中重用行气之品，以推动精微津血同行，使气行血行，血动气旺，化生功能增强。故很多的古代补方中都加用了行气之药。正如前贤滑伯仁说："补药中加行气活血药，其效倍增。"行气之药以轻升消滞结合，常用软柴胡、佛手片、绿梅花、代代花、玫瑰花、砂仁、蔻仁、枳壳、青皮、陈皮等。同时加用鸡内金、炒谷芽、炒麦芽、生山楂、焦山楂、六神曲等，可和胃降逆，消滞而不伤于气，能促进脾胃的受纳和运化。活血药以川芎、炒当归、炒白芍为主，以疏其气血，助其生长，促进康复，使病儿气血和顺，阴阳平衡，五脏六腑、十二经脉得以通达，从而"正气内存，邪不可干"。

5. 崇尚素膏剂型

荤膏与素膏都是膏滋药的分类。荤膏是以血肉有情之品的胶类加中药收成的膏，素膏是以蜂蜜、冰糖，或用红枣加中药收成的膏。因小儿的上述生理病理特点，不仅发病容易，消长转化、传变迅速，易虚易实，所以必须治疗缓解后即进入调治。如果此时给予滋腻的胶类荤膏，反会引起中焦壅滞，邪实又盛，旧病再生。所以素膏是起到清中带补，消中健脾，疏肝理气，养血益肾的作用。素膏还可以用草莓泥、木瓜泥、莲子泥、赤豆泥来收膏。同时也可四季服用。

第一节 小儿反复呼吸道感染

儿科临床常见多发病是呼吸道感染，是因为肺为华盖，肺叶娇嫩，不耐寒邪，易被邪侵。而小儿本就先天禀赋不足，五脏六腑、十二经脉柔弱，气血充盈不盛，肾气未实，正气不强，更无力抗邪。从现代医学来讲，小儿离开母体后，母亲给予的抗体慢慢地消失，不能抵抗病毒与细菌。中医认为"鼻为肺之窍，喉为肺之门"，故小儿也最易发生鼻炎、咽喉炎、扁桃体炎，甚至扁桃体肿大（乳蛾），由于邪犯后很容易发生传变，直接向下呼吸道侵害，咳嗽加剧，气喘难卧，发热怕冷，甚则嗜睡、昏迷、抽搐等。这时两肺可闻及痰鸣、干性或湿性啰音。但也有经治疗后家长未予重视，中断治疗患儿再次被邪侵犯，久缠于咽鼻之间，使呼吸道疾病迁延不愈，日久影响脾胃，此时小儿可出现厌食、消瘦、面黄或㿠白，头发枯干，甚则营养不良，并发其他疾病。根据世界卫生组织（WHO）报道，全世界每年死亡的 1400 万小儿中，至少有 600 多万死于呼吸道感染。

本病的特点：

1. 患儿病程多比较长，反复感冒持续时间可长达数月，有的一周中反复感染 2~3 次，常伴有咽炎、鼻炎，或扁桃体肿大 2~3 度，红痛或化脓。

2. 感冒后即咳嗽不止，痰无或不畅，鼻涕色黄倒流，或有咽痒，咽痛，纳食不香，大便干燥。

3. 感冒后即出现支气管肺炎，或肺炎，经治疗后胸片已吸收，但咳嗽不解，纳差便烂，个别可见地图舌花剥碎裂。

4. 咳嗽日久，面色㿠白或萎黄，头发枯黄，极易汗出，精神软弱，纳食欠佳，大便干或烂不一。

病例 1

姜某，男，3 岁，浙江杭州市人。初诊日期：2007 年 10 月 24 日。

幼儿肾气未充，肺气失固，难以抗邪，风热之邪常缠于咽鼻之间，气道失宣，痰易阻碍，故常咳嗽，脾胃失和，可因饮食不节，造成胃失和降，腐熟困难。症见：容易感冒咳嗽，咽喉时痛，纳食欠香，易出现腹泻。舌质淡红，苔中白，脉细缓。为增强体质，给予：益气固表，清肺祛风，理气和胃，健脾益肾之法。

生黄芪150g，生白术100g，防风60g，白茯苓90g，西党参150g，野荞麦根150g，炒黄芩120g，浙贝母150g，桑白皮100g，白桔梗60g，枫斗100g，生炒米仁各100g，香白芷100g，浮海石100g，地肤子120g，马齿苋200g，生枳壳60g，紫背浮萍120g，天麦冬各100g，鸡内金200g，炒当归90g，炒白芍150g，怀山药150g，淡竹叶60g，桑椹子150g，炒杜仲90g，生山楂200g，女贞子18g，化橘红18g，潼白蒺藜各18g，天竺黄20g，桑螵蛸120g，紫草100g，炒二芽各150g，地锦草120g，焦六曲150g，陈皮18g。

一料。

水煎浓缩，加入枣泥1000g，冰糖500g收膏，冷藏备用。早晚各一匙开水冲服，外感或腹泻时停服。

二诊：2008年11月24日。

幼儿肾气未充，经调治后，肺气得固，基本未见感冒，饮食已增。但毕竟幼儿，纯阳之体，邪犯时易出现口角和口腔溃破，纳便正常。舌质淡红苔白，脉细缓。再给予：益气固表，清胃祛风，养阴理气，健脾益肾之法。

生黄芪150g，生白术100g，防风60g，太子参150g，白茯苓90g，炒黄芩120g，浙贝母150g，桑白皮100g，白桔梗60g，炒米仁200g，枫斗100g，香白芷100g，淡竹叶90g，地肤子120g，人中白100g，生枳壳60g，紫背浮萍120g，藏青果100g，鸡内金200g，炒当归90g，天麦冬各100g，炒白芍150g，怀山药150g，淡竹叶60g，桑椹子150g，炒杜仲90g，生山楂200g，女贞子18g，化橘红18g，潼白蒺藜各18g，天竺黄20g，桑螵蛸120g，紫草100g，炒二芽各150g，地锦草120g，焦六曲150g，陈皮18g，紫河车50g。

一料。

水煎浓缩，加入枣泥1000g，百令孢子粉50g，冰糖500g收膏，冷藏备用。早晚各一匙开水冲服，外感或腹泻时停服。

病例2

罗某，男，14岁，浙江宁波市人。初诊日期：2007年12月26日。

少儿肺失清肃，不能卫外，反复感受风寒，常缠咽鼻之间，平时饮食不节，伤及脾胃，脾失健运，胃失和降，影响生化气血，髓海未充，脑脉失养，肾气未盛。症见：容易感冒，鼻流清涕，咽痒有痰，纳可口臭，反酸时胀，夜寐呓语，多梦，夜尿1~2次。舌质红苔白，脉细缓。给予：益气固表，利咽通窍，清胃健脾，消化积滞，益肾养血之法。

生黄芪200g，生白术120g，防风90g，鹅不食草40g，苍耳子90g，香白芷120g，白桔梗120g，桑白皮120g，浙贝母150g，野荞麦根200g，炒黄芩150g，木蝴蝶90g，天竺黄120g，皂角刺90g，生炒米仁各120g，生枳壳120g，生山楂300g，怀山药300g，白茯苓120g，生熟地各120g，粉丹皮120g，泽泻100g，山萸肉100g，制玉竹150g，桑椹子300g，金樱子300g，桑螵蛸150g，炒杜仲120g，川续断120g，覆盆子120g，菟丝子120g，女贞子100g，淡竹叶90g，夜交藤300g，潼白蒺藜各100g，陈皮90g。

一料。

水煎浓缩，加入枣泥1000g，冰糖500g收膏，冷藏备用。早晚各一匙开水冲服，外感或腹泻时停服。

二诊：2008年12月8日。

经去冬调治后，感冒明显减少，卫外得固。因肾未充盛，髓海未充，脑脉失养，气化不利。症见：今年中感冒1~2次，自行缓解，尿仍频繁。舌质红苔白，脉细缓。给予：益气固表，健脾和胃，益肾缩泉之法。

生黄芪 200g，生白术 120g，防风 90g，蔻仁 90g，制香附 90g，香白芷 120g，白桔梗 100g，桑白皮 120g，浙贝母 150g，佛手片 120g，绿梅花 100g，无花果 120g，益智仁 120g，皂角刺 90g，炒米仁 200g，生枳壳 120g，生山楂 300g，怀山药 300g，白茯苓 120g，生熟地各 120g，粉丹皮 120g，泽泻 100g，山萸肉 100g，制玉竹 150g，桑椹子 300g，金樱子 300g，桑螵蛸 150g，炒杜仲 120g，川续断 120g，覆盆子 120g，菟丝子 120g，女贞子 100g，淡竹叶 90g，夜交藤 300g，潼白蒺藜各 100g，陈皮 90g。一料。

水煎浓缩，加入莲子泥 1000g，百令孢子粉 50g，大胡桃 250g，冰糖 500g 收膏，冷藏备用。早晚各一匙开水冲服，外感或腹泻时停服。

病例 3

赵某，女，8 岁，浙江杭州市人。初诊日期：2005 年 11 月 12 日。

肾气未充，肺气薄弱，体质娇嫩，易受外邪侵袭，亦易影响脾胃功能。平时风热常缠咽鼻之间，胃腐熟不力，郁火上炎，脾运失职，水液聚而生痰。故症见：反复咳嗽一年余，容易感冒，鼻塞涕少，鼻痒喷嚏，咽喉肿痛，喉间痰鸣，纳食正常，时有腹痛，便调。舌质红苔白，脉缓。先按急则治标，再给予：益气固表，清肺祛痰，散风通窍，健脾和胃，佐以益肾。

南沙参 120g，生黄芪 120g，生白术 100g，防风 60g，野荞麦根 200g，炒黄芩 120g，鹅不食草 30g，苍耳子 90g，香白芷 100g，白桔梗 100g，桑白皮 100g，浙贝母 120g，地肤子 100g，人中白 100g，生炒米仁各 100g，紫背浮萍 100g，蛤壳 100g，天麦冬各 90g，辛夷 90g，怀山药 200g，淡竹叶 90g，炒二芽各 120g，鸡内金 150g，焦山楂 150g，桑椹子 200g，白茯苓 90g，生枳壳 100g，炒白芍 100g，女贞子 60g，夜交藤 200g，化橘红 100g，潼白蒺藜各 100g。

一料。

水煎浓缩，加入枣泥1000g，冰糖500g收膏，冷藏备用。早晚各一匙开水冲服，外感或腹泻时停服。

病例4

楼某，男，5岁，浙江杭州市人。初诊日期：2002年11月17日。

小儿肺气不足，易受外邪侵袭，太阳膀胱经卫外不强。三年来，六淫之邪常缠于咽鼻之间，难以缓解。症见：反复咳嗽，咳痰不畅，鼻塞涕多，咽鼻发痒，纳差，经常遗尿。舌质红苔薄白，脉细缓。法当：益气固表，清肺祛痰，利咽通鼻窍，健脾和胃，疏风活血。

生黄芪150g，白茯苓100g，浙贝母120g，皂角刺50g，生炒米仁各120g，蔓荆子100g，鹅不食草30g，辛夷100g，炒当归100g，川芎100g，香白芷100g，苍耳子100g，地肤子100g，南沙参200g，紫背浮萍100g，寸麦冬100g，五味子80g，寒水石100g，鸡内金120g，炒二芽各150g，枫斗100g，姜半夏90g，姜竹茹90g，生枳壳100g，炒白芍150g，川黄连40g，吴茱萸10g，佛手片100g，桑椹子150g，女贞子90g，川续断120g，金樱子150g，白芡实100g，化橘红100g。

一料。

水煎浓缩，加入枣泥1000g，紫河车粉50g，冰糖750g收膏，冷藏备用。早晚各一匙开水冲服，外感或腹泻时停服。

病例5

汪某，男，3岁，浙江杭州市人。初诊日期：2005年12月12日。

肾气未充，肺气失固，难以抗邪，风热之邪常缠于咽鼻之间，气道失宣，痰易阻碍，故反复咳嗽。脾气薄弱，气血失和，心失血养，心神失守。故症见：容易感冒，咽喉发炎，纳食一般，夜寐易惊，夜尿2次或有遗尿。舌质红苔薄，脉缓，指纹正常。法当：益气固表，健脾和胃，养血宁心，益肾缩泉。

生黄芪120g，生白术90g，防风60g，野荞麦根120g，炒黄芩100g，浙贝母120g，桑白皮100g，白桔梗90g，木蝴蝶90g，生炒米仁各120g，鹅不食草30g，土牛膝60g，香白芷100g，海蛤壳90g，地肤子100g，紫背浮萍100g，西党参120g，五味子50g，夜交藤100g，天麦冬各100g，鸡内金120g，怀山药200g，白茯苓100g，淡竹叶60g，桑椹子120g，炒杜仲100g，川续断100g，女贞子60g，化橘红100g，潼白蒺藜各90g，金樱子120g，桑螵蛸120g，合欢花120g。

一料。

水煎浓缩，加入枣泥1000g，冰糖500g收膏，冷藏备用。早晚各一匙开水冲服，外感或腹泻时停服。

次年随访一年来基本未见感冒，遗尿现象消失。

【按语】

膏方调治小儿反复呼吸道感染的重点在于预防发作和减少反复，增强机体的抵抗力。以上5例患儿年龄有大小，兼症也不同，但都有肺脾肾虚弱现象，肺气失固，脾不健运，肾气未充，外邪常缠于咽鼻之间，扶正兼祛邪膏方都需要顾及。病例1患儿年仅3岁，肾气未充，肺气失固，脾胃又失和，除容易感冒咳嗽外，伴纳食不佳，常易腹泻。以玉屏风散加四君子汤健脾，加野荞麦根、炒黄芩、马齿苋、地锦草等清肺、肠之热。病例2患儿已14岁，容易感冒，且夜尿仍多，故玉屏风散合六味地黄丸再加桑椹子、金樱子、桑螵蛸、炒杜仲、覆盆子、菟丝子等补肾缩泉，与病例1一样，次年即明显见效。病例3患儿8岁，肾气未充，脾肺虚弱，反复咳嗽不愈，治疗重固表，玉屏风散主之，兼清余热，同时以炒二芽、鸡内金、焦山楂等顾脾胃，以女贞子、桑椹子、潼白蒺藜等兼补肝肾平肝。病例4反复感染发作频繁，持续3年，痰热内盛，虽生黄芪益气固表，但以南沙参、寸麦冬、五味子、枫斗益气养阴，同时以白茯苓、生炒米仁、炒二芽、鸡内金、桑椹子、女贞子、川续断、金樱子、白芡实等顾护脾肾，扶正而不恋邪。病例5患儿3岁，肾气未充，肺气失固，除反复咳嗽，还夜尿遗尿，夜寐易惊，因此加桑椹子、炒杜仲、川续断、女贞子、金樱子、桑螵蛸、潼白蒺藜等补肾缩泉兼以平肝之品而获显效。

第二节　小儿支气管哮喘

　　小儿哮喘是儿科中常见和多发病，多见于3~7岁。从病儿的病因和病证分析，多因遗传，或是过敏体质，曾患婴儿湿疹、麻疹、肺炎等病史。多数小儿出现扁桃体肿大伴炎症，鼻流浓涕，鼻涕倒流（鼻渊），眼痒、鼻痒、耳痒、咽痒，甚至皮肤痒或皮疹，动则汗出。在就诊时给予病毒素测试，多数小儿都带有病毒抗体，多为柯萨奇病毒、EB病毒、风疹病毒、轮状病毒、流感病毒、腺病毒等。IgE测试为（+~+++）；过敏源试验以螨、尘为主，也有牛奶、蛋白质、麦类、牛肉、羊肉、鸡肉、虾、蟹、海鲜等，植物中有蒿、艾、柳等为多。由于长期难以除去病因和症状，故反复发作，好发于春、秋，特别是气温突变时。

　　中医学认为本病的病因病机为先天禀赋不足，正气虚弱，肺卫不固，内伏饮湿，加上六淫之邪，风邪为首，饮食过敏，花粉尘螨刺激诱发。哮喘之病古人早有认识，如张景岳云："实喘者有邪，邪气实也，虚喘者无邪，元气虚也。"叶天士说："在肺为实，在肾为虚。"但是，在临床上各人的观点不一，有的认为小儿不应有肾虚，徐老师认为应该有肾虚，这个肾虚是小儿肾气未实而言，是相对的虚，故在治疗上也应给予补肾，以平补为主，不必要用大补肾阳之药。否则会使纯阳之体更会动火，反造成不良后果。正如《医述》中说："肺不病不咳，脾不病不久咳，肾不病不咳不喘。"所以，小儿同样也有肾虚存在。

徐老师认为小儿哮喘治疗应着重于肺脾肾三脏，也同样分发作期和缓解期及稳定期。在急性发作期时，往往兼有表邪，痰气相搏，肺失肃降，按"急则治标"原则，以清肺解表，祛风肃降，理气和胃之法，达祛邪保胃作用。因为此时小儿往往厌食甚至恶心，不是大补元气之时，只要胃气得存，水谷精微才能充足，正气必盛，所以保胃具有重大意义。

缓解期是余邪未清，喘促初平，正气未复，当以扶正祛邪，健脾化痰，和胃益肾之法。因为此时患儿都兼有鼻炎、咽炎、容易感冒，一当感冒又会诱发哮喘，所以此阶级要去除病因，即鼻炎、咽炎、皮炎等过敏因素；建立卫外功能，减少感冒发生，也就是提高免疫功能，达到长期缓解，此时可以给予膏方治疗。

稳定期（也就是哮喘基本达到缓解，遇感冒后哮喘不发，或稍服感冒药即能缓解时）才给予膏方治之最佳，能扶助人体正气，增强自身抗病能力，达到临床痊愈。

病例1

汪某，男，7岁，浙江杭州市人。初诊日期：2006年1月19日。

肾气未充，先天肺气不足，自幼反复患发哮喘，风热之邪常缠于咽喉和鼻，气候之变、咽喉发炎等均能诱发，发作时常伴发热，鼻塞涕多，咽痛且痒，扁桃体红肿疼痛，纳食尚可。舌质红苔薄白，脉细缓。经按急则治标原则，得以缓解。经调治后症状减轻，发作次数减少。拟益气固表，清肺祛风，健脾化痰，益肾通鼻之法。

生黄芪150g，生白术100g，防风90g，炙麻黄60g，野荞麦根150g，炒黄芩120g，土牛膝60g，白桔梗100g，桑白皮100g，七叶一枝花100g，浙贝母150g，天竺黄100g，浮海石100g，地肤子120g，生炒米仁各120g，鹅不食草30g，苍耳子90g，香白芷120g，蛤壳100g，人中白100g，辛夷90g，紫背浮萍120g，西党参 150g，白茯苓 100g，川朴花 60g，佛手片 100g，鸡内金 120g，桑椹子 200g，桑螵蛸 150g，炒二芽各 120g，铁皮枫斗 100g，菟丝子 90g，淡竹叶 90g，化橘红 100g，潼白蒺藜各 100g，夜交藤 200g。

一料。

水煎浓缩，加入枣泥 1000g，冰糖 500g 收膏，冷藏备用。早晚各一匙开水冲服，外感或腹泻时停服。

随访一年中，因参加运动会受凉突发哮喘，经中药三剂即达缓解，继续调治稳定，未再发哮喘。

二诊：2007 年 11 月 21 日。

经一年调治症状减轻，因年幼不能自控，仍然容易感冒，今年又脾胃失和，反复腹泻，而诱发本病。症见：发热，鼻塞涕多，咽痛且痒，扁桃体红肿疼痛，面色萎黄，精神欠佳，纳食尚可，腹泻。舌质红苔薄少，脉细缓。经按急则治标原则，得以缓解。再拟益气固表，清肺祛风，健脾和胃，滋阴补肾之法。

生黄芪 200g，生白术 100g，防风 90g，炙麻黄 60g，野荞麦根 150g，炒黄芩 120g，西党参 150g，白桔梗 100g，桑白皮 100g，七叶一枝花 100g，浙贝母 150g，天竺黄 100g，浮海石 100g，地肤子 120g，生炒米仁各 120g，苍耳子 90g，香白芷 120g，海蛤壳 100g，人中白 100g，鹅不食草 30g，玫瑰花 90g，白茯苓 100g，川朴花 60g，紫背浮萍 120g，天麦冬各 100g，佛手片 100g，鸡内金 120g，桑椹子 200g，桑螵蛸 150g，炒二芽各 120g，铁皮枫斗 100g，菟丝子 90g，淡竹叶 90g，化橘红 100g，潼白蒺藜各 100g。

一料。

水煎浓缩，加入枣泥 1000g，百令孢子粉 40g，大胡桃肉 250g，冰糖 500g 收膏，冷藏备用。早晚各一匙开水冲服，外感或腹泻时停服。

经随访至今未发哮喘，腹泻未出现，外感一次服中药后即愈。

病例 2

沈某,男,8 岁,浙江德清人。初诊日期:2008 年 9 月 3 日。

自幼哮证,肺气先虚,难以卫外,平时风邪常缠咽鼻,每入冬而加剧。因虽至肾气充盛年龄,由于肺气虚弱,金水不能相互资生、制约,加上痰气相搏,阻于气道,故致本病。症见:鼻塞流涕,咽痒咳嗽,眼、皮肤发痒,喉间痰鸣,常用普米克控制。过敏试验:IgE(++++)、尘粉(+++)、牛奶(+)、羊肉(+)。舌质淡红尖红,苔白,脉细缓。经饮剂治疗后哮证得以缓解,为巩固疗效,给予:益气固表,祛风通窍,健脾化湿,补肾之法。

太子参 100g,生白术 100g,防风 90g,炙麻黄 90g,野荞麦根 150g,炒黄芩 120g,白桔梗 60g,桑白皮 100g,浙贝母 150g,鹅不食草 30g,苍耳子 60g,香白芷 100g,辛夷 90g,生米仁 120g,蝉衣 60g,冬凌草 90g,炒米仁 120g,川芎 60g,炒白芍 120g,天花粉 100g,夏枯草 90g,紫草 100g,人中白 60g,橘核络各 90g,紫背浮萍 100g,制黄精 150g,白鲜皮 120g,桑椹子 200g,枇杷叶 120g,炒二芽各 150g,淡竹叶 60g,天竺黄 90g,浮海石 90g,地肤子 100g,鲜铁皮石斛 100g,佛手片 90g,绿梅花 60g,陈皮 90g。

一料。

水煎浓缩,加入枣泥 1000g,百令孢子粉 50g,冰糖 500g 收膏,冷藏备用。早晚各一匙开水冲服,外感或腹泻时停服。

二诊:2008 年 10 月 29 日。

经去冬素膏调治后,体质增强,外感减少,外感则易诱发鼻塞流涕,咽痒咳嗽,眼、皮肤发痒,喉间痰鸣。再给予:益气固表,祛风通窍,健脾化湿,补肾之法。

西党参 120g,生白术 120g,防风 90g,炙麻黄 90g,野荞麦根 150g,炒黄芩 120g,白桔梗 60g,桑白皮 100g,浙贝母 150g,鹅不食草 30g,冬瓜仁 200g,香白芷 100g,辛夷 90g,生米仁

200g，蝉衣 60g，冬凌草 90g，炒当归 120g，川芎 60g，炒白芍 120g，天花粉 100g，夏枯草 90g，紫草 100g，白茯苓 120g，橘核络各 90g，紫背浮萍 100g，枸杞子 200g，制黄精 150g，白鲜皮 120g，桑椹子 200g，益智仁 120g，淡竹叶 60g，天竺黄 90g，浮海石 90g，地肤子 100g，鲜铁皮石斛 100g，佛手片 90g，绿梅花 60g，陈皮 90g。

一料。

水煎浓缩，加入枣泥 1000g，百令孢子粉 50g，冰糖 500g 收膏，冷藏备用。早晚各一匙开水冲服，外感或腹泻时停服。

三诊：2009 年 3 月 17 日。

经两冬调治哮证发作明显减少，但风邪仍缠于鼻咽，皮肤时有瘙痒，纳便正常。舌质淡红尖红，苔薄白，脉细缓。为巩固疗效，再给予：益气固表，祛风通窍，健脾化湿，补肾之法。

西党参 200g，生白术 120g，防风 90g，炙麻黄 90g，野荞麦根 150g，炒黄芩 120g，白桔梗 60g，桑白皮 100g，浙贝母 150g，鹅不食草 30g，冬瓜仁 200g，香白芷 100g，辛夷 90g，生米仁 200g，蝉衣 60g，冬凌草 90g，炒当归 120g，川芎 60g，炒白芍 120g，青葙子 120g，夏枯草 90g，橘核络各 90g，紫草 100g，白茯苓 120g，紫背浮萍 100g，枸杞子 200g，制黄精 150g，白鲜皮 120g，桑椹子 200g，益智仁 120g，淡竹叶 60g，天竺黄 90g，浮海石 90g，地肤子 100g，鲜铁皮石斛 100g，佛手片 90g，绿梅花 60g，陈皮 90g。

一料。

水煎浓缩，加入枣泥 1000g，百令孢子粉 50g，冰糖 500g 收膏，冷藏备用。早晚各一匙开水冲服，外感或腹泻时停服。

四诊：2009 年 9 月 1 日。

经三年调治哮证发作明显减少、减轻，但风邪仍缠于鼻咽，因未能持续治疗，半年来仍有发作，用吸喷剂即能控制，皮肤时有瘙痒，纳便正常。舌质淡红苔薄白，脉细缓。为巩固疗效，再给予：益气固表，祛风通窍，健脾化湿，补肾之法。

西党参 200g，生白术 120g，防风 90g，炙麻黄 90g，野荞麦根 150g，炒黄芩 120g，白桔梗 60g，桑白皮 100g，浙贝母 150g，鹅不食草 30g，冬瓜仁 200g，香白芷 100g，辛夷 90g，生米仁 200g，蝉衣 60g，黄荆子 120g，炒当归 120g，川芎 60g，生白芍 120g，青葙子 120g，徐长卿 200g，橘核络各 90g，紫草 100g，白茯苓 120g，紫背浮萍 100g，枸杞子 200g，制黄精 150g，白鲜皮 120g，桑椹子 200g，益智仁 120g，淡竹叶 60g，天竺黄 90g，浮海石 90g，地肤子 100g，鲜铁皮石斛 100g，佛手片 90g，绿梅花 60g，陈皮 90g。

一料。

水煎浓缩，加入枣泥 1000g，百令孢子粉 50g，冰糖 500g 收膏，冷藏备用。早晚各一匙开水冲服，外感或腹泻时停服。

病例 3

陈某，男，5 岁，浙江杭州市人。初诊日期：1997 年 11 月 19 日。

男子 5 岁，肾气未充，肺气早虚，自幼哮喘，已成夙根，风热之邪，常缠于咽喉、鼻窍之间，久而伤及脾胃，水湿内蕴，脾气不振，气血失调，风热窜入腠理之间，血不养神。症见：每年发生哮证影响生活，鼻塞涕多色黄，咽喉发痒，眼发痒，皮肤瘙痒，纳食欠香，夜寐安，大便正常。舌质红苔薄白，脉细缓。给予：益气固表，祛风通窍，利咽化痰，健脾和胃，养血安神。

生黄芪 150g，生白术 100g，防风 90g，炙麻黄 60g，野荞麦根 200g，炒黄芩 120g，白桔梗 100g，桑白皮 120g，浙贝母 150g，生炒米仁各 120g，紫背浮萍 120g，地肤子 120g，白鲜皮 120g，粉丹皮 100g，鹅不食草 30g，苍耳子 90g，香白芷 120g，木蝴蝶 90g，炒当归 100g，川芎 90g，川朴花 60g，西党参 150g，白茯苓 90g，佛手片 90g，炒二芽各 120g，桑椹子 200g，怀山药 200g，女贞子 90g，化橘红 100g，潼白蒺藜各 90g。

一料。

水煎浓缩，加入枣泥 1000g，冰糖 500g，紫河车粉 40g 收膏，冷藏备用。早晚各一匙开水冲服，外感或腹泻时停服。

二诊：1998 年 12 月 8 日。

经一年治疗和调理哮喘发作明显减少，发作时能用中药控制，表明肺气渐复，风邪久缠鼻咽改善，脾胃已开始和顺，水谷精微能正常运行，因年 6 岁肾气未实，还需继续调治。症见：鼻涕时存，色白，眼、皮肤痒，容易出汗，纳食佳，二便调，夜寐安。舌质淡红苔白，脉细缓。再给予：益气固表，健脾和胃，祛风通窍，补肾养血之法。

生黄芪 150g，生白术 100g，防风 90g，炒黄芩 120g，野荞麦根 200g，白桔梗 100g，桑白皮 120g，浙贝母 150g，紫背浮萍 120g，生炒米仁各 120g，地肤子 120g，白鲜皮 120g，粉丹皮 100g，苍耳子 90g，鹅不食草 30g，香白芷 120g，木蝴蝶 90g，炒当归 100g，川芎 90g，川朴花 60g，西党参 150g，白茯苓 90g，佛手片 90g，桑椹子 200g，怀山药 200g，天麦冬 120g，稆豆衣 300g，女贞子 90g，化橘红 100g，潼白蒺藜各 90g。

一料。

水煎浓缩，加入枣泥 1000g，冰糖 500g，紫河车粉 40g 收膏，冷藏备用。早晚各一匙开水冲服，外感或腹泻时停服。

随访今年内未发生哮喘，体质增强，后共服三年一直未发哮喘。

病例 4

戴某，男，5 岁，浙江杭州市人。初诊日期：2006 年 3 月 22 日。

幼年哮证已成夙根，肺气不固，难以抗邪，故反复因外邪而诱发本病，又肾气未充，发则纳气无权，常因哮发时难以平卧。经一年调理和治疗，缓解期逐渐延长，抗邪卫外功能增强，目前卫表还需要巩固。现症见：遇邪时鼻塞流涕，咽痒、眼痒，咳嗽痰少，纳便正常。舌质红苔花剥，脉缓小弦。法当：益肺气固卫表，清肺气洁气道，健脾气化痰浊，养肺阴益肾气。

制黄精200g，生黄芪150g，生白术120g，防风90g，野荞麦根200g，炒黄芩120g，苍耳子100g，香白芷120g，白桔梗120g，鹅不食草40g，桑白皮120g，浙贝母150g，地肤子120g，紫背浮萍120g，生炒米仁各120g，天竺黄120g，皂角刺60g，炙麻黄60g，西党参200g，白茯苓100g，怀山药200g，粉丹皮120g，桑椹子300g，菟丝子120g，补骨脂120g，佛手片120g，枫斗100g，女贞子90g，天麦冬各90g，潼白蒺藜各90g，化橘红100g。

一料。

水煎浓缩，加入枣泥1000g，冰糖500g收膏，冷藏备用。早晚各一匙开水冲服，外感或腹泻时停服。

二诊：2006年7月25日。

经素膏调理和治疗，缓解期逐渐延长，抗邪卫外功能增强，目前表卫还需要巩固。现症见：遇邪时鼻塞流涕，咽痒、眼痒，咳嗽痰少，纳便正常。舌质红苔花剥，脉缓小弦。法当：益肺气固卫表，清肺气洁气道，健脾气化痰浊，养肺阴益肾气。

制黄精200g，生黄芪150g，生白术120g，防风90g，野荞麦根200g，炒黄芩120g，鹅不食草40g，苍耳子100g，香白芷120g，白桔梗120g，桑白皮120g，浙贝母150g，地肤子120g，紫背浮萍120g，生炒米仁各120g，天竺黄120g，皂角刺60g，炙麻黄60g，西党参200g，白茯苓100g，怀山药200g，粉丹皮120g，桑椹子300g，菟丝子120g，补骨脂120g，佛手片120g，枫斗100g，女贞子90g，天麦冬各90g，潼白蒺藜各90g，化橘红100g，煅龙牡各120g。

一料。

水煎浓缩，加入枣泥1000g，冰糖500g收膏，冷藏备用。早晚各一匙开水冲服，外感或腹泻时停服。

三诊：2007 年 3 月 28 日。

经两年调理和治疗，缓解期延长，抗邪卫外功能增强，今年在气候变化时发作 1 次，缓解较快，目前卫表还需要巩固。现症见：遇邪时鼻塞流涕，咽痒、眼痒，咳嗽痰少，纳便正常。舌质红苔花剥，脉缓小弦。法当：益肺气固卫表，清肺气洁气道，健脾气化痰浊，养肺阴益肾气。

制黄精 200g，生黄芪 150g，生白术 120g，防风 90g，野荞麦根 200g，炒黄芩 120g，鹅不食草 40g，苍耳子 100g，香白芷 120g，白桔梗 120g，桑白皮 120g，浙贝母 150g，地肤子 120g，紫背浮萍 120g，生炒米仁各 120g，天竺黄 120g，皂角刺 60g，炙麻黄 60g，西党参 200g，白茯苓 100g，怀山药 200g，粉丹皮 120g，桑椹子 300g，菟丝子 120g，补骨脂 120g，佛手片 120g，枫斗 100g，天麦冬各 90g，女贞子 90g，潼白蒺藜各 90g，化橘红 100g，紫草 100g，金樱子 150g，仙灵脾 150g。

一料。

水煎浓缩，加入枣泥 1000g，冰糖 500g 收膏，冷藏备用。早晚各一匙开水冲服，外感或腹泻时停服。

四诊：2007 年 8 月 2 日。

幼年哮证已成夙根，经三年调理和治疗，缓解期逐渐延长，抗邪卫外功能增强。但仍症见：遇邪时鼻塞流涕，咽痒、眼痒，咳嗽痰少，纳便正常。舌质红苔花剥，脉缓小弦。法当：益肺气固卫表，清肺气洁气道，健脾气化痰浊，养肺阴益肾气。

制黄精 200g，生黄芪 150g，生白术 120g，防风 90g，野荞麦根 200g，炒黄芩 120g，鹅不食草 40g，苍耳子 100g，香白芷 120g，白桔梗 120g，桑白皮 120g，浙贝母 150g，地肤子 120g，紫背浮萍 120g，生炒米仁各 120g，天竺黄 120g，皂角刺 60g，炙麻黄 60g，西党参 200g，白茯苓 100g，怀山药 200g，粉丹皮 120g，桑椹子 300g，菟丝子 120g，补骨脂 120g，佛手片 120g，枫斗 100g，女贞子 90g，天麦冬各 90g，潼白蒺藜各 90g，化橘红

100g, 紫草 100g, 金樱子 150g, 仙灵脾 150g。

一料。

水煎浓缩，加入枣泥 1000g，冰糖 500g 收膏，冷藏备用。早晚各一匙开水冲服，外感或腹泻时停服。

五诊：2007 年 11 月 7 日。

虽然缓解期逐渐延长，抗邪卫外功能增强，但表卫还需要巩固，肺脾肾仍然虚弱。现症见：遇邪时鼻塞流涕，咽痒、眼痒，咳嗽痰少，纳便正常。舌质红苔花剥，脉缓小弦。法当：益肺气固卫表，清肺气洁气道，健脾气化痰浊，养肺阴益肾气。

制黄精 200g，生黄芪 150g，生白术 120g，防风 90g，野荞麦根 200g，炒黄芩 120g，鹅不食草 40g，苍耳子 100g，香白芷 120g，白桔梗 120g，桑白皮 120g，浙贝母 150g，地肤子 120g，紫背浮萍 120g，生炒米仁各 120g，天竺黄 120g，皂角刺 60g，炙麻黄 60g，西党参 200g，白茯苓 100g，怀山药 200g，粉丹皮 120g，桑椹子 300g，菟丝子 120g，补骨脂 120g，佛手片 120g，枫斗 120g，女贞子 90g，天麦冬各 90g，潼白蒺藜各 90g，化橘红 100g，紫草 100g，金樱子 150g，仙灵脾 150g。

一料。

水煎浓缩，加入枣泥 1000g，百令孢子粉 50g，冰糖 500g 收膏，冷藏备用。早晚各一匙开水冲服，外感或腹泻时停服。

六诊：2008 年 3 月 19 日。

经多年调理和治疗，抵抗力逐渐增强，哮喘发作减少且缓解较快。发作时症见：鼻塞流涕，咽痒、眼痒，咳嗽痰少，纳便正常。舌质红苔花剥，脉缓小弦。再给予：益肺气固卫表，清肺气洁气道，健脾气化痰浊，养肺阴益肾气。

制黄精 200g，生黄芪 150g，生白术 120g，防风 90g，野荞麦根 200g，炒黄芩 120g，鹅不食草 40g，苍耳子 100g，香白芷 120g，白桔梗 120g，桑白皮 120g，浙贝母 150g，地肤子 120g，白茯苓 100g，生炒米仁各 120g，天竺黄 120g，皂角刺 60g，炙麻黄40g，西党参200g，紫背浮萍120g，怀山药200g，粉丹皮120g，桑椹子300g，菟丝子120g，补骨脂120g，佛手片120g，枫斗120g，天麦冬各90g，女贞子90g，潼白蒺藜各90g，化橘红100g，紫草100g，金樱子150g，仙灵脾150g，益智仁120g。

一料。

水煎浓缩，加入枣泥1000g，百令孢子粉50g，冰糖500g收膏，冷藏备用。早晚各一匙开水冲服，外感或腹泻时停服。

七诊：2008年11月30日。

经六年调理和治疗，缓解期已明显延长，卫外功能增强，今年基本稳定，风邪仍缠鼻咽。现症见：鼻涕黄绿，咽痒，纳便正常。舌质红苔花剥少，脉细缓。再给予：益肺气固卫表，清肺气利鼻咽，健脾气养肝血，滋阴津补肾气。

制黄精200g，生黄芪150g，生白术120g，防风90g，野荞麦根200g，炒黄芩120g，鹅不食草40g，冬凌草120g，香白芷120g，白桔梗120g，桑白皮120g，浙贝母150g，生米仁200g，地肤子120g，紫背浮萍120g，天竺黄120g，皂角刺60g，西党参200g，白茯苓100g，炒赤白芍各120g，怀山药200g，粉丹皮120g，桑椹子300g，菟丝子120g，补骨脂120g，佛手片120g，枫斗120g，女贞子90g，天麦冬各90g，潼白蒺藜各90g，化橘红100g，紫草100g，金樱子150g，仙灵脾150g，益智仁120g，川芎120g，黄荆子120g，徐长卿200g。

一料。

水煎浓缩，加入枣泥500g，莲子肉500g，百令孢子粉50g，冰糖500g收膏，冷藏备用。早晚各一匙开水冲服，外感或腹泻时停服。

八诊：2009年4月16日。

幼年哮证已成夙根，经七年调理和治疗，缓解期已明显延长，卫外功能增强，今年基本稳定，风邪仍缠鼻咽。现见：鼻涕时存，咽痒，偶有咳嗽，纳可，大便2次/日。舌质红苔花剥少，脉细缓。再给予：益肺气固卫表，清肺气利鼻咽，健脾气养肝血，滋阴津补肾气。

制黄精200g，生黄芪150g，生白术120g，防风90g，野荞麦根200g，炒黄芩120g，鹅不食草40g，冬凌草120g，香白芷120g，白桔梗100g，桑白皮120g，浙贝母150g，生米仁200g，地肤子120g，紫背浮萍120g，天竺黄120g，灵芝草100g，西党参200g，白茯苓100g，炒赤白芍各120g，怀山药200g，粉丹皮120g，桑椹子300g，菟丝子120g，补骨脂120g，佛手片120g，枫斗120g，天麦冬各90g，女贞子90g，潼白蒺藜各90g，化橘红100g，紫草100g，金樱子150g，仙灵脾150g，益智仁120g，川芎120g，黄荆子120g，徐长卿200g。

一料。

水煎浓缩，加入枣泥500g，莲子肉500g，百令孢子粉50g，冰糖500g收膏，冷藏备用。早晚各一匙开水冲服，外感或腹泻时停服。

九诊：2009年8月3日。

幼年哮证已成夙根，经八年调理和治疗，卫外功能明显增强，但风邪仍缠鼻咽。今年曾发作一次，症状明显减轻，鼻塞时存，纳可便调，每当地图舌出现易发感冒。舌质淡红苔花剥少，脉细缓。再给予：益肺气固卫表，清肺气利鼻咽，健脾气养肝血，滋阴津补肾气。

制黄精200g，生黄芪150g，生白术120g，防风90g，野荞麦根200g，炒黄芩120g，冬凌草120g，香白芷120g，白桔梗100g，鹅不食草40g，桑白皮120g，浙贝母150g，生米仁200g，白鲜皮120g，紫背浮萍120g，天竺黄120g，灵芝草100g，西党参200g，白茯苓100g，炒赤白芍各120g，怀山药200g，粉丹皮120g，桑椹子300g，菟丝子120g，补骨脂120g，佛手片120g，枫斗120g，天麦冬各90g，女贞子90g，潼白蒺藜各90g。五味子60g，紫草100g，金樱子150g，仙灵脾150g，益智仁120g，川芎120g，黄荆子 120g，徐长卿 200g。

　　一料。

　　水煎浓缩，加入枣泥 500g，莲子肉 500g，百令孢子粉 50g，冰糖 500g 收膏，冷藏备用。早晚各一匙开水冲服，外感或腹泻时停服。

　　病例 5

　　载某，男，7 岁，浙江杭州市人。处方日期：2006 年 11 月 22 日。

　　幼年哮证已成夙根，肺气不固，难以抗邪，故反复因外邪而诱发本病，又肾气未充，发则纳气无权，常因哮发时难以平卧。已经两年调理和治疗，缓解期逐渐延长，抗邪卫外功能增强，目前表卫还需要巩固。每发作症见：鼻塞流涕，咽痒、眼痒，咳嗽痰少，纳便正常。舌质红苔花剥，脉缓小弦。法当：益肺气固卫表，清肺气洁气道，健脾气化痰浊，养肺阴益肾气。

　　制黄精 200g，生黄芪 150g，生白术 120g，防风 90g，野荞麦根 200g，炒黄芩 120g，苍耳子 100g，香白芷 120g，白桔梗 120g，鹅不食草 40g，桑白皮 120g，浙贝母 150g，地肤子 120g，紫背浮萍 120g，生炒米仁各 120g，天竺黄 120g，皂角刺 60g，炙麻黄 60g，西党参 200g，白茯苓 100g，怀山药 200g，粉丹皮 120g，桑椹子 300g，菟丝子 120g，补骨脂 120g，佛手片 120g，枫斗 100g，天麦冬各 90g，女贞子 90g，潼白蒺藜各 90g，化橘红 100g。

　　一料。

　　水煎浓缩，加入枣泥 1000g，冰糖 500g 收膏，冷藏备用。早晚各一匙开水冲服，外感或腹泻时停服。

　　二诊：2007 年 11 月 7 日。

　　肺气较前得固，感邪明显减少，但肾气未充，遇邪时发则纳气无权。经三年调理和治疗，缓解期明显延长，今年气候之变时又发作一次，即能缓解。现症见：遇邪时鼻塞流涕，咽痒、眼痒，咳嗽痰少，纳便正常。舌质红苔花剥，脉缓小弦。再法当：

益肺气固卫表，清肺气洁气道，健脾气化痰浊，养肺阴益肾气。

制黄精200g，生黄芪150g，生白术120g，防风90g，野荞麦根200g，炒黄芩120g，鹅不食草40g，苍耳子100g，香白芷120g，白桔梗120g，桑白皮120g，浙贝母150g，地肤子120g，紫背浮萍120g，生炒米仁各120g，天竺黄120g，皂角刺60g，炙麻黄60g，西党参200g，白茯苓100g，怀山药200g，粉丹皮120g，桑椹子300g，菟丝子120g，补骨脂120g，佛手片120g，枫斗120g，天麦冬各90g，女贞子90g，潼白蒺藜各90g，化橘红100g，紫草100g，金樱子150g，仙灵脾150g。

一料。

水煎浓缩，加入枣泥1000g，冰糖500g，百令孢子粉50g收膏，冷藏备用。早晚各一匙开水冲服，外感或腹泻时停服。

三诊：2008年11月19日。

经素膏调理和治疗，缓解期延长，抗邪卫外功能增强。今年内哮证未发作，1月前饮食过敏全身出现红色丘疹，但哮证未发。舌质红苔花剥，脉缓小弦。先以祛风清肺，凉血化斑汤剂治疗后，病情稳定。再给予：益肺气固卫表，清肺气洁气道，健脾气化痰浊，养肺阴益肾气。

制黄精200g，生黄芪150g，生白术120g，防风90g，野荞麦根200g，炒黄芩120g，苍耳子100g，香白芷120g，白桔梗120g，鹅不食草40g，桑白皮120g，浙贝母150g，地肤子120g，紫背浮萍120g，生炒米仁各120g，天竺黄120g，皂角刺60g，炙麻黄40g，西党参200g，白茯苓100g，怀山药200g，粉丹皮120g，桑椹子300g，菟丝子120g，补骨脂120g，佛手片120g，枫斗120g，天麦冬各90g，女贞子90g，潼白蒺藜各90g，化橘红100g，紫草100g，金樱子150g，仙灵脾150g，益智仁120g。

一料。

水煎浓缩，加入枣泥1000g，冰糖500g，百令孢子粉50g收膏，冷藏备用。早晚各一匙开水冲服，外感或腹泻时停服。

【按语】

哮喘稳定期的治疗其宗"缓则治本"原则，从肺脾肾三脏着手，补肺、健脾、益肾。以上5例小儿哮喘膏方中补肺以固卫，以玉屏风为基础；健脾以助运，化湿不停饮，培土生金之意，四君子加减；益肾以充肾不实，助脾温煦，弥补先天不足，用六味之意。方中补气不忘清肺，健脾不少行气，益肾考虑平补，疏养活血同用。病例1肾气未充，肺气不足，脾胃失和患儿，经调治哮喘发作明显减少，但仍然容易感冒，反复腹泻，而诱发本病，次年继续守法调理，加百令孢子粉、大胡桃肉益肾助脾之品，使疗效巩固。病例2肺脾肾俱虚，过敏明显，予玉屏风散、四君子汤合炙麻黄、野荞麦根、炒黄芩、白桔梗、桑白皮、浙贝母、鹅不食草等标本兼顾，使体质增强，哮喘发作减少减轻。病例3患儿年仅5岁，肾气未充，却肺气早虚，伤及脾胃，自幼哮喘，治疗中加强补肾，加紫河车粉血肉有情之品，伴过敏，咽喉发痒，眼发痒，皮肤瘙痒，加紫背浮萍、地肤子、白鲜皮等。经1年治疗和调理，哮喘发作明显减少，共服3年，未发哮喘。病例4幼年顽固哮证，发作时难以平卧，肺肾虚损明显，予补肺、健脾、益肾、化痰等治疗，长年坚持服素膏，使病情基本稳定，发作明显减少。病例5患儿哮证共经3年治疗和调治逐渐得到缓解，由于反复发作伤及肺阴，每当发作舌苔花剥碎裂，得缓后花剥碎裂好转，所以，在治疗时必兼养阴，加制黄精、枫斗、天麦冬、女贞子等，使哮喘未再发。

第三节 其他儿科病

小儿虽然多见外感和哮证，但因脾胃虚弱，肾精不足，肝失疏泄，同样会发生其他疾病，也有先天疾病，造成容易外感，诱发旧病和脏腑失调。如失寐、乳蛾肿大、心肌炎、腹泻、胃脘痛、纳差、尿感、精神不振、面色失华等。经治疗后即可进入调治。

病例1　皮肤发黑案

吴某，男，9岁，浙江杭州市人。初诊日期：2006年3月30日。

少儿9岁，当肾气始盛，体质增强，今反出现如下症状：皮肤发黑，关节处更黑，形体偏瘦，平时头痛且晕，遇异味时加剧，甚则欲呕，夜寐难入，醒后又不眠，大便2～3次/天，平时易感，鼻塞咳嗽。舌质红苔白，脉细弦。此乃气血失和，脾胃失调，肾气未盛，血不能上荣于脑，髓海不足，神难守舍，肺卫欠固，易受外邪侵袭，故时肺气失宣。经门诊治疗后诸症已达缓解，为巩固调治，给予：益气固表，健脾和胃，养血安神，益肾充髓之法。

生熟地各120g，怀山药300g，粉丹皮120g，白茯苓100g，泽泻100g，山萸肉90g，制黄精300g，炒杜仲120g，川续断120g，桑椹子300g，金樱子200g，广郁金120g，石菖蒲120g，炒枣仁300g，夜交藤200g，合欢花200g，炒当归120g，炒白芍120g，川芎120g，巴戟天120g，菟丝子120g，西党参200g，五味子60g，生黄芪200g，天麦冬各120g，防风90g，制首乌300g，桑螵蛸120g，灵芝草120g，佛手片120g，生山楂300g，生米仁200g，枫斗120g，焦山栀60g，淡竹叶90g，补骨脂120g，女贞子120g，陈皮90g，潼白蒺藜各120g。

一料。

水煎浓缩，加入枣泥1000g，冰糖500g收膏，冷藏备用。早晚各一匙开水冲服，外感或腹泻时停服，经医师治疗后再服。

经调理后病儿已能入睡，体质增强，诸症基本未出现。

【按语】

经云："丈夫八岁，肾气实，发长齿更。"今出现皮肤发黑，关节处更黑，黑为肾色，说明患儿肾气未盛，不能温养脾阳，运化失常，气血生化乏源，上不荣于脑，内不养心，外不固卫，诸症出现。汤剂治疗使病情稳定后予以膏方巩固，用六味地黄丸加桑椹子、补骨脂、女贞子、制首乌、炒杜仲等加强补肾，玉屏风散等益气固卫，八珍汤等益气养血，使诸症除。

病例 2　乳蛾肿大案

马某，男，5 岁，浙江杭州市人。初诊日期：1997 年 11 月 19 日。

自幼风热常缠于咽鼻，蕴结乳蛾之中，遇邪即发，致成痼疾。因年幼卫气不足，肺气难充，肾气未充，不能抗邪。症见：咽喉疼痛，吞咽困难，乳蛾肿大，鼻痒涕浓，喷嚏频频，咽痒咳嗽，痰白不畅，耳痒眼痒，纳便正常。舌质淡红，苔薄白，脉虚滑。按急则治标，得以缓解。为巩固疗效，给予：益气固卫，清热利咽，祛风通窍，健脾补肾之法。

生黄芪 120g，生白术 100g，防风 60g，野荞麦根 150g，炒黄芩 100g，金银花 150g，鹅不食草 30g，苍耳子 90g，人中白 100g，香白芷 100g，白桔梗 100g，桑白皮 100g，浙贝母 120g，天竺黄 90g，浮海石 100g，生炒米仁各 120g，地肤子 120g，紫背浮萍 120g，粉丹皮 100g，炒当归 100g，淡竹叶 60g，制首乌 90g，灵芝草 100g，女贞子 90g，陈皮 60g，潼白蒺藜各 100g，土牛膝 90g，川朴花 90g，绿梅花 90g，炒白芍 90g，白鲜皮 120g，木蝴蝶 60g，紫草 100g，桑椹子 200g，川续断 100g。

一料。

水煎浓缩，加入枣泥 1000g，冰糖 500g，紫河车粉 40g 收膏，冷藏备用。早晚各一匙开水冲服，外感或腹泻时停服，经医师治疗后再服。

经调治后咽痛未再出现，乳蛾肿大还存在，继续巩固治疗。

【按语】

患儿自幼肺肾不足，风热常缠于咽鼻乳蛾，乳蛾肿大成痼疾，形成病灶，易受外邪侵袭，更伤肺肾，而致咽喉疼痛，吞咽困难，乳蛾肿大，鼻痒涕浓，喷嚏频频，咽痒咳嗽等症状反复出现，日久不愈。根据缓则治其本，给予膏方调理，以玉屏风散益气固表、生白术、生炒米仁、桑椹子、制首乌、灵芝草、女贞子等补脾肾，同时用野荞麦根、炒黄芩、金银花、人中白、鹅不食草、苍耳子等加强清热利咽作用，使咽痛迅速好转。但消除乳蛾肿大还需要时间，需继续巩固治疗。

病例3 先天性心脏病手术后案

徐某，女，3岁，浙江杭州市人。初诊日期：2007年2月13日。

先天不足，心气受损，心血不足，一年前心脏手术。反复感冒，咳嗽不解，眼睑浮肿，咽痛唇干，口臭纳佳，二便正常。按急则治标原则，上症得以缓解，但毕竟为幼稚儿，肾气未盛，肾阳未复，无力以阳气推动气血，影响肺气难以卫外。现症见：容易外感，咳嗽已除，纳食正常。舌质淡红苔薄白，脉细缓。给予：益气固表、祛风清肺、健脾和胃、养血益肾之法。

生黄芪150g，生白术100g，防风90g，西党参150g，五味子60g，寸麦冬120g，炒当归100g，生熟地各100g，川芎60g，炒赤白芍各100g，炒黄芩120g，白桔梗100g，桑白皮100g，浙贝母150g，野荞麦根200g，制玉竹120g，佛手片100g，玫瑰花100g，木蝴蝶60g，生炒米仁各120g，罗汉果3只，桑椹子200g，补骨脂100g，益智仁120g，炒二芽各150g，覆盆子120g，女贞子90g，陈皮90g，潼白蒺藜各100g。

一料。

水煎浓缩，加入枣泥1000g，冰糖500g收膏，冷藏备用。早晚各一匙开水冲服，外感或腹泻时停服。

二诊：2007年6月12日。

用素膏调治后，体质增强，目前无明显症状，咳嗽已除，咽部稍有痰，纳食正常。舌质淡红苔薄白，脉细缓。再给予：益气固表、祛风利咽、健脾和胃、养血益肾之法。

生黄芪150g，生白术100g，防风90g，西党参150g，五味子60g，寸麦冬120g，炒当归100g，生熟地各100g，川芎60g，炒赤白芍各100g，炒黄芩120g，白桔梗100g，桑白皮100g，浙贝母150g，野荞麦根200g，制玉竹120g，佛手片100g，浮萍100g，玫瑰花100g，生炒米仁各120g，鸡内金150g，木蝴蝶60g，罗汉果3只，桑椹子200g，金樱子150g，益智仁120g，覆盆子120g，女贞子90g，淡竹叶90g，潼白蒺藜各100g，化橘红120g。

一料。

水煎浓缩，加入枣泥1000g，冰糖500g收膏，冷藏备用。早晚各一匙开水冲服，外感或腹泻时停服。

三诊：2007年9月5日。

经两次素膏调治后，体质增强，目前无明显症状，咳嗽已除，咽部稍有痰，纳食正常。舌质淡红苔薄白，脉细缓。再给予：益气固表、宁心通络、健脾和胃、养血益肾之法。

生黄芪150g，生白术100g，防风90g，西党参150g，五味子60g，寸麦冬120g，炒当归100g，生熟地各100g，柏子仁120g，炒赤白芍各100g，川芎60g，野荞麦根200g，蚤休100g，白桔梗100g，桑白皮100g，浙贝母150g，制玉竹120g，佛手片100g，浮萍100g，生炒米仁各120g，玫瑰花100g，鸡内金150g，代代花90g，罗汉果3只，桑椹子200g，金樱子150g，益智仁120g，覆盆子120g，女贞子90g，潼白蒺藜各100g，淡竹叶90g，化橘红120g。

一料。

水煎浓缩，加入枣泥1000g，冰糖500g收膏，冷藏备用。早晚各一匙开水冲服，外感或腹泻时停服。

四诊：2008年10月29日。

经反复调治后，感冒、咳嗽明显减少，体质增强，二便正常，纳食正常。舌质淡红苔薄白，脉细缓。继续给予：益气固表、宁心通络、健脾和胃、养血益肾之法。

生黄芪150g，生白术100g，防风90g，西党参150g，五味子60g，寸麦冬120g，炒当归100g，生熟地各100g，柏子仁120g，炒赤白芍各100g，川芎60g，野荞麦根200g，炒黄芩100g，白桔梗100g，桑白皮100g，浙贝母150g，炒米仁200g，制玉竹120g，佛手片100g，浮萍100g，玫瑰花100g，鸡内金150g，代代花90g，桑椹子200g，金樱子150g，益智仁120g，覆盆子120g，女贞子90g，淡竹叶90g，潼白蒺藜各100g，化橘红120g，菟丝子100g。

一料。

水煎浓缩，加入枣泥1000g，百令孢子粉50g，冰糖500g收膏，冷藏备用。早晚各一匙开水冲服，外感或腹泻时停服。

【按语】

患儿有先天性心脏病，先天心气不足。心肺同居上焦，肺主呼吸，心主血脉，赖宗气的推动作用。今心气先虚，宗气耗散，易致肺气不足，手术后更伤气血。且幼儿肾气未盛，金水难生，反复感冒，咳嗽不愈。予玉屏风散、生脉散、四物汤、桑椹子、金樱子、益智仁、覆盆子、女贞子、潼白蒺藜等益气、宁心、健脾、益肾，体质增强，感冒、咳嗽明显减少。

病例 4 高热昏迷愈后案

姜某，男，3岁，浙江杭州市人。初诊日期：2007年10月24日。

幼儿肾气未充，肺气失固，曾因肺炎高热昏迷，经治后痊愈，但风热之邪常缠于咽鼻之间，气道失宣，痰易阻碍，故常咳嗽。脾胃失和，因饮食不节，造成胃失和降，腐熟困难。症见：容易感冒咳嗽，咽喉时痛，纳食欠香，易出现腹泻。舌质淡红，苔中白，脉细缓。为增强体质，给予：益气固表，清肺祛风，理气和胃，健脾益肾之法。

生黄芪150g，生白术100g，防风60g，野荞麦根150g，炒黄芩120g，浙贝母150g，桑白皮100g，白桔梗60g，枫斗100g，生炒米仁各100g，香白芷100g，浮海石100g，地肤子1020g，马齿

苋 200g，生枳壳 60g，紫背浮萍 120g，西党参 150g，天麦冬各
100g，鸡内金 200g，炒当归 90g，炒白芍 150g，怀山药 150g，白
茯苓 90g，淡竹叶 60g，桑椹子 150g，炒杜仲 90g，生山楂 200g，
女贞子 18g，化橘红 18g，潼白蒺藜各 18g，天竺黄 20g，桑螵蛸
120g，紫草 100g，地锦草 120g，炒二芽各 150g，焦六曲 150g，
陈皮 18g。

一料。

水煎浓缩，加入枣泥 1000g，冰糖 500g 收膏，冷藏备用。早
晚各一匙开水冲服，外感或腹泻时停服。

经调治后体质明显增强，今年内未发生疾病。

【按语】

幼儿肾气未充，肺气失固，罹患肺炎，热入脑窍，高热昏
迷，虽然经过治疗而痊愈，然而外邪加药物耗伤气血，导致肺卫
不固，脾胃失和，故容易感冒咳嗽，咽喉时痛，纳食欠香，腹泻
时作。以玉屏风散合四君子汤为基础方调治，当年即未发生
疾病。

病例 5　鼻渊案

陈某，女，10 岁，浙江杭州市人。初诊日期：2008 年 11 月
20 日。

肾气初盛，肺气不足，风邪常缠鼻咽，每当六淫触及，肺失
清肃，故鼻涕黄白相兼，甚至倒流，致成鼻渊之证。日久及脾，
脾胃失和，胃胀时痛，大便隔日一行。舌质红苔少，脉细缓。在
冬令之季，给予：益气固表，祛风利鼻，健脾和胃，佐以养肾
之法。

西党参 200g，生白术 120g，防风 90g，怀山药 200g，炒扁豆
120g，炒米仁 200g，制香附 100g，姜半夏 100g，鹅不食草 40g，
香白芷 120g，苍耳子 90g，辛夷 120g，鱼脑石 120g，天花粉
100g，白桔梗 100g，桑白皮 100g，浙贝母 150g，紫草 120g，紫
背浮萍 120g，冬凌草 120g，蝉衣 90g，制黄精 200g，地肤子

120g, 白鲜皮 120g, 枫斗 120g, 天麦冬各 100g, 淡竹叶 90g, 佛手片 120g, 绿梅花 100g, 桑椹子 200g, 覆盆子 120g, 白茯苓 120g, 粉丹皮 120g, 川芎 60g, 鸡内金 150g, 罗汉果 3 只, 益智仁 120g, 女贞子 90g, 陈皮 90g, 潼白蒺藜各 100g。

一料。

水煎浓缩, 加入枣泥 500g, 莲子泥 500g, 百令孢子粉 50g, 冰糖 500g 收膏, 冷藏备用。早晚各一匙开水冲服, 外感或腹泻时停服。

二诊: 2009 年 7 月 22 日。

经去年治疗后脾胃已和, 风邪仍然缠于鼻咽不解, 咽痒鼻塞涕多, 喷嚏频繁, 大便偏干, 舌质红苔少, 脉细缓。在夏季按"冬病夏治"原则, 给予: 益气固表, 祛风利鼻, 健脾养肾之法。制成素膏缓调治。

西党参 200g, 生白术 120g, 防风 90g, 怀山药 200g, 炒扁豆 120g, 炒米仁 200g, 制香附 100g, 姜半夏 100g, 鹅不食草 40g, 香白芷 120g, 苍耳子 90g, 辛夷 120g, 鱼脑石 120g, 天花粉 100g, 白桔梗 100g, 桑白皮 100g, 浙贝母 150g, 紫草 120g, 紫背浮萍 120g, 冬凌草 120g, 蝉衣 90g, 生黄芪 200g, 防己 100g, 地肤子 120g, 白鲜皮 120g, 枫斗 120g, 天麦冬各 100g, 淡竹叶 90g, 佛手片 120g, 绿梅花 100g, 桑椹子 200g, 覆盆子 120g, 白茯苓 120g, 粉丹皮 120g, 川芎 90g, 鸡内金 150g, 罗汉果 3 只, 益智仁 120g, 女贞子 90g, 潼白蒺藜各 100g, 陈皮 90g。

一料。

水煎浓缩, 加入枣泥 500g, 莲子泥 500g, 百令孢子粉 50g, 冰糖 500g 收膏, 冷藏备用。早晚各一匙开水冲服, 外感或腹泻时停服。

【按语】

室女肾气初盛, 但肺气不足, 肺开窍于鼻, 风邪常缠鼻咽, 余邪滞留不清, 肺清肃不力, 邪毒据于鼻窍而成鼻渊, 病变日久，子盗母气，影响后天之本，脾胃失和，胃胀时痛，大便隔日一行。以玉屏风散、四君子汤等固表健脾，香白芷、苍耳子、辛夷、鱼脑石、紫背浮萍等清热通窍，桑椹子、益智仁、女贞子、潼白蒺藜等兼补肝肾，使顽固之疾渐愈。

病例6　胃痛案

陈某，男，12岁，浙江宁波镇海人。初诊日期：2007年12月26日。

少儿肺胃失和，正气未充，难以抗邪，风寒之邪常缠咽鼻，影响肺之清肃，反侮胃气，胃气上逆，脾胃失和，一当饮食不节则致病。症见：平时易怒，饮食不当即胃痛，伴呕吐食物，嗳气，鼻塞涕白，咽喉有痰，二便正常。舌质红苔白，脉弦滑。在冬令之季给予：益气固表，祛风利咽，健脾和胃，消食化湿，佐以益肾之法。

西党参200g，炒白术120g，白茯苓120g，姜半夏120g，姜竹茹90g，川黄连60g，吴茱萸15g，野荞麦根200g，射干60g，木蝴蝶90g，白桔梗120g，桑白皮120g，浙贝母150g，蒲公英200g，生炒米仁各120g，川朴花90g，绿梅花100g，制香附100g，八月札120g，生山楂300g，鸡内金150g，鹅不食草30g，苍耳子90g，香白芷120g，制黄精200g，生枳壳120g，延胡索120g，佛手片120g，桑椹子300g，金樱子300g，怀山药300g，粉丹皮120g，泽泻100g，生熟地各120g，炒杜仲120g，益智仁120g，川续断120g，参三七90g，女贞子90g，潼白蒺藜各100g，陈皮90g。

一料。

水煎浓缩，加入枣泥1000g，冰糖500g，黄酒250g收膏，冷藏备用。早晚各一匙开水冲服。外感或腹泻时停服。

次年随访，经调治后感冒未见，胃纳增加，脾气较前平和，大便正常。

【按语】

少儿肺胃失和，正气未充，难以抗邪，外邪侵袭，肺失清肃，反复发作，子病及母，胃之升降功能受损，每当饮食不当时，气机阻滞，出现胃痛等症状。方用四君子健脾益气，培土生金，以二陈汤、左金丸等和胃，川朴花、绿梅花、制香附、八月札等理气。次年即脾胃和顺，感冒未见。

　　病例7　背部冷痛案

　　何某，女，15岁，浙江杭州市人。初诊日期：2005年12月18日。

　　肾气初充，天癸已至，地道已通，月事按时而下，但肺气不足，卫外失固，易被外邪侵袭，阳气不足，不能伸展充养督脉膀胱二经，平时风热常缠鼻咽之间。症见：背部冷痛，易外感，咽痛，鼻塞涕不多，纳便正常。舌红苔薄少，脉细缓。予：益气固表，清肺利咽，通窍祛风，佐以益肾助阳调经。

　　生黄芪200g，生白术100g，防风90g，野荞麦根200g，炒黄芩120g，白桔梗120g，鹅不食草40g，苍耳子100g，香白芷120g，鱼脑石120g，桑白皮120g，浙贝母120g，木蝴蝶90g，浮海石100g，生炒米仁各120g，海蛤壳100g，地肤子120g，白鲜皮120g，嫩桂枝90g，炒白芍120g，川芎120g，紫丹参120g，独活90g，玄胡120g，制香附120g，炒杜仲120g，川断120g，桑椹子200g，枫斗120g，菟丝子120g，女贞子100g，怀山药300g，炒二芽各150g，陈皮100g，潼白蒺藜各120g，灵芝草100g，西党参200g，麦冬120g。

　　一料。

　　水煎浓缩，加入枣泥1000g，紫河车粉50g，冰糖500g，黄酒250g收膏，冷藏备用。早晚各一匙开水冲服。外感或腹泻时停服。二年病情稳定，外感减少，体质增强，未复发。

　　【按语】

　　女子二七，肾气已盛，但出现背部冷痛，伴容易外感、鼻塞、咽痛等症状，实乃阳气不能温养督脉和足太阳膀胱二脉。督脉为阳脉之海，太阳为人身的藩篱，主肌表，外邪侵袭，大多从太阳而入，而肺主皮毛，肺主一身之气，所以督脉、膀胱二经阳气不足，外邪易侵袭，影响肺之宣发肃降功能，产生相关症状。以玉屏风散、桂枝汤等调治，收膏加入紫河车粉血肉有情之品。两年后随访病情未再发，身体健康。

病例 8 腹痛案

曾某，男，6 岁，浙江杭州市人。初诊日期：2007 年 12 月 5 日。

幼儿阴虚之体，肾气未充，肺气失固，难以抗邪，风热之邪常缠于咽鼻之间，气道失宣，痰易阻碍，故常咳嗽。脾胃失和，可因饮食不节，造成胃失和降，腐熟困难。症见：腹痛时作，多与感冒同时出现，大便稀烂，平素容易感冒咳嗽，咽喉时痒，纳食一般。舌质淡红，苔中白小剥，脉细缓。为增强体质，给予：益气固表，清肺祛风，理气和胃，健脾养阴，佐以益肾之法。

制黄精 200g，生白术 100g，防风 60g，白茯苓 90g，西党参 150g，野荞麦根 150g，炒黄芩 120g，浙贝母 150g，桑白皮 100g，白桔梗 60g，枫斗 100g，生炒米仁各 100g，香白芷 100g，浮海石 100g，地肤子 120g，马齿苋 200g，生枳壳 60g，紫背浮萍 120g，鸡内金 200g，炒当归 90g，天麦冬各 100g，炒白芍 150g，怀山药 150g，淡竹叶 60g，桑椹子 150g，炒杜仲 90g，生山楂 200g，女贞子 90g，化橘红 100g，潼白蒺藜各 90g，天竺黄 120g，制玉竹 120g，紫草 100g，炙白薇 100g，炒二芽各 150g，焦六曲 150g，陈皮 90g。

一料。

水煎浓缩，加入枣泥 1000g，紫河车粉 50g，冰糖 500g，黄酒 250g 收膏，冷藏备用。早晚各一匙开水冲服，外感或腹泻时停服。

次年随访阴虚改善，纳便均正常，体质增强。

【按语】

该患儿 6 岁，阴虚之体，肾气未充，肺气失固，脾胃失和，且肺与大肠相表里，每当外感邪气或饮食不节，均可导致胃肠气机阻滞，脾胃运化失常，故时时腹痛，大便稀烂，伴有感冒症状。仍用玉屏风散固卫表，但以黄精替代黄芪，四君子汤等健脾益气，枫斗、天麦冬、制玉竹、女贞子、桑椹子等养阴补肾，生枳壳、陈皮理气，野荞麦根、炒黄芩、桑白皮、桔梗等清肺，最终获得良效。